Kersten, Gehschule für Beinamputierte

# Gehschule für Beinamputierte

Ein Leitfaden für Beinamputierte, Fachärzte für Orthopädie, Orthopädiemechaniker, Krankengymnastinnen und Übungsleiter im Versehrtensport

Von Herbert Kersten
Mit einem Beitrag von G. Brumm

2., neubearbeitete Auflage
Mit einem Stufenplan zur Leistungssteigerung für einseitig und doppelseitig Beinamputierte
293 Abbildungen, 9 Tabellen

G T V
Georg Thieme Verlag Stuttgart 1975

H. KERSTEN, Lehrer an der Guts-Muths-Oberschule in Berlin-Zehlendorf, ehemaliger Leiter und Gehschullehrer der Gehschule der Orthopädischen Versorgungsstelle Berlin.

Dr. G. BRUMM, Facharzt für Chirurgie und Orthopädie, Medizinaldirektor a. D., ehem. Leiter der Orthopädischen Versorgungsstelle Berlin

Prof. Dr. A. N. WITT, Direktor der Orthopädischen Universitätsklinik München

**CIP-Kurztitelaufnahme der Deutschen Bibliothek**

**Kersten , Herbert**
Gehschule für Beinamputierte : ein Leitf f. Beinamputierte, Fachärzte f. Orthopädie, Orthopädiemechaniker, Krankengymnastinnen u. Übungsleiter im Versehrtensport; mit e. Stufenplan z. Leistungssteigerung f. einseitig u. doppelseitig Beinamputierte / mit e. Beitr. von G. Brumm.
ISBN 3-13-359302-1

1. Auflage 1961


Printed in Germany by Grammlich, Pliezhausen

ISBN 3-13-359302-1

# Geleitwort zur ersten Auflage

Der Aufforderung, zur „Gehschule für Beinamputierte" ein Vorwort zu schreiben, komme ich gern nach. Herr KERSTEN ist ein Gehschullehrer, der nicht nur die Theorie beherrscht, sondern seine Kenntnisse und Erfahrungen aus einer großen Praxis nimmt und als Amputierter selbst alle Probleme der Gehschule beherrscht. Er hat, und das zeigt dieses Buch, sich viele und wertvolle Gedanken gemacht, um den vom Schicksal geschlagenen Menschen nicht nur das Gehen in einem rationellen Gehstil wieder beizubringen, sondern in dieser Gehschule auch den Geist der Hoffnung und des Optimismus mit eingebaut. Es ist daher besonders wertvoll, daß neben den allgemeinen und grundsätzlichen Fragen der Gehschule von Beinamputierten vor allem Anfänger und Fortgeschrittene durch besondere Übungen und Einstellung zum Gehen erfaßt werden und daß die rhythmische Gehschulung in einem eigenen Kapitel behandelt wird. Auch den besonderen Problemen der Hüftgelenksexartikulierten und Unterschenkelamputierten und beidseits Beinamputierten werden wertvolle Kapitel gewidmet. Besonders wichtig erscheint mir aber, daß Gymnastik, Sport und Spiel während der Gehschule mit erfaßt werden. Aus dem ganzen Buch strahlt aber auch der Geist der Nächstenliebe und das volle und innige Verständnis eines durch die Amputation früher sehr beeinträchtigten Menschen, der durch enorme Energie den Beweis geliefert hat, daß ein gut prothetisch versorgter Beinamputierter heute zu außerordentlichen Leistungen fähig ist. Die „Gehschule für Beinamputierte" bedeutet daher eine Bereicherung unseres Schrifttums. Sicherlich werden manche in einzelnen Fragen anderer Meinung sein. Das ändert aber nichts an dem Wert dieser Vorschläge, die ein abgerundetes und aus der Erfahrung entstandenes Bild geben. Ich bin überzeugt, daß diese „Gehschule" für die Beinamputierten selbst, aber auch für die Fachärzte, für den Orthopädiemechaniker und für die im Versehrtensport tätigen Übungsleiter eine wertvolle Bereicherung ihrer Kenntnisse und ihrer für die Versehrten notwendigen Anleitungen darstellt.

Daß Dr. BRUMM noch einen Beitrag zur „Erhaltung und Wiederherstellung der Funktionstüchtigkeit der Beinstümpfe aus der Sicht der Gehschule" beigesteuert hat, macht dieses Werk besonders wertvoll. Es ist eine Selbstverständlichkeit, daß man vom Beinamputierten nur gute Gehleistungen erwarten kann, wenn der Stumpf als solcher gesund ist und erhalten wird. Die Hinweise, die Dr. BRUMM gibt, sind auch für den Laien verständlich dargestellt, so daß er sich in Zeiten der Not auch hier orientieren kann.

Ich wünsche dieser „Gehschule für Beinamputierte" eine rasche Verbreitung zum Nutzen unserer Beinamputierten, die auch im Zeichen des Friedens durch Betriebsunfall, Verkehrsunfall und Erkrankungen eine beträchtliche Zahl innerhalb unserer Gemeinschaft darstellen.

Berlin, im Frühjahr 1961 ALFRED NIKOLAUS WITT

# Vorwort zur zweiten Auflage

Gern kam ich der Aufforderung des Verlages nach, Die „Gehschule für Beinamputierte“ für eine zweite Auflage zu überarbeiten und zu ergänzen.

Ich freue mich, daß diese Form der Gehschulung eine ständige Verbreitung in der Anwendung gefunden hat. Damit hat dieses Buch zur Vereinheitlichung beigetragen.

Für die Neuauflage habe ich einen Stufenplan zur Leistungssteigerung in Anlehnung an den kanadischen 5BX-Plan ausgearbeitet, da für den Versehrten ein spezielles Trainingsangebot dieser Art, nach dem er selbständig zu Hause üben kann, nicht vorliegt.

Da das Gehen mit der Prothese mehr Kraft beansprucht, als zunächst vom Patienten angenommen, dient dieser Plan dazu, den Amputierten durch konsequentes tägliches Üben auf den kräfteverzehrenden Gebrauch der Prothese vorzubereiten. Besonders der ältere Mensch ist hier angesprochen, denn er verfügt meist nicht mehr über die notwendige Kondition – er muß sie sich erst wieder erwerben und erhalten.

Ausführlich bin ich auf die Situation des Anfängers eingegangen. Desgleichen habe ich die rhythmische Gehschule um mehrere Bewegungsformen erweitert.

Mein Dank gilt dem Verlag für die wiederum hervorragende Ausstattung dieses Buches.

Berlin-Wannsee, im Juni 1975 HERBERT KERSTEN

# Inhaltsverzeichnis

# Allgemeines und Grundsätzliches zur Gehschulung von Beinamputierten

## Einleitung

Ein Mensch, der durch Kriegs- oder Unfallfolgen ein Bein verliert, hat zunächst eine schwere seelische und körperliche Umstellung zu überstehen, die ihn nicht nur physisch, sondern auch psychisch belastet. Wie im frühen Kindesalter muß er noch einmal das Gehen erlernen. In dem Maße, in dem er sich an das Kunstbein gewöhnt und sich in seinem Gebrauch vervollkommnet, wird er auftretende Depressionen überwinden. Auf sich allein gestellt, wird er mit seinen Problemen ohne fremde Hilfe weit schwieriger fertig werden.

In der Gemeinschaft von Gleichversehrten fallen viele Hemmungen fort, hier scheint es kein „Unmöglich" mehr zu geben; denn der gesunde Ehrgeiz, es den Kameraden gleichzutun, fordert zu erhöhten Anstrengungen und Leistungen heraus. Aufgabe der Gehschule ist es außerdem, die Atmosphäre echter Kameradschaft zu nutzen, dem Amputierten den Glauben an sich selbst wiederzugeben und den Zweifelnden allmählich zu überzeugen, daß er bei gutem Willen die Wiedereingliederung in das soziale Leben erringen kann. Je eher der Beschädigte nach seiner Amputation an einem Gehschullehrgang teilnimmt, um so leichter wird diese Aufgabe zu lösen sein; denn ein Versehrter, der längere Zeit sich selbst überlassen bleibt, gewöhnt sich schnell Fehler an, die erfahrungsgemäß nur schwer zu beseitigen sind, weil sie oft als eingeschliffene Reflexe bereits im Unterbewußtsein wurzeln.

Die beiden Weltkriege hinterließen 139 224 Beinamputierte (Bundesversorgungsblatt 1/1960. Kohlhammer, Stuttgart). Einschließlich der Zahl der Zivilbeschädigten, die wegen Unfalls- oder Krankheitsfolgen amputiert wurden, gibt es in der Bundesrepublik nach amtlichen Unterlagen annähernd 160 000 Personen mit Beinverlust, von denen etwa 80 000 oberschenkelamputiert sind. Die zunehmende Industrialisierung und die Zunahme des Kraftfahrzeugverkehrs führen zu einem ständigen Anwachsen von Arbeits- und Verkehrsunfällen, die nicht selten Unfallgeschädigte mit Beinverlusten zur Folge haben. Die den Gehschulen hieraus erwachsenden Aufgaben sind in bezug auf die Prothesenversorgung und die Gesundheitsförderung des Beschädigten gleich bedeutungsvoll. Jeder Beschädigte ist in seinem Gehvermögen so weit zu vervollkommnen, daß er wieder zu einer vollwertigen Kraft an seinem Arbeitsplatz wird. Die Wiederherstellung seiner körperlichen Leistungsfähigkeit befreit ihn auch von Komplexen und gibt ihn häufig als leistungsfähiges Mitglied der menschlichen Gesellschaft zurück.

Die ersten und grundlegenden Übungen sollen den Amputierten mit seiner Prothese vertraut und absolut standsicher machen. Das harmonische Gehen mit einem Oberschenkelkunstbein setzt die völlige Beherrschung des Gleichgewichts voraus. Die bei der Fortbewegung eines Oberschenkelamputierten wirksamen dynamischen Kräfte sind nur dann rationell und mit optimalem Effekt auszunutzen, wenn die statischen Verhältnisse den spezifischen Bedingungen des Körpers entsprechen. Die fehlerfreie Statik der Prothese ist also von entscheidender Bedeutung.

Der Teilnehmer wird nach Abschluß der Übungen im Stand planmäßig im Gleichgewichthalten beim Gehen geschult und lernt allmählich, die Muskulatur beim Bewegungsablauf sinnvoll einzusetzen. Das natürliche Bestreben vieler Versehrter, körperlichen Unbequemlichkeiten und Schwierigkeiten auf dem Wege des geringsten Widerstandes auszuweichen, führt oft zu den so auffälligen Geh- und Haltungsfehlern, die nicht allein in Hinsicht auf das angestrebte gute Gangbild so schnell wie möglich korrigiert, sondern, besonders im Interesse der Verhütung gesundheitlicher Nachteile, beseitigt werden müssen. Das schlechte Gehen fordert mit seinen Gefahren der Überanstrengung und Übermüdung einen stärkeren Kräfteverbrauch.

Grundvoraussetzung für eine erfolgreiche Gehschulung ist ein nach den statischen Gesetzen und den jeweiligen anatomischen Verhältnissen sachkundig aufgebautes Kunstbein, das sich harmonisch in den Bewegungsapparat des Menschen einfügt. Der Körper gewöhnt sich schnell an eine fehlerhafte Statik und Paßform und unterwirft sich unbewußt und zwangsläufig in Körperhaltung und Bewegung der Eigenstatik der Prothese. Ein solcher Amputierter empfindet die zwangsweise Anpassung in der Regel nicht einmal als störend oder lästig, obwohl sie seine Leistungsfähigkeit beeinträchtigt, weil ihm zutreffende Vergleiche fehlen.

Soweit er die störenden, das Gesamtbild ungünstig beeinflussenden Fehler überhaupt bemerkt, wird er sie meist als unvermeidlich und in seinen besonderen Verhältnissen begründet hinnehmen. Es ist mitunter sehr schwer, einen Versehrten zu überzeugen, daß seine Prothese Paßformfehler, Aufbaumängel oder eine Längendifferenz aufweist. Er hat sich oft an diese Fehler gewöhnt und seinen Gang angepaßt. Außerdem fürchtet er die Schwierigkeiten der Umstellung.

Ebenso wie sich die Menschen in ihrem Schriftbild voneinander unterscheiden, weist auch das Gangbild der einzelnen Beinamputierten charakteristische Eigenarten auf. Jeder Gangart liegen bestimmte Temperamente oder charakteristische Eigenarten zugrunde, selbst Gemütserscheinungen prägen sich im Gangbild aus. Die Bewegungsabläufe ähneln sich äußerlich zwar bei allen Menschen, bei sorgfältiger Betrachtung zeigen sie jedoch bei jedem einzelnen individuelle Unterschiede. Die Beobachtung der Gangeigenarten während der Gehschule kann deshalb auch dem Orthopädenmechaniker wertvolle Anhaltspunkte für den Aufbau und die eventuelle Abänderung des Kunstbeins geben.

Die Mitarbeit des Amputierten bei der Anfertigung seines Kunstbeins ist dabei von großer Bedeutung, denn seine Angaben sind für den späteren Sitz und die Paßform seiner Prothese mitentscheidend. Die idealste Form der Schulung läßt sich mit einem Beinamputierten durchführen, der seine Prothese im Rohbau trägt, weil sich Fehler und Mängel in Führung und Haltung des Kunstbeins erfahrungsgemäß oft erst nach längerem Tragen zeigen. Wenn sich die Prothese zu Beginn des Gehschullehrgangs noch im Rohbaustadium befindet, lassen sich auftretende Fehler im Aufbau der Prothese in Zusammenarbeit mit dem Arzt und dem Orthopädiemechaniker leicht berichtigen.

Für jeden Patienten ist es wichtig, nach dem Schock der Amputation bei der ersten Anprobe nicht noch weiteren vermeidbaren psychischen Belastungen ausgesetzt zu werden. Ein ungehobelter Holzklotz als Probeschaft ruft Abneigung hervor. Der Orthopädiemechaniker muß schon bei dieser ersten Probe ein beinähnliches Prothesenteil liefern. Auch die aufgebaute Prothese muß im Rohbau glatt und formgerecht aussehen und bei einem Niederdruckschaft ein Ventil und keinen Gummipfropfen als Verschluß haben, der die Haftung zwischen Stumpf und Schaft mindert. Diese geringe Mehrarbeit des Orthopädiemechanikers wird es jedem Patienten erleichtern, mit seinem Kunstbein schneller und besser vertraut zu werden.

Die Frage nach einem Holz-, Gießharz- oder Lederschaft wird zugunsten der beiden ersten entschieden. Ein Lederschaft kann niemals eine optimale Verbindung zwischen Stumpf und Schaft bringen. Nur der Niederdruck, der von dem Stumpf in einem Holz- oder Gießharzschaft erzeugt wird, bietet eine volle Ausnutzung der Stumpfhebelkraft für das Gehen. Dies ist besonders für ältere und schwache Patienten wichtig.

Es ist unverantwortlich, den Oberschenkelschaft im Hinblick auf eine spätere Stumpfatrophie zu eng zu fräsen. Unausbleibliche Folgen sind: Stauungen am Stumpfende, mediale Wulstbildungen, die vom Patienten wegen geringerer Druckbeschwerden als verführerische Erleichterungen empfunden werden, auch die dadurch bedingte geringere Abstützung am Tuberaufsitz. Zusätzlich ergibt sich eine unkorrekte Prothesenlänge.

Natürlich wird jeder Schaft nach einer gewissen Tragezeit durch Muskelatrophie zu weit. Die Korrektur des Holz- oder Gießharzschafts mit Korkpelotten oder Gießharzauskleidung ist unproblematisch. Beim Lederschaft dagegen ist eine Korrektur nur durch Filzeinlagen möglich, die sich nach kurzem Tragen durch Körperfeuchtigkeit, Wärme und Belastung verformen. Die bei Lederschäften notwendige Schulterbandage ist unbequem, erfordert mehr Kraft und zwingt zu einem unnatürlich verkrampften Gang.

Lederschäfte haben nur in vereinzelten Fällen ihre Berechtigung; bei Neuversorgung eines Amputierten sollten sie längst der Vergangenheit angehören!

## Gleichgewicht beim Gehen

Für das unauffällige Gehen mit der Prothese ist das Haltenkönnen des Gleichgewichts (Balance) eine wichtige Voraussetzung. Das Gleichgewicht wird durch eine ständige Verlagerung des Körperschwerpunkts erreicht. Dieser Vorgang gestaltet sich einfacher, wenn gleichzeitig vorwärtsbewegende Kräfte einwirken, also beim Gehen; im Stehen wird er schwieriger, ja fast unmöglich. Beim Gehen eines Oberschenkelamputierten findet bei jedem Schritt ein immer neu zu vollziehender Balanceakt über dem stützenden Kunstbein statt. Die Hauptmasse des Körpers muß dabei über einer schmalen Basis so ins Gleichgewicht gebracht werden, daß kein seitliches Abkippen aus der Gehrichtung erfolgt. Wenn das erhaltene Bein des Oberschenkelamputierten als Stützbein auftritt, sind diese Schwierigkeiten nicht groß. Die Empfindungsorgane an der Fußsohle, in den Knöchel-, Knie- und Hüftgelenken melden über das Nervensystem bestimmte Druckempfindungen orientierend dem Gehirn und veranlassen dort die notwendigen Korrekturen in Stellung und Haltung des Körpers. Diese können am erhaltenen Bein durch Änderung der Gelenkstellung durch Anspannung von Muskelgruppen vorgenommen werden. Auf der Kunstbeinseite dagegen kann der Amputierte diese Empfindungen nicht unmittelbar wahrnehmen, weil die wesentlichen Meldeorgane des Bodengefühls – Fußsohle, Knöchel- und Kniegelenk – fehlen. Das Bodendruckgefühl wird auf dem Wege über das Kunstbein erst am Amputationsstumpf auf das Nervensystem übertragen.

Der ungeschulte Oberschenkelamputierte wird zunächst versuchen, das Gleichgewicht durch Abkippen des Rumpfes zur Prothesenseite und erhöhte Fußarbeit des erhaltenen Beins herzustellen. Bei Trägern kurzer Oberschenkelstümpfe und Hüftgelenkexartikulierten tritt die verkrampfte Fußbewegung des erhaltenen Beins infolge übersteigerten Kraftaufwandes bei der Erhaltung des Gleichgewichts besonders deutlich hervor. Viele Anfänger klagen in den ersten Tagen über krampfartige Beschwerden und Ermüdungsgefühl im erhaltenen Bein. In den ersten Tagen und Wochen nach der Amputation benutzen viele ältere Patienten den Rollstuhl zur Fortbewegung. Das erhaltene Bein wird nicht beansprucht. Auch die Benutzung von Stockstützen schont die Beinmuskulatur. Der Vorfuß braucht beim Vorwärtsschritt nicht abzurollen, denn der Gang mit den Stockstützen ist mit einem Vorschwingen des Rumpfes vom rückwärts gestellten Bein zu vergleichen.

Beim Gehen mit der Prothese verändert sich die Situation. Die notwendige, aber ungewohnte Beanspruchung der Wadenmuskulatur, die beim Abdrücken des erhaltenen Vorfußes vom rückwärts gestellten Bein eintritt, ist ungewohnt, verursacht schnelle Ermüdung mit krampfartigen Schmerzen und anhaltendem Muskelkater. So ist die Benutzung der Prothese in dieser Zeit für viele enttäuschend und erscheint übermäßig beschwerlich. Viele Patienten, die wegen einer Durchblutungsstörung amputiert wurden, registrieren diese schmerzhafte Belastung mit besonders großer Sorge. Hier muß der Patient über die Entstehung des Muskelschmerzes aufgeklärt und die Übungszeit individuell mit ausreichenden Pausen durchgeführt werden.

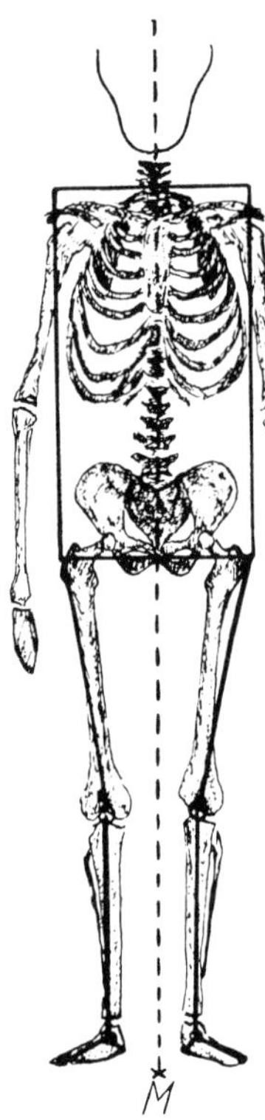


Abb. 1 Skelett mit Mittellinie M

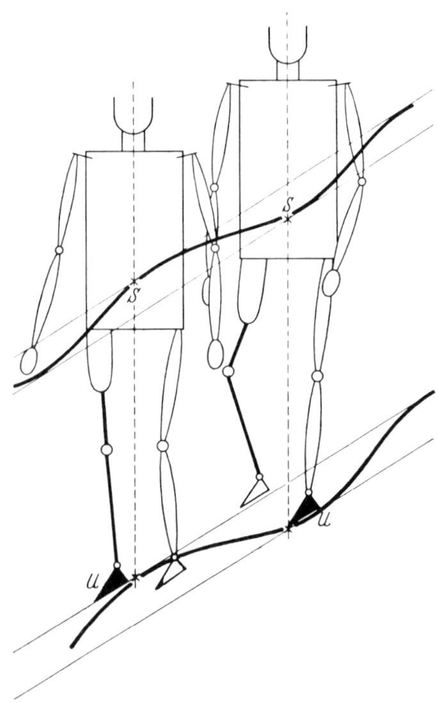


Abb. 2 Der Schwerpunkkt S wird in der Horizontalebene wellenförmig über das jeweilige Standbein gebracht. U = unterstützendes Bein.

Eine weitere Ursache ist darin zu suchen, daß die Versehrten durch mangelndes Zutrauen zur Prothese, durch Druckschmerzen im Stumpfbett und aus Angst vor dem Hinfallen bei sehr langsamen Gehbewegungen stark mit dem Gleichgewicht ringen und dadurch die Muskelgruppen des erhaltenen Beins in übertrieben starkem Maße anspannen. Diese Unsicherheit zwingt sie zu sehr vorsichtigen, langsamen Gehbewegungen, die sich ihrerseits wiederum nachteilig auf den gesamten Bewegungsablauf auswirken. Ein solcher Anfänger ist mit einem Radfahrer zu vergleichen, der aus dem Gefühl der Unsicherheit heraus zaghaft und langsam fährt und deshalb besonders große Schwierigkeiten beim Halten des Gleichgewichts hat.

Gegen dieses „bewußte Sichergehenwollen" muß zu Beginn der Gehschularbeit angekämpft werden, denn ihr Bildungsziel ist es, dem Amputierten das Gefühl der Sicherheit zu vermitteln und ihn unbewußt zur vollkommenen Beherrschung seiner Prothese in jeder Gangphase zu erzielen. Hierbei leistet die betont rhythmische Musik wertvolle Hilfe. Bei vielen Menschen führt sie erfahrungsgemäß sogar zu einem Bewegungszwang. Mit dem Bemühen, die Bewegung dem Rhythmus der Musik anzupassen, werden die Übenden durch die Konzentration auf die Musik von einem Willenseinsatz abgelenkt, der die Muskulatur verkrampfen kann.

Der Rumpf – man stelle ihn sich als Rechteck vor – wird von zwei Säulen, den beiden Beinen, getragen (Abb. 1). Muskelgruppen, Sehnen und Bänder stellen das Gleichgewicht beim Gehen her. Der Schwerpunkt wird in der Horizontalebene wellenförmig von einem auf das andere Bein verlagert (Abb. 2). Ganz auffällig tritt die Schwerpunktverlagerung beim einbeinigen Stand auf. Hier wird der Schwerpunkt senkrecht über den unterstützenden Fuß gebracht. Jeder Mensch nimmt diese Stellung ein, wenn er lange Zeit stehen muß. Das volle Körpergewicht wird dann auf ein Bein verlagert und das Becken seitlich über die Unterstützungslinie herausgehoben. Diese Stellung wechselt meistens in gewissen Zeitabständen. Die Verlagerung des Schwerpunkts von einer Seite zur anderen ist auch in der Bewegung noch deutlich zu erkennen. Sie wird geringer, wenn der vorwärtsgehende Körper die dynamischen Kräfte zu größeren Einwirkungen kommen läßt. Beim schnellen Lauf ist eine Schwerpunktverlagerung kaum noch erkennbar.

Für die Gleichgewichtshaltung gilt folgender Grundsatz:

*Je „engspuriger" ein Beinamputierter geht, je näher an der Schrittlinie er den Fuß aufsetzt, desto günstiger ist für ihn die Gleichgewichtshaltung. Je weiter entfernt von der Schrittlinie er aufsetzt, desto mehr Mühe wird darauf verwandt werden müssen, das Gleichgewicht beim Gehen zu halten.*

In diesem Zusammenhang sei auf den schwankenden Gang der Seeleute hingewiesen. Dieser Beruf bringt es mit sich, daß sie Seeleute wegen der Schlingerbewegung des Schiffes breitbeinig stehen und gehen. Die Auftrittspunkte ihrer Füße sind dabei weit von der Schrittlinie entfernt. Das Bemühen, normal zu gehen und trotzdem das Gleichgewicht zu halten, würde für sie eine fortwährende Anspannung und Belastung der haltenden Muskeln erfordern. So kippen sie als Ausgleich den Rumpf jeweils seitlich ab und erleichtern sich damit das Halten des Gleichgewichts beim Gehen. *(Je breiter der Gang, um so unruhiger die Körperbewegung.)*

Der Oberschenkelamputierte, der es noch nicht gelernt hat, das Gleichgewicht zu halten, zeigt die gleiche abkippende, unruhige Bewegung des Rumpfes (zur Prothesenseite). Es ist der auffälligste Bewegungsfehler bei sehr vielen Beinversehrten. Gelingt es, ihn zu beheben, dann ist das Gesamterscheinungsbild beim Gehen erheblich verbessert. Der nicht trainierte schwache Oberschenkelstumpf ist kaum in der Lage, seine abspreizende Muskulatur genügend an die Schaftwand der Prothese zu stemmen. Diese Kraftentfaltung ist weiterhin eine wichtige Voraussetzung für die Gleichgewichtshaltung. Die Anfangsspannung der Muskulatur, die durch einen frei beweglichen Stumpf (Möglichkeit des Heranführens des Stumpfes zum anderen Oberschenkel) gegeben ist, vergrößert die Kraftentfaltung und damit die Möglichkeit der Gleichgewichtshaltung. Kurze Stümpfe oder in abgespreizter Stellung versteifte Stumpfe bedingen eine besonders schwierige Gleichgewichtshaltung.

Dieser vorstehend beschriebene Haltungsfehler des Stumpfes, der ein breitbeiniges Gehen bedingt, ist auch häufig auf eine Gewohnheit zurückzuführen, die der Beinamputierte in der Anfangszeit nach der ersten Kunstbeinversorgung angenommen hat. Auslösende Ursachen sind in zahlreichen Fällen Druckschmerzen im Stumpfbett, denen der Amputierte auszuweichen versucht. Während des Vorschwingens des erhaltenen Beins fehlt für eine kurze Zeit dessen Unterstützung. Um zu verhindern, daß der Körper nach dieser Seite hinfällt, wird durch eine Ausgleichsbewegung (Abkippen des Rumpfes zur Prothesenseite) das Gleichgewicht gesichert (Abb. 3). Je kürzer der Stumpf ist, desto stärker neigt sich der Rumpf zur Prothesenseite. Zur Abstützung

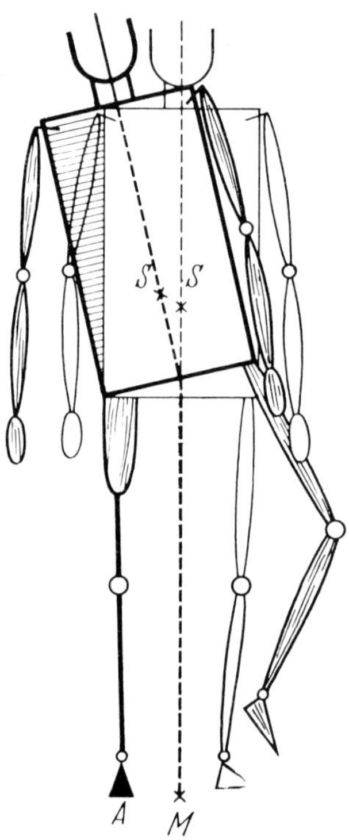


Abb. 3 Durch Abkippen des Rumpfes zur Prothesenseite wird das Gleichgewicht hergestellt.
A = Auftrittspunkt der Prothese S.

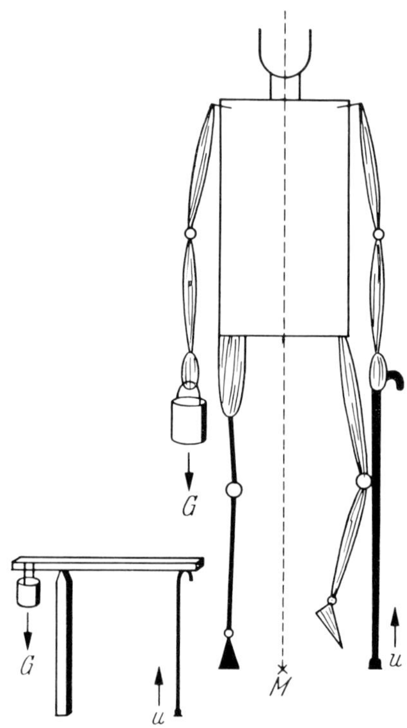


Abb. 4 Der Stock unterstützt die Gleichgewichtshaltung durch Abstützen auf der beinerhaltenen Seite. Ein Gewicht = G in der Hand der Amputationsseite sichert das Gleichgewicht in gleichem Maße.

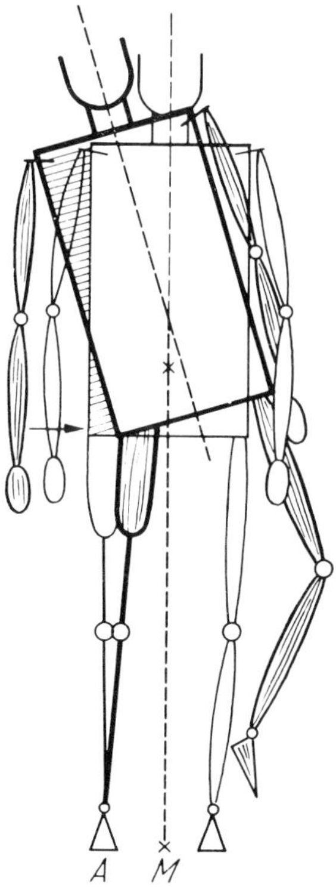


Abb. 5 Abkippen des Rumpfes zur Prothesenseite mit gleichzeitigem Beckenverschieben zur beinerhaltenen Seite. Fehlhaltung des Körpers wird dadurch vergrößert.

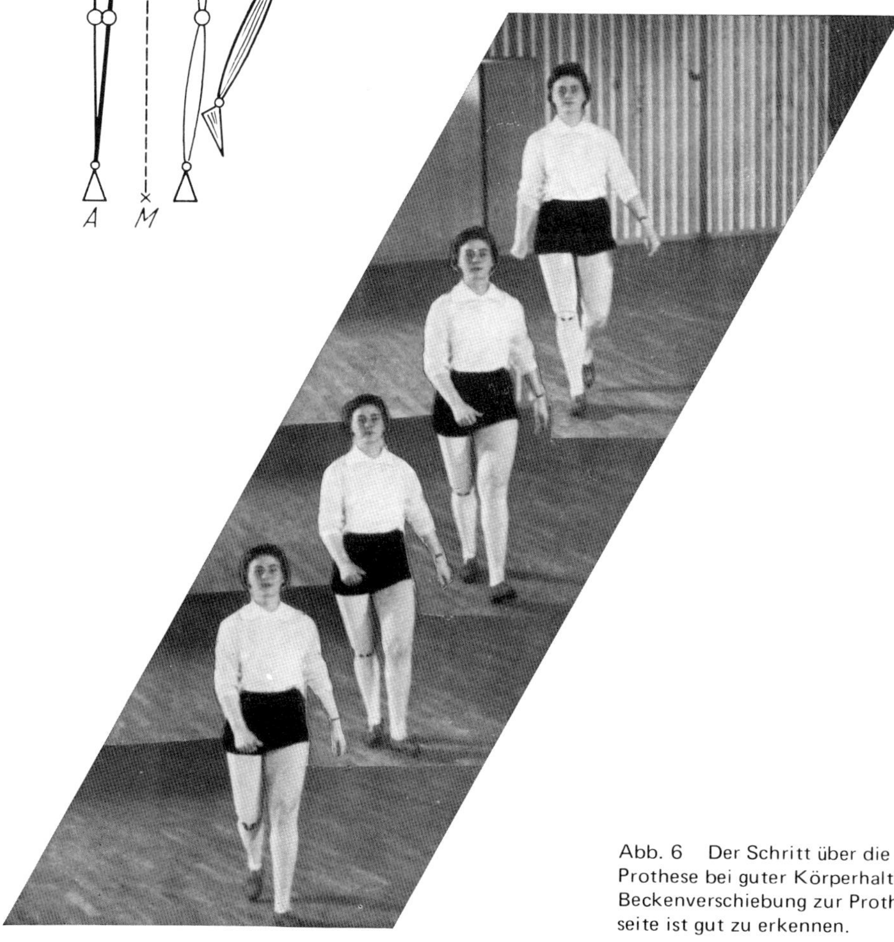

Abb. 6 Der Schritt über die Prothese bei guter Körperhaltung. Beckenverschiebung zur Prothesenseite ist gut zu erkennen.

nimmt der Amputierte einen Stock zu Hilfe. Er trägt ihn in der Hand der nicht beinamputierten Seite, um damit seinen Körper beim Vorschwingen des erhaltenen Beins zu unterstützen (Abb. 4). Das Abkippen des Rumpfes zur Prothesenseite wird unterbunden. Die Belastung der Stockhand ist dabei um so größer, je weiter die Prothese in Abspreizstellung aufgesetzt wird. Als ständiges Hilfsmittel beim Erlernen der Gleichgewichtshaltung ist der Stock jedoch hinderlich.

Bei Trägern kurzer Oberschenkelstümpfe entsteht eine weitere Fehlhaltung dadurch, daß das Becken zur Seite des erhaltenen Beines verdrängt wird. Die Gesamthaltung des Körpers wird dadurch noch ungünstiger beeinflußt (Abb. 5).

Kann der Oberschenkelamputierte beim Vorschwingen des erhaltenen Beins das Gleichgewicht halten, ohne mit dem Stumpf seitlich auszuweichen?

Diese Frage beschäftigt den Anfänger in besonderem Maße. Zahlreiche Prothesenträger, die ohne Stock gehen, stellen diese Möglichkeit durch ihr gutes Gangbild unter Beweis (Abb. 6). Die Erreichung dieses Ziels setzt eine intensive Schulung der Gleichgewichtshaltung und einen richtigen Einsatz des Beckens, der Stumpf- und Hüftmuskulatur voraus.

Beim Betrachten des Balanceakts eines Seiltänzers erkennt man, daß der Unterstützungspunkt senkrecht unter dem Schwerpunkt liegt. Damit soll nicht gesagt sein, daß der Oberschenkelamputierte den Prothesenfuß unmittelbar auf der Schrittlinie aufsetzen muß. Er kann sein Gleichgewicht beim Gehen auch auf andere Art herstellen. Der Prothesenfuß wird mit der Ferse nahe an der Schrittlinie aufgesetzt ($A_2$, $M_2$). Mit dem Aufsetzen werden gleichzeitig der Rumpf und das Becken zur Prothesenseite verlagert (Schwerpunktverlagerung $S_1$ nach $S_2$) (Abb. 7).

Um dem Ausweichen zur beinerhaltenen Seite zu begegnen, muß eine Abspreizbewegung des Stumpfes seitlich-rückwärts erfolgen. Diese Seitwärtsbewegung des Stumpfes dient der Beckenfeststellung. Die Rückwärtsbewegung des Stumpfes unterstützt die Vorwärtsbewegung des Körpers und dient zugleich der Kniegelenksicherung der Prothese. Längere Stümpfe werden weniger Kraftaufwand benötigen, kürzere Stümpfe dagegen müssen diesen seitlich-rückwärts gerichteten Druck kräftiger ausführen. Eine wesentliche Rolle spielt dabei die Ganggeschwindigkeit (Dynamik). Wenn sie groß genug ist, kann sie den Krafteinsatz fast völlig aufheben. (Vgl. einen Radfahrer, der bei erhöhter Fahrgeschwindigkeit seitlich kaum hinfallen kann. Auch hier liegen die größten Gleichgewichtsschwierigkeiten bei langsamer Fahrt oder gar im Stand.)

Bei vielen Oberschenkelamputierten finden wir einen Fehler, der besonders Anfängern anhaftet: das Becken wird nach hinten herausgedrückt. Diese Fehlbewegung resultiert aus der Absicht, dem erhöhten Druck auszuweichen, der durch das in der Gangrichtung vorbewegte Becken zwischen Sitzbeinhöcker und Prothesenhaftung eintritt.

Der Forderung, den Schwerpunkt so weit vorzubringen, daß die Schwerpunktlinie beim Gehen vor die Fußachse fällt, wird nicht entsprochen. In vielen Fällen, besonders bei kurzen Stümpfen, kann der Anfänger dabei den Stumpfdruck seitlich-rückwärts nicht von einer gleichzeitigen Beckenbewegung trennen, so daß ein freies Herüberkommen des Beckens und des Körperschwerpunkts über den Auftrittspunkt der Prothese beim Gehen unmöglich wird. Wird eine derartige Fehlhaltung nicht gleich in den ersten Tagen verbessert, wird sie erfahrungsgemäß zur Gewohnheit. Der Amputierte beugt bei diesem Fehler den Rumpf vor und streckt das Gesäß heraus. Die Schrittlänge des erhaltenen Beines wird wesentlich kürzer und unrhythmisch. Die vor-

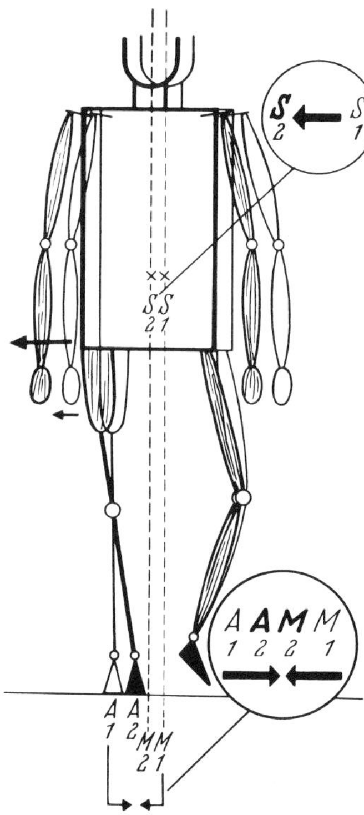


Abb. 7 Der Schwerpunkt $S_1$ wird zur Prothesenseite $S_2$ verschoben. Der Auftrittspunkt der Prothese $A_1$ wird an die durch die Schwerpunktverlagerung gleichfalls verlagerte Mittellinie $M_2$ gesetzt. Günstiges Moment für das Gleichgewichtshalten beim Gehen.

gebeugte Haltung führt zwangsläufig zur Verspannung der Rumpfmuskulatur. Besonders Amputierte mit einer Streckbehinderung des Stumpfs im Hüftgelenk müssen der Bewegung des Beckens nach vorn größte Aufmerksamkeit schenken, da diese geeignet ist, die Stumpfbeweglichkeit zu bessern.

Eine Abhärtung der Haut über dem Sitzbeinhöcker durch eine gerade, aufrechte Haltung im Stand mit der Prothese muß daher beim Anfänger schon in den ersten Tagen angestrebt werden. Gleichzeitig ist in den ersten Unterrichtsstunden der Beweglichkeit des Beckens in jeder Richtung größte Aufmerksamkeit zu widmen. Der zweckmäßigen Schwerpunktverlagerung in den einzelnen Phasen des Gehens ist besondere Beachtung zu schenken. Nur unter diesen Voraussetzungen ist eine einwandfreie Gleichgewichtshaltung zu erlernen. Es bedarf einer Abhärtung der Haut an den Berührungsflächen des körperfernen Drittels des Stumpfs mit der Schaftwand, um den verstärkten Druck bei der Aufrechthaltung zu ertragen, der durch die Abspreizbewegung auftritt. Empfindliche Stümpfe können durch eine „Bank“ im Prothesenschaft abgestützt werden. Meistens genügt schon ein leichtes Ausfräsen der Schaftwand an den Berührungsstellen.

## Technik der Ganghaltung

Ein auffälliger Fehler Oberschenkelamputierter ist die seitlich geneigte Haltung des Rumpfes beim Stehen und Gehen. Sie erschwert die Gleichgewichtshaltung und führt

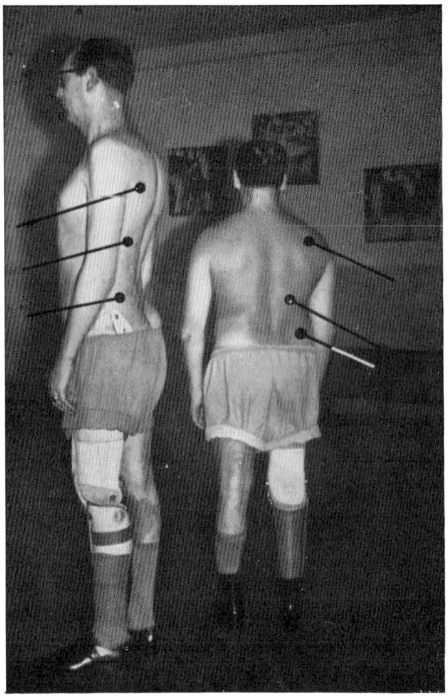

Abb. 8 Markierungspunkte zeigen geschwächte Rumpfmuskulatur auf der Amputationsseite.

zu Muskelverspannungen. Die einseitge Beanspruchung des Körpers bei jeder Arbeitsbewegung als Folge der Amputation wird durch eine entsprechende Muskelentwicklung deutlich. Die Rumpfmuskulatur einseitig Beinamputierter ist auf der Körperseite des amputierten Beins oft schwächer entwickelt als die Muskulatur auf der Gegenseite (Abb. 8). Als Folge tritt eine Haltungsschwäche auf dieser Seite auf, die in der ungleichen Schulterlage und in der Schiefhaltung des Rumpfes äußerlich in Erscheinung tritt. Nicht selten wird diese Körperfehlhaltung, deren Ursprung bis in die erste Zeit nach der Amputation zurückreicht, zur Gewohnheitshaltung. Der Oberschenkelamputierte hat die Möglichkeit, durch aktive Anspannung der Stumpfmuskulatur beim Gehen seine Haltung entscheidend zu beeinflussen. Die modernen Prothesen versetzen ihn in die Lage, die Stumpfmuskulatur beim Gehen mitzuverwenden. Sie muß in einem bestimmten Rhythmus gespannt und entspannt werden. Der Muskel, der sich beim Spannen verdickt, übt einen Seitendruck auf die Schaftwand der Prothese aus. Er verbessert die Verbindung zwischen Stumpf und Schaft und vermittelt ein erhöhtes Sicherheitsgefühl beim Gehen. Dieser muskuläre Seitendruck verhindert zugleich ein Einsinken des Stumpfes in den Schaft. Er bildet rundum im Schaftinneren eine Stützfläche, die einen Teil des Aufsitzdrucks im Stumpfbett abfängt. Die Muskelspannung des Stumpfes hat gleichzeitig eine Betätigung der Gesäß-, Hüft- und Bauchmuskulatur zur Folge, die die Gesamthaltung durch gleichzeitige Aufrichtung der Wirbelsäule günstig beeinflußt. Siehe Abb. 58.

Die verbesserte Körperhaltung und das Sicherheitsgefühl sind nicht die einzigen Vorteile der aktiven Stumpfspannung beim Gehen. Eine Leistungssteigerung des Stumpfes und die Verhütung der Muskelverkümmerung sind weitere Vorteile. Diese Tatsache wird durch Untersuchungsergebnisse von MÜLLER u. HETTINGER (1953) bewiesen.

Bekanntlich läßt sich die Leistung eines Muskels durch Training steigern. Durch systematisches Üben wächst der Querschnitt des Muskels und damit die Maximalkraft, die er auszuüben vermag. Die durchgeführten Arbeiten dienten der Klärung der Frage, welcher geringste Übungsreiz notwendig ist, um einen Kraftzuwachs des Muskels herbeizuführen. Dabei zeigte es sich, daß schon bei einem Muskeltraining mit einer geringen Belastung ein Erfolg zu verzeichnen war. Ein Beinamputierter, der mit einer solchen Belastung seinen Stumpf spannte; konnte also damit schon einen Kraftzuwachs der trainierten Muskelgruppen erzielen. Der Übungseffekt war größer, wenn mit zwei Dritteln der Maximalkraft geübt wurde. Dann wurde jedoch eine Grenze erreicht, deren Überschreitung keinen weiteren Gewinn brachte. Bei Versuchen nahm die (maximale) Muskelkraft der geübten Stümpfe bei regelmäßigem täglichem Training von nur kurzer Dauer in erstaunlichem Maße zu. Die Nutzanwendung dieser wertvollen Untersuchungen ist für jeden Beinamputierten von Bedeutung.

Es sei in diesem Zusammenhang aber noch auf einen weiteren Vorteil der aktiven Betätigung der Stumpfmuskulatur hingewiesen. Durch den im Stumpfbett der Haftprothese zeitweilig herrschenden Niederdruck sowie durch den festen Sitz des Schafts im Schenkeldreieck und schließlich durch die Amputation selbst ist die Durchblutung des Stumpfes besonders bei längeren Stümpfen häufig gestört. Teigige Schwellungen am Stumpfende sind nach starker Beanspruchung zu beobachten. Durch das Muskelspiel, das während des Gehens in einem bestimmten an- und abschwellenden Rhythmus erfolgt, wird ein günstiger Einfluß auf die Blutzirkulation im Stumpf ausgeübt. Durch eine solche aktive Mitarbeit der Stumpfmuskulatur läßt sich eine weitgehende Festigung zwischen Stumpf und Prothese erzielen. Die unvermeidbare „Pseudarthrose" (Falschgelenkbildung) zwischen Stumpf und Stumpfbett wird bei einer statisch richtig gebauten Prothese durch aktiven Gebrauch der Muskulatur auf ein Mindestmaß verringert.

Aus diesen Ausführungen läßt sich die Bedeutung der Funktionstüchtigkeit der Stumpfmuskulatur erkennen, deren Erhaltung die Voraussetzung für die Beseitigung von Haltungsfehlern ist. Sie bildet zusammen mit dem aktiven Einsatz der Gesäß- und Rückenmuskulatur die Vorbedingung für eine gute Ganghaltung und Beherrschung des Gleichgewichts beim Gehen.

Ein weiterer, die Harmonie des Gangbilds störender und die Gleichgewichtshaltung beeinträchtigender Fehler ist das übertriebene Steifhalten der Arme in den Schultergelenken (Abb. 9). Hierbei handelt es sich um einen typischen Fehler, den viele Amputierte aufweisen. Oft bleibt die Verspannung nicht allein auf die Schultergelenke beschränkt, sondern erstreckt sich auch auf weitere Teile der Arm- und Rumpfmuskulatur (Abb. 10). Die Gehstützen, auf die jeder Beinamputierte in der ersten Zeit nach seiner Gliedabsetzung angewiesen war, haben ihm die Arme „gefesselt". Die Arm- und Schultergelenke waren an der Fortbewegung mit den Stockstützen aktiv beteiligt. Dadurch wurde die lockere, natürliche Armbewegung verlernt.

Die Rückkehr zu einem natürlichen Bewegungsablauf bereitet dem Amputierten beim Gehen mit seiner Prothese ohne Benutzung von Stockstützen ständig besondere Schwierigkeiten. Auch die Druckschmerzen, die der Anfänger immer in der ersten Zeit beim Gehen mit der Prothese empfindet, können Schmerzverkrampfungen auslösen, die gleichfalls die Armbewegung beeinträchtigen. Es treten damit zugleich Schwierigkeiten bei der Gleichgewichtshaltung auf, da der Ausgleich der schwingenden Arme bei der Gehbewegung fehlt.

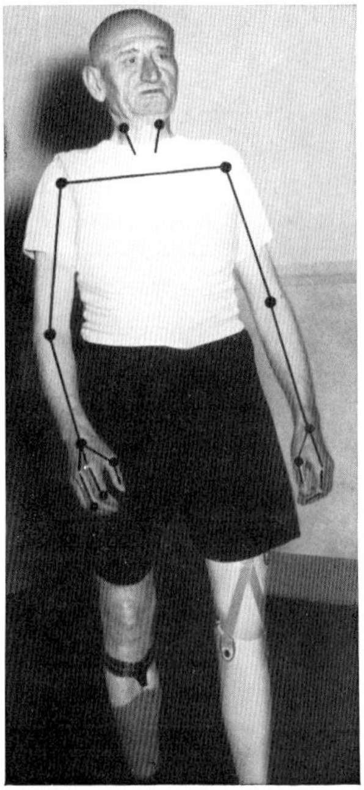

Abb. 9 Verkrampfung in den Schultergelenken, die zum Steifhalten der Arme führt und in den Händen und im Gesichtsausdruck noch sichtbar ist.

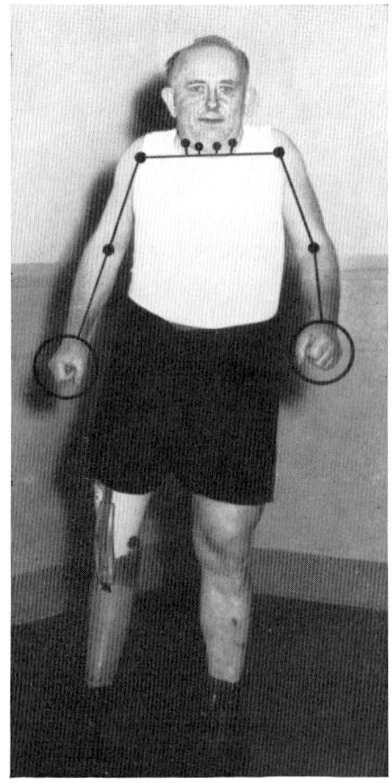

Abb. 10 Verkrampfung in den Schultergelenken, die sich in der Körperhaltung, dem Steifhalten der Arme und im Faustschluß der Hände ausdrückt.

Gymnastische Übungen, die die Lockerung des Schultergürtels zum Ziele haben und durch Pendelbewegung der Arme ein Entspannen der Schultergelenke anstreben, verbessern die aufgezeigten Fehler in der Armhaltung wesentlich.

Das rhythmische Gehen hat sich als besonders geeignet erwiesen, den Amputierten von dem verkrampften Gehen abzulenken; denn die Musik vermag auf die allgemeine Lockerung, insbesondere auf die Armbewegung beim Gehen, vorteilhaft einzuwirken.

Ein häufig zu beobachtender Haltungsfehler ist die vorgeneigte Rumpfhaltung beim Gehen. Sie ist, wie bereits gesagt, oft eine Folge des Ausweichens vor einem zu starken Druck am Prothesenaufsitz. Zuweilen ist auch eine beim Aufbau des Kunstbeins nicht berücksichtigte Stumpfstreckbehinderung (Beugekontraktur) oder eine zu starke Sperrung des Fußgelenks im Sinne der Spitzfußstellung durch Berücksichtigung der Stumpfstellung und der Sicherstellung des Kniegelenks die Ursache dieser Fehlhaltung.

Auch bei sehr muskelschwachen Stümpfen, die eine ungenügende Kniegelenksicherheit durch mangelnde Stumpfarbeit aufweisen, ist der Orthopädiemechaniker oft gezwungen, die erforderliche Sicherheit in der ersten Zeit des Tragens der Prothese mit Hilfe einer vergrößerten Spitzfußstellung zu gewährleisten. In diesen Fällen ist es Aufgabe der Gehschulung, die Stumpfmuskulatur durch zweckmäßige Übungen so weit zu kräftigen, daß die Normalstellung der Prothese erreicht werden kann. Die aus der Funktionsuntüchtigkeit der Stumpfmuskulatur resultierende Haltungsschwäche ist erfahrungsgemäß nach Kräftigung und Anpassung des Stumpfes an den Bewegungsvorgang und die Abhärtung der Haut im Bereich des Aufsitzes bald beseitigt.

Ist dagegen eine Streckbehinderung des Stumpfes im Hüftgelenk beim Aufbau der Prothese nicht berücksichtigt worden, dann vermag der Amputierte trotz Gewöhnung an die Druckverhältnisse die vorgebeugte Haltung beim Gehen nur durch eine Hohlkreuzhaltung auszugleichen. Der streckbehinderte Stumpf läßt einen Normalschritt nicht zu.

Besteht im Hüftgelenk eine Streckbehinderung, dann ist es in vielen Fällen angebracht, diese bei der Stumpfeinbettung nur teilweise zu berücksichtigen, wenn nicht eine knöcherne Versteifung nach hinten eingetreten ist. Hier wird bei jedem Schritt durch die Hebelwirkung der Prothese ein streckender Einfluß auf die Beugefehlstellung ausgeübt. Es ist bekannt, daß eine derartige Stumpffehlstellung mit der Zeit durch einen entsprechenden Prothesenaufbau gebessert werden kann.

Bei der Betrachtung des Gesamterscheinungsbilds beim Gehen kann die Haltung des Kopfes nicht unerwähnt bleiben. Die statische Unsicherheit, mit der jeder Oberschenkelamputierte im Anfang zu ringen hat, verleitet ihn dazu, den Blick auf den Boden zu richten.

Zur Vermeidung dieser Fehlhaltung des Kopfes muß der Amputierte lernen, jedes Hindernis bei aufrechter Kopfhaltung in der Entfernung zu sehen und entsprechend abzuschätzen. Nur bei größeren Hindernissen oder bei unebenem Boden und beim Treppengehen ist die Kopfhaltung mit dem zu Boden gerichteten Blick zur Vermeidung einer Sturzgefahr unvermeidlich. Die aufgerichtete Kopfhaltung ist sichtbarer Ausdruck einer guten Gesamthaltung.

## Gehtechnik

Ein gutes Gangbild setzt neben einwandfreier, ungezwungener Haltung die Beherrschung einer zweckmäßigen Gehtechnik voraus. Diese soll unauffällig sein und ein Gehen auf unebenem Gelände ermöglichen. Hier ist es die Technik des sogenannten Tubersitzgangs, der ein Überwinden von größeren Hindernissen mit der Prothese gestattet. Grundsätzlich ist zu sagen, daß die Starrheit der Prothese durch Steuerung des Stumpfes und durch sinnvollen Einsatz des Körperschwungs derart in den Bewegungsablauf einbezogen werden kann, daß die Schrittbewegung mit der Prothese fast der des erhaltenen Beines gleicht.

### Technik des Tubersitzgangs

Aus der Schrittrücklage der Prothese wird die Drucklast des Körpers auf die Aufsitzfläche des Sitzknochens (Tuber ischiadicum) auf den Oberschenkelschaft der Prothese übertragen. Die Schwerlinie des Körpers liegt dabei vor der Fußachse. Die Prothese ist zwischen Fußspitze und Aufsitzfläche unter der Last des Körpers gespannt (Abb. 11). Die Krafteinwirkung des Schwerpunkts erfolgt in dieser Belastungsphase von oben nach unten. Durch Vorschieben des Beckens in die Gehrichtung wird das Prothesenkniegelenk zum ruckartigen Einknicken gebracht. Die sich eben noch voll auswirkende Belastung wird frei und wirkt sich zum Teil in einer Vorwärtsbewegung des Oberschenkelschafts aus, der sich mit dem Stumpf im Hüftgelenk in diese Richtung dreht (Abb. 12).

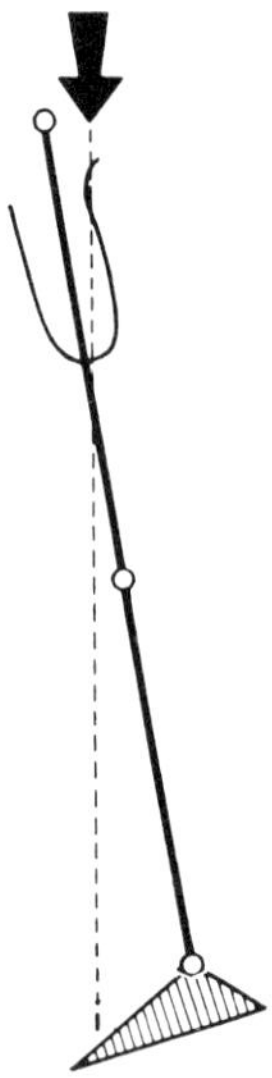

Abb. 11 Die Drucklast des Körpers liegt in der Schrittrücklage auf der Aufsitzfläche des Sitzknochens. Prothese ist unter dieser Last „gespannt".

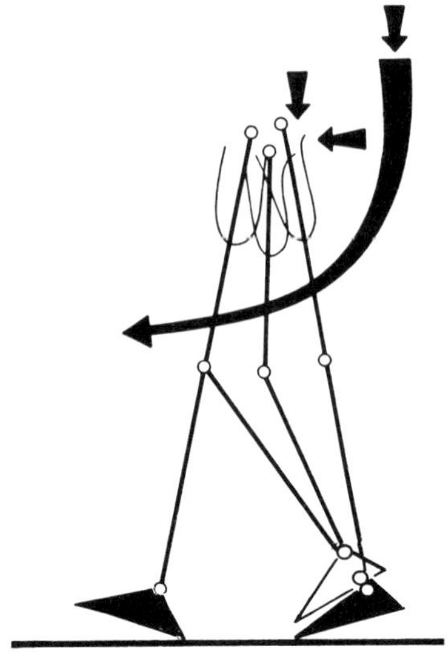

Abb. 12 Bewegungsskizze der Technik des Tubersitzgangs.

Die Beschleunigung des Stumpfes und des Oberschenkelschafts ist dabei größer als diejenige des als Pendel wirkenden Unterschenkelschafts. Dieser bleibt nach dem Trägheitsgesetz zurück. Die Prothese beugt sich unter der Körpersenkrechten, und der Prothesenfuß erhält je nach Stärke des Sitzdruckes so viel Bodenfreiheit, daß er Hindernisse bis zu einer Höhe von 20 cm gut überwinden kann. Der Stumpf selbst hat die Aufgabe, die Prothese zu führen und den Pendelschwung des Unterschenkels zu regulieren. Er bremst in der beabsichtigten Schrittlänge die Bewegung ab, drückt leicht zurück und setzt die Ferse auf den Boden auf. Dabei sichert er zugleich das Kniegelenk der Prothese. Dieser Vorgang kann mit starkem Sitzdruck (Tuberdruck) und weit zurückschwingendem Unterschenkel, aber auch mit feinem, differenziertem Druck ausgeführt werden (Abb. 13).

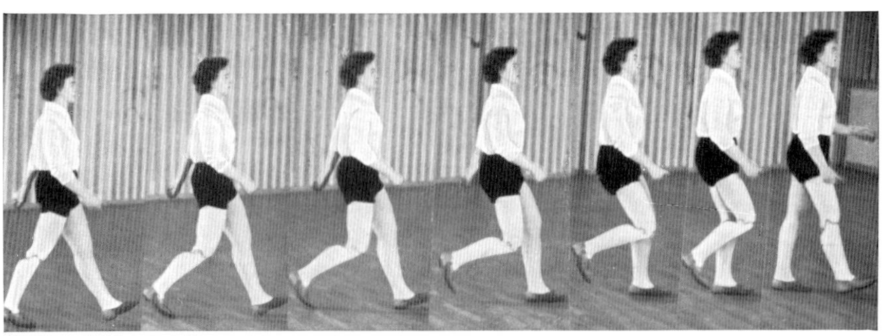

Abb. 13 Bewegungsablauf beim Tubersitzgang. Belastung der Prothese, Tuberdruck und Vorbringen der Prothese ist gut zu erkennen.

Ohne Zweifel ist die in vielen Gehschulen seit Jahren geübte Technik des Tubersitzgangs für jeden Oberschenkelamputierten bei dem Gebrauch seiner Prothese nützlich. Allein angewandt, stellt sie jedoch nicht restlos zufrieden. Sie ist aus dem Gehen auf unebenem Boden, dem Bergaufgehen, dem Übersteigen von größeren Hindernissen oder dem Ersteigen einer Bordsteinkante nicht wegzudenken. Nachteilig jedoch ist die bei jeder Schrittbewegung sich abwärts bewegende Richtung des Körperschwerpunkts und der durch das plötzlich einbrechende Kniegelenk unvermeidliche Ruck beim Bewegungsablauf. Außerdem kommt es bei alleiniger Anwendung dieser Gehtechnik leicht zu Verspannungen und Verkrampfungen des Oberkörpers und zur Steifhaltung der Arme.

Der Verfasser – selbst oberschenkelamputiert – hat in seiner Arbeitspraxis den Tubersitzgang lange Zeit ausschließlich angewandt. Aus den Beobachtungen, die sich dabei ergaben, wurde im Laufe der Jahre eine zusätzliche Gehtechnik entwickelt, die als „Schreitgang“ bezeichnet wird. Diese Technik läßt eine harmonische Gehbewegung zu, die der Prothese ausreichende „Bodenfreiheit“ beim Gehen gewährt.

## Technik des Schreitgangs

Dem Sportler sind die Begriffe des Tretens und Schreitens beim Laufen bekannt. Beim Schreiten ist der Oberkörper aufgerichtet und unterstützt in einer wechselseitigen Drehung des Schultergürtels zum Beckengürtel die Laufbewegung. Das Prinzip der Technik des Schreitgangs beruht auf gleichen Bewegungsvorgängen.

Die Rumpfmuskulatur wird wechselseitig durch eine entsprechende Bewegung des Schultergürtels zum Beckengürtel gespannt. Durch die dabei auftretende Rumpfbewegung gegen das Becken mit dem zurückgesetzen Kunstbein entsteht infolge der Schraubenbewegung des Rumpfes eine Belastung des Tuberaufsitzes, die den Protheseschritt einleitet (Abb. 14 u. 15). Die Belastung der Prothese wird hier jedoch nicht wie bei der Technik des Tubersitzgangs durch das Einbrechen des Kniegelenks ruckartig unterbrochen, sondern gleichmäßig gleitend abgemildert. Die Tuberaufsitzfläche wird dabei zügig durch das Becken vorgezogen. Die wechselseitige Spannung der Rumpf-, Schulter- und Beckenmuskulatur ist bei dieser Technik der entscheidende Bewegungsantrieb. Dem Stumpf fällt die Aufgabe zu, die Prothese zu steuern und das Ausmaß der Schrittlänge zu bestimmen.

Nachfolgend die physiologischen Grundlagen des Schreitgangs:

*Stellung:* Prothese links in Schrittrücklage, Torsion des Oberkörpers. Beckenachse links hinten, rechts vorn. Schulterachse rechts hinten, links vorn.

*Bewegungsablauf von vorn gesehen:* Vorderer Teil des Deltamuskels über dem großen Brustmuskel, dem Sägemuskel (Serratus anterior), dem äußeren schrägen Bauchmuskel (Obliquus abdominis externus), zum linken Hüftlendenmuskel (Iliopsoas) und der Gesäßmuskulatur (Glutäen), die durch Führen des Stumpfes nach vorn das Bewegungsmaß der Prothese entsprechend unterstützen.

*Bewegungsablauf von rückwärts gesehen:* Vom rechten Schultergürtel ausgehend, hinterer Teil des Deltamuskels, unterer Teil des Rautenmuskels (Trapezius), oberer und unterer Grätenmuskel (Supraspinatus und Infraspinatus), großer Rundmuskel über die Rückenlendenfaszie (Fascia lumbo-dorsalis) zum linken Rückenstrecker (Erector trunci), dem breiten Rückenmuskel (Serratus dorsalis), dem hinteren Anteil des äußeren

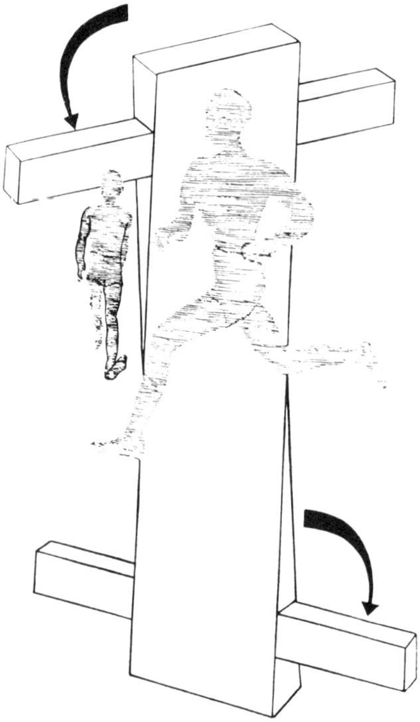

Abb. 14 Skizze der gegenseitigen Verwringung der Schulterebene zur Beckenebene bei der Technik des Schreitgangs.

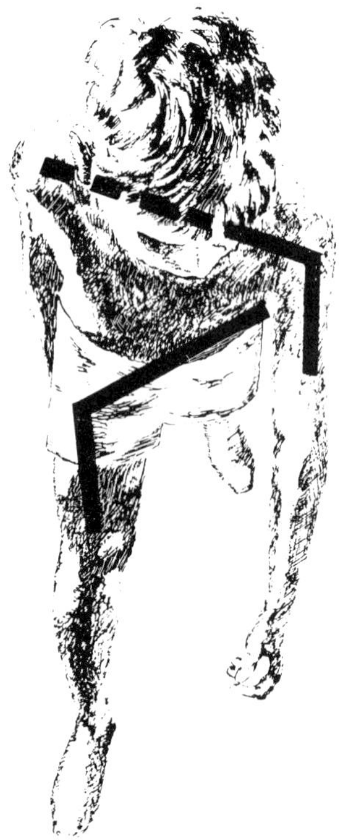

Abb. 15 Bewegungsstudie für die Technik des Schreitganges.

schrägen Bauchmuskels (Obliquus externus abdominis), übergreifend auf den mittleren Gesäßmuskel (Glutaeus medius).

Dem durch die gegensätzliche Verdrehung von Schulterachse und Beckenachse entstehenden Tuberaufsitzdruck wird nachgegeben und der Oberschenkelstumpf mit der Prothese durch die unter Spannung stehende Muskulatur nach vorn geführt.

Der Schreitgang fördert die Gleichgewichtshaltung des Körpers. Er führt zu einer guten Armbewegung und verhindert durch das wechselseitige Spiel der Muskulatur eine Verkrampfung. Bei Beherrschung dieser Gehtechnik läßt sich ein ruhiger, ausgeglichener Gang erzielen. Die kombinierte Anwendung beider Gangarten, des Tubersitzgangs, der mit einem „Geländegang“ verglichen werden kann, und des Schreitgangs, der den „Gebrauchsgang“ darstellt, sollte der Oberschenkelamputierte beherrschen. So kann er auf ebener Straße im Schreitgang gehen, Bodenunebenheiten und Bordsteinkanten unter Anwendung des Tubersitzgangs überwinden.

## Schritt über die Prothese

Wenn bisher nur vom Vorbringen des Kunstbeins die Rede war, so soll nunmehr über die Belastungsphase und über das Herüberbringen des Schwerpunkts über das Kunstbein gesprochen werden. Diese Phase bereitet dem Anfänger zunächst große Schwierigkeiten, dem Geübten dagegen erscheint sie mühelos. In dem Augenblick, in dem die Ferse der Prothese auf dem Boden aufsetzt, wird durch Stumpfdruck rückwärts und Streckung des Hüftgelenks das Prothesenkniegelenk gesperrt. Zur gleichen Zeit erfolgt der Abdruck des erhalten gebliebenen Fußes vom Boden (Abb. 16). Der Stumpf bringt durch den nach rückwärts gerichteten Druck das Becken und damit den Körperschwerpunkt über die Prothese. Ohne den Einsatz dieser beiden Kräfte (Bodenabdruck und Stumpfdruck) wäre ein Herüberbringen des Schwerpunkts über die nur als Stütze dienende Prothese nicht möglich.

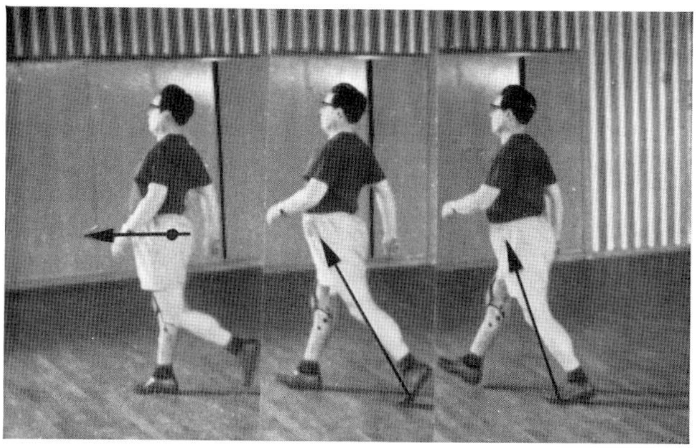

Abb. 16 Auswirkung des Bodenabdrucks des erhaltenen Fußgelenks in Richtung des Beckens (Pfeil).

Um dem anfangs unangenehm starken Aufsitzdruck auszuweichen, unterläßt der Anfänger häufig das Vorbringen des Beckens während der Belastungsphase der Prothese. Er gewöhnt sich dadurch eine Fehlhaltung an, die nicht nur durch eine vorgebeugte Körperhaltung zum Ausdruck kommt, sondern sich auch in einer unregelmäßigen Schrittfolge (Zeit- und Längenmaß) zeigt.

Auch die Schrittlänge beeinflußt das Gangbild wesentlich. Je größer sie ist, desto stärker muß der nach rückwärts wirkende Stumpfdruck sein. Unterbleibt der kniegelenksperrende Stumpfdruck rückwärts, dann bewirkt der Schub des abstoßenden, erhalten gebliebenen Fußgelenks ein Einknicken des Prothesenkniegelenks. Dieser Fehler unterläuft dem Anfänger häufig.

Der geübte Prothesenträger wird den Stumpfdruck nach rückwärts zur Vorwärtsbewegung des Beckens und damit zugleich des Schwerpunkts ebenso einsetzen wie die Fußarbeit des erhaltenen Beines. Eine leicht vorgeneigte Gesamthaltung verringert dabei den Kraftaufwand.

Stumpf- und Fußmuskulatur sind an der Vorwärtsbewegung beim Gehen in gleicher Weise beteiligt. Ein langer Oberschenkelstumpf wird einen stärkeren Anteil an diesem Krafteinsatz haben als ein kurzer Stumpf. Der Kurzstumpf ist vorwiegend an der Sicherung des Prothesenkniegelenks bei der Gehbewegung beteiligt. Die geringere Hebelkraft, die ihm für eine Unterstützung der Gehbewegung zur Verfügung steht, fordert eine größere Kraftanstrengung und führt dadurch zu schnellerem Ermüden; zur Erleichterung sollte dem Fußabdruck des erhaltenen Beins erhöhte Aufmerksamkeit geschenkt werden.

Es wurde in diesem Kapitel des besseren Verständnisses wegen nur von einem Stumpfdruck nach rückwärts gesprochen. Wie in dem Kapitel über die Gleichgewichtshaltung beschrieben wurde, ist zur sicheren Haltung auch die seitliche Abspreizbewegung des Stumpfes notwendig. Beides wird in einem seitlich-rückwärtigen Stumpfdruck vereint (Abb. 17).

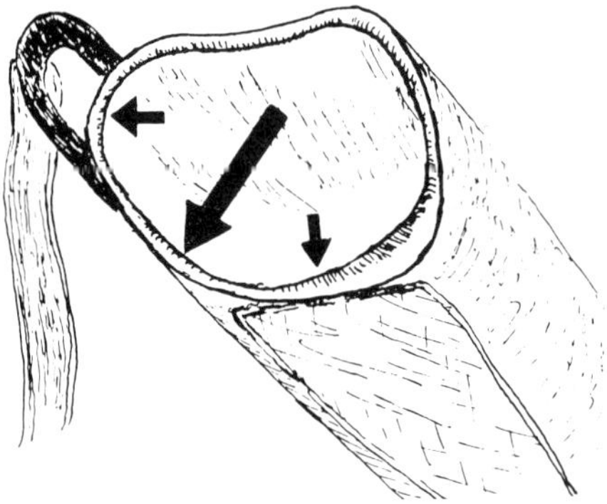

Abb. 17 Skizze für den Stumpfdruck seitlich rückwärts.

## Länge des Stocks und Schuhwerk des Beinamputierten

Der Stock soll, wenn er für eine längere Gehstrecke benutzt wird, die Gleichgewichtshaltung beim Gehen erleichtern und damit zur Entlastung beitragen. Er kann diese Aufgabe nur erfüllen, wenn er die der Körpergröße des Amputierten entsprechende richtige Länge hat. Häufig tragen Beinamputierte einen zu langen Stock. Sie werden dadurch zu einer gebeugten Armhaltung und einer unnötigen Inanspruchnahme der Schulter- und Armmuskulatur gezwungen.

Durch den zu langen Stock wird das Stockende in zu weiter Entfernung vom Körper aufgesetzt, so daß die beabsichtigte Unterstützung nur mit Hilfe der angespannten Muskelgruppen erreicht werden kann. Daneben wirkt sich der zu lange Stock ungünstig auf die Haltung des Rumpfes aus (Abb. 18 u. 19).

Die zweckmäßige Stocklänge läßt sich folgendermaßen ermitteln: Bei herunterhängendem Arm wird die Hand im Handgelenk gestreckt. Der abgemessenen Entfernung zwischen Hohlhand und Bodenfläche sind für die Ermittlung der günstigsten Stocklänge 3–4 cm hinzuzugeben. Diese Zugabe ist mit Rücksicht auf die einzelnen Bewegungsphasen, denen sich die Stockhaltung anpassen muß, erforderlich. Durch die richtige Stocklänge wird eine größere Sicherheit beim Gehen gewährleistet; es wird eine bessere Körperhaltung erzielt und die Ermüdung, besonders bei längeren Wegstrecken, vermindert.

Um Haltungsschwächen und Haltungsschäden des Fußes zu verhüten und bereits geschädigte Fußgewölbe abzustützen, muß auf ein geeignetes Schuhwerk für Beinamputierte hingewiesen werden. Zu vermeiden sind Schuhe mit unflexibler, harter Sohle (dicke Ledersohle). Bei der glatten Ledersohle entsteht ein Unsicherheitsgefühl und die

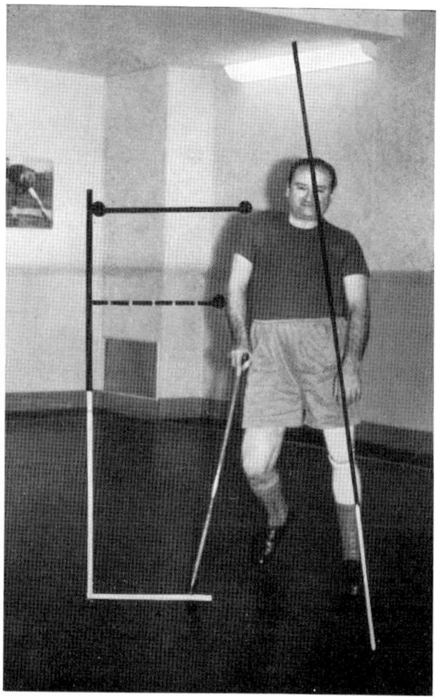

Abb. 18 Stock zu lang, zu weit vom Körper aufgesetzt, Prothese abgespreizt, Schulter und Armmuskulatur überbeansprucht.

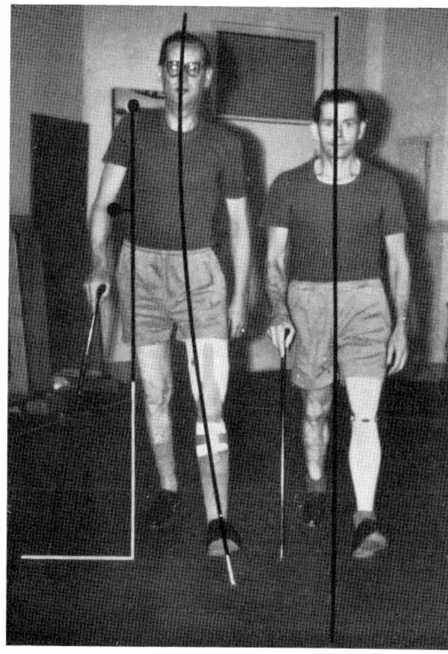

Abb. 19 Falsche und richtige Stocklänge beeinflußt die Körperhaltung.

Gefahr des Ausrutschens. Bei zu hohem Absatz des Schuhs (bei Frauen) wird das Quergewölbe des Fußes überlastet; es sinkt ein, und es kommt zur Spreizfußbildung.

Sind stärkere Fußdeformitäten bei Beinamputierten vorhanden, dann ist Schuhwerk mit einer stützenden Einlage, in schwierigeren Fällen orthopädisches Maßschuhwerk unbedingt zu empfehlen, wobei hier jedoch die Abrollbewegung des Fußes beim Gehen durch die Kompaktheit des Schuhes gehemmt wird. Bei wenig geschwächtem Fuß, der auf eine Abstützung durch Einlagen verzichten kann, erleichtern flexible Schuhe (Kreppsohlen) das Gehen. Hierbei wird der Abdruck des erhaltenen Beins vom Boden voll wirksam, und das Gehen ist weniger ermüdend. Darüber hinaus wird die stoßdämpfende Wirkung elastischer Sohlen von allen Beinamputierten als vorteilhaft empfunden.

## Prothesenlänge in Beziehung zur Wirbelsäule

Viele Oberschenkelamputierte glauben, daß eine kürzere Prothese eine Erleichterung beim Gehen bedeute und daß mit einer Prothese, deren Längenmaß dasjenige des erhaltenen Beins unterschreitet, Bodenunebenheiten besser zu überwinden seien. Auch die nach der Bordsteinkante abfallende Straßenschräge wird gern als Grund hierfür angegeben, wenn der Amputierte mit seinem Kunstbein der Häuserseite (dem aufsteigenden Teil der Straße) zugewandt geht. Es ist nicht abzusprechen, daß der Ungeübte eine gewisse Erleichterung mit einer kürzeren Prothese empfindet. Jede Verkürzung aber, die über einen Zentimeter hinausgeht, hat nachteilige Folgen. Die längenrichtige Prothese ist nach Möglichkeit anzustreben. Bei Beherrschung der Gehtechnik läßt der vorschwingende Prothesenfuß ausreichend Bodenfreiheit, um ein Hängenbleiben an kleinen Unebenheiten, wie sie der Bürgersteig aufweist, auszuschließen. Der Höhenunterschied der zur Bordsteinkante abfallenden Straße zeigt in der Breite der Schrittstellung tatsächlich nur einen Unterschied von wenigen Millimetern. Hier besteht die Gefahr des Hängenbleibens mehr in der Vorstellung des Amputierten, als sie tatsächlich vorhanden ist.

Es darf nicht übersehen werden, daß eine Prothese auch infolge Abmagerung der Stumpfmuskulatur zu kurz werden kann, da der Stumpf dann zu weit in das Stumpfbett einsinkt. Der Sitzknochen (Tuber) findet keine genügende Abstützung mehr. Diese Prothese bedingt einen Beckenschiefstand, der die Wirbelsäule zur Aufrechterhaltung des Gleichgewichts zu einer seitlichen Verbiegung (Skoliose) zwingt (Abb. 20). In bezug auf die sich daraus ergebenden nachteiligen Folgen sei auf den fachärztlichen Beitrag „Erhaltung und Wiederherstellung der Funktionstüchtigkeit von Beinstümpfen aus der Sicht der Gehschule“ (S. 175) hingewiesen.

Die zu kurze Prothese hat auch für die Gleichgewichtshaltung und den Energieverbrauch beim Gehen nachteilige Folgen.

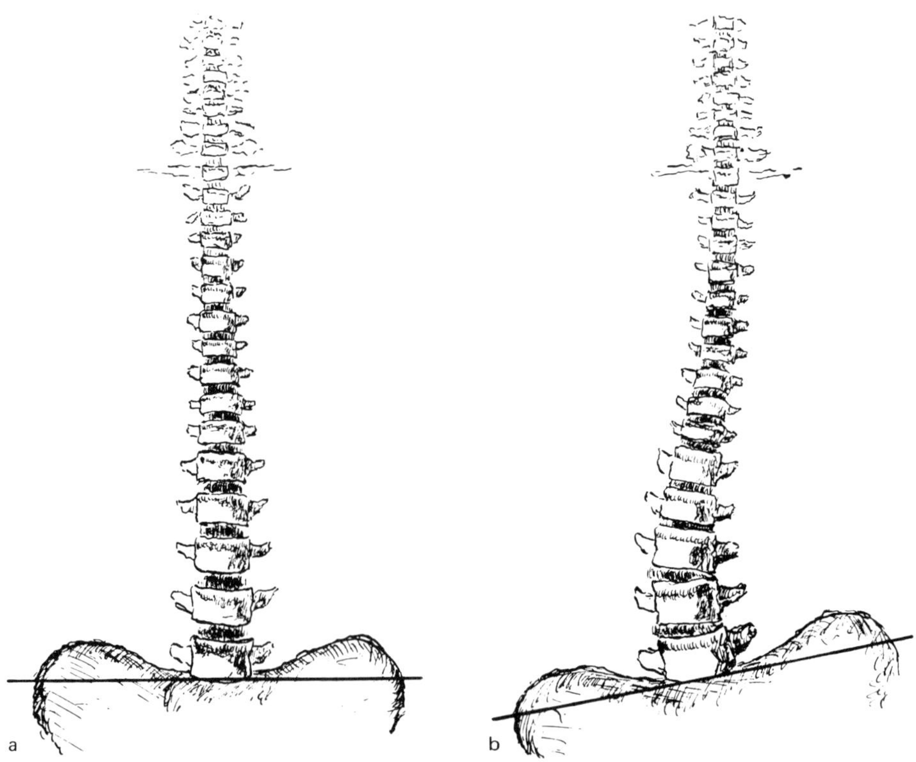


Abb. 20 Skizze einer geraden und einer seitlich verbogenen Wirbelsäule (Skoliose).

Durch die Beckensenkung tritt der Schwerpunkt tiefer. Während der Standphase des erhaltenen Beins muß der Schwerpunkt jedoch wieder beträchtlich gehoben werden. Trotz der „Erleichterung" in der Standbeinphase des Kunstbeins ist das Anheben des Schwerpunkts in der Standbeinphase des erhaltenen Beins ein erhöhter Energieverbrauch. Durch das Tiefertreten wird der Winkel Becken–Kunstbein vergrößert. Die Gleichgewichtshaltung wird damit erschwert, da die notwendige Spannkraft der abspreizenden Stumpfmuskulatur verringert wird. Die Gefahr des Rumpfabkippens zur Prothesenseite wird dadurch erhöht.

Wird keine Prothese getragen, senkt sich das Becken infolge fehlender Abstützung noch erheblich mehr. Die Beschwerden werden demzufolge stärker. Die negativen Auswirkungen treten erfahrungsgemäß nicht sofort, sondern erst nach Jahren auf. Beobachtungen lassen erkennen, daß langjährige „Krückengeher" sich wegen zunehmender Rückenschmerzen häufig doch noch zum Tragen einer Prothese entschließen.

Ein Beckenschiefstand kann in derartigen Fällen nur allmählich und schrittweise ausgeglichen werden. Auf keinen Fall darf ein sofortiger voller Längenausgleich stattfinden. Erfahrungsgemäß nimmt der Amputierte eine Verlängerung seiner Prothese von einem Zentimeter in einem Abstand von drei Wochen gut an.

Nach einer eigenen Beobachtung konnte ein Beckenschiefstand von sechs Zentimetern Unterschied im Laufe eines halben Jahres nach und nach ohne Beschwerden für den Amputierten ausgeglichen werden.

Über die Zusammenhänge zwischen Prothesenlänge und Störungen der Statik bei Skoliosen vom Becken abwärts führt ELLE u. a. wörtlich folgendes aus:

„Ich habe immer wieder festgestellt, daß sich die Skoliose auf die erhaltenen Extremitäten überträgt. Das Knie wird in einer O-Stellung belastet und der Fuß in eine Knickfußstellung gebracht. Dazu wird das gesunde Bein durch die Gewichtsverlagerung belastet. Es treten Insuffizienzbeschwerden im Rücken und Bein auf.

Die Ursache für diese Beschwerden ist die Beckenschiefstellung. Der Knickfuß ist daher nicht nur auf die Überbelastung zurückzuführen, sondern auf die veränderte Statik durch die Beckensenkung. Mit einer korrigierenden Knickfußeinlage wird nicht ausreichend geholfen. Der Beckenschiefstand muß *gehoben* werden. Ähnlich liegen die Dinge am Knie-, Hüftgelenk und Rücken. Diese Insuffizienzbeschwerden sind nicht immer deutlich, weil die Amputierten das Bein mit ihren Stockstützen entlasten. Nach längerem Gehen werden aber immer wieder Schmerzen im Rücken und Bein auftreten. Der Versehrtensport bringt Übungen, die das Becken anheben. Trotz allen Sports erlahmt langsam die Muskulatur. Wenn nicht rechtzeitig eine Prothese gegeben wird, die die Beckensenkung korrigiert, wird die Beckenschiefstellung kontrakt und ist kaum noch zu beeinflussen."

Die mehrwöchige Beobachtung der Teilnehmer eines Gehschullehrgangs bietet gute Möglichkeiten, den Versehrten von der Notwendigkeit des Tragens einer gleich langen Prothese zu überzeugen und Abänderungen durchzuführen. Das wird für den Amputierten nicht nur aus kosmetischen (optischen) Gründen gefordert. Die gleichlange Prothese ist auch zur Erhaltung der Gesundheit und der Arbeitskraft unbedingt notwendig.

## Typische Gehfehler der Oberschenkelamputierten

### Abspreizstellung der Prothese beim Stehen und Gehen

Dieser Fehler ist in den meisten Fällen durch einen zu starken Druck in der Gegend der Adduktoren oder am Schambein bedingt (Abb. 21). Häufig rührt diese Entlastungsstellung aus der Zeit der ersten Gehversuche her. Dabei wurde dem normalen Druck durch zu geringe Abhärtung an dieser Stelle ausgewichen, indem die Prothese abgespreizt aufgesetzt wurde. Auch statische Fehler zwingen zur Seitwärtsstellung. Bei breitbeinigen Gehen mit geringem Zwischenraum zwischen den Knien ist meist der Schaft der Oberschenkelprothese zu sehr in X-Stellung aufgebaut oder der Schaft zu weit nach außen verschoben aufgebaut (zu sehr unterbaut) oder der Fuß nach außen verschoben.

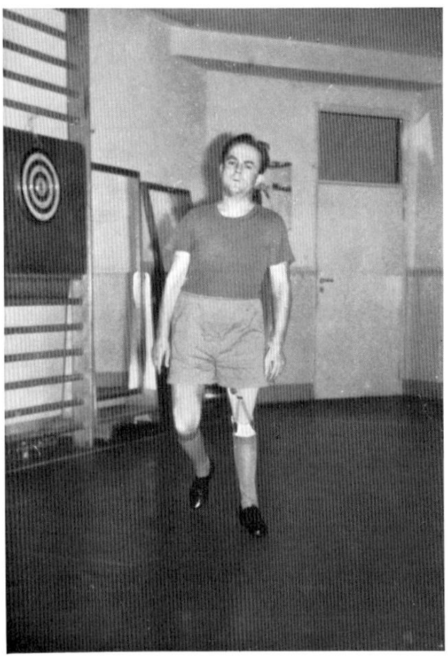

Abb. 21 Durch zu starken Druck in der Adduktorengegend abgespreizt aufgesetzte Prothese.

Breitbeiniges Gehen mit großem Zwischenraum zwischen den Beinen rührt von einer schlechten Stumpfeinbettung oder von einem zu sehr in O-Stellung aufgebauten Oberschenkelschaft her. Weiterhin kann als Fehler der Schaft zu weit nach innen verschoben aufgebaut sein (zu wenig unterbaut) oder der Fuß zu sehr nach innen gesetzt sein. Eine Berichtigung des statischen Prothesenaufbaus kann den Fehler beheben, der sich in erster Linie ungünstig auf die Gleichgewichtshaltung beim Gehen auswirkt. Breitbeiniges Gehen bei richtigem Aufbau der Prothese kann auch durch Einbettungsfehler (zu hoher medialer Schaftrand, schräger Tubersitz, zu großer Abstand zwischen Tubersitz und vorderer Schaftwand) eintreten. Entzündungen in der Dammgegend und Prothesenrandknoten bedingen ebenfalls diesen Fehler.

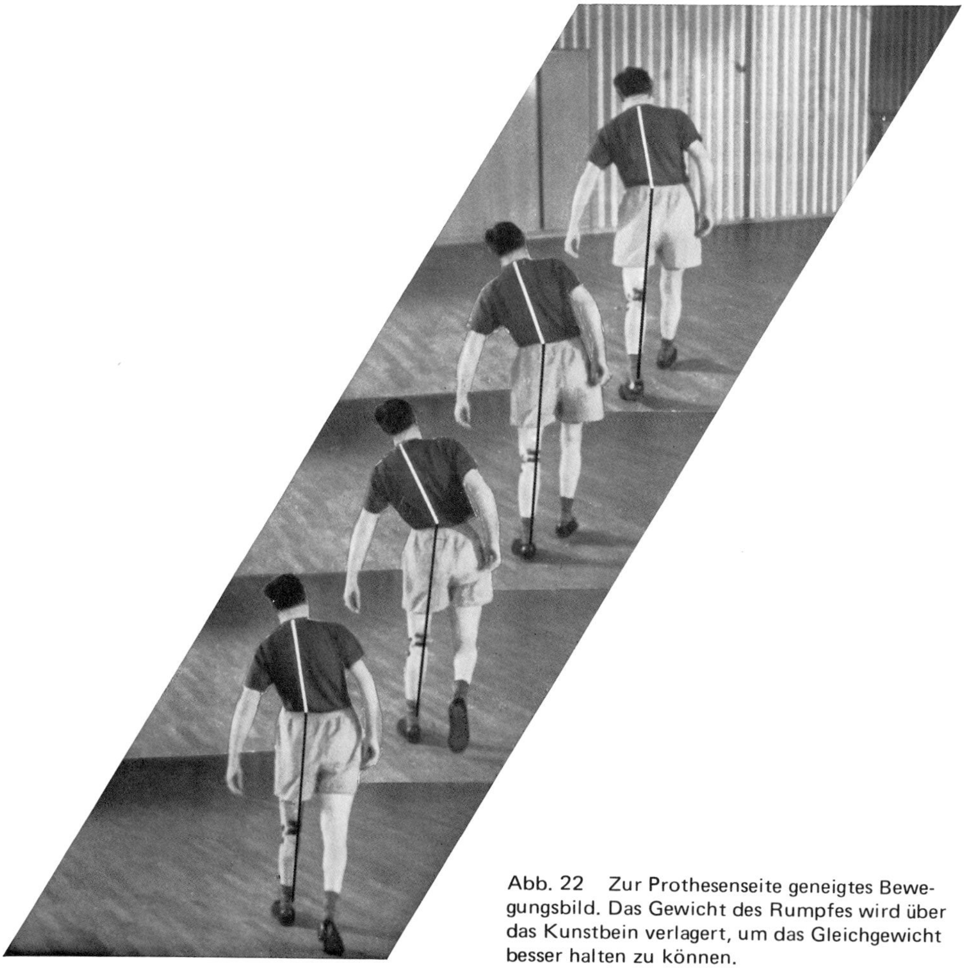

Abb. 22 Zur Prothesenseite geneigtes Bewegungsbild. Das Gewicht des Rumpfes wird über das Kunstbein verlagert, um das Gleichgewicht besser halten zu können.

**Abkippen des Rumpfes zur Prothesenseite**

Dieser besonders auffällige Fehler des Oberschenkelkunstbeinträgers wird durch die breitbeinige Prothesenstellung, wie oben beschrieben, begünstigt. Der Amputierte versucht dabei, sein Gewicht auf das Kunstbein zu verlagern, um die am Stumpf wirkenden Hebelkräfte hierdurch zu verringern (Abb. 22). Der Körperschwerpunkt kann dabei nicht über den Auftrittspunkt der Prothese gebracht werden. Durch breitbeiniges Gehen versucht der Amputierte, den Schaftdruck mehr von außen einwirken zu lassen und damit den Damm zu entlasten. Eine ungünstige Schaftform oder ein zu weiter Schaft verhindern die notwendige Abstemmöglichkeit der abspreizenden Muskulatur. Den Trägern sehr kurzer oder muskelschwacher Stümpfe haftet dieser Fehler besonders an. Der statische Aufbau der Prothese ist zu überprüfen. Desgleichen ist auf eine gute Stumpfeinbettung zu achten. Eine enge Schrittführung und die Beckenverschie-

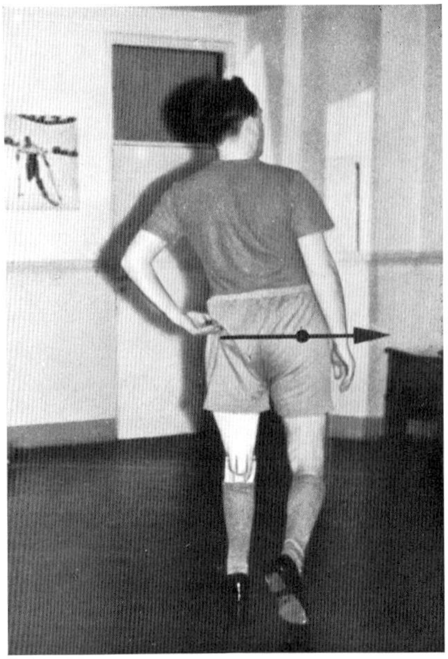

Abb. 23 Beckenverschiebung zur beinerhaltenen Seite, häufig mit Abstützen der Hand in der Hüfte der Amputationsseite verbunden.

bung zur Prothesenseite beim Gehen, die zur Aufrechterhaltung des Gleichgewichts notwendig sind, werden damit ermöglicht und führen zur Verbesserung der Gleichgewichtshaltung.

### Beckenverschiebung zur beinerhaltenen Seite

In Verbindung mit dem Rumpfabkippen zur Prothesenseite verschiebt sich das Becken zur Seite des erhaltenen Beins (Abb. 23). Die fehlerhafte Gleichgewichtshaltung des Rumpfes wird dadurch noch begünstigt. Die abspreizende Muskulatur des Stumpfes ist oft zu schwach, um diese fehlerhafte Beckenbewegung durch Druck gegen die Außenwand des Prothesenschafts verhindern zu können. Eine abgespreizt aufgesetzte Prothese begünstigt darüber hinaus die Fehlbewegung. Die Überprüfung der Statik der Prothese ist notwendig. Ferner ist die Kräftigung und Abhärtung des Stumpfes anzustreben. Ein genügend seitlich ausgeführter Stumpfdruck mit einer gleichzeitigen Beckenverschiebung zur Prothesenseite vermag diesen Fehler auszugleichen.

### Fehlhaltung infolge einer Wirbelsäulenverbiegung (Skoliose)

Eine zu kurze Prothese bedingt eine Beckensenkung, die eine seitliche Verbiegung der Wirbelsäule zur Folge hat. Abgesehen von den daraus erwachsenden Gesundheitsschäden wird hiermit das Gangbild ungünstig beeinflußt. Die dauernde Spannung der Rückenmuskulatur führt außerdem zu einer vorzeitigen Ermüdung. Die Verlängerung der Prothese ist zur Vermeidung weiterer negativer Folgen erforderlich.

## Ungleiche Schulterlage und Haltungsschwäche

Zu dieser Fehlhaltung kann es aus mehreren Gründen kommen. Zunächst ist die Prothese auf ihre Länge zu überprüfen. Zuweilen ist die ungleiche Schulterlage aber auch eine Gewohnheitshaltung aus der Zeit vor der Amputation. In diesem Falle ist eine Berichtigung des Fehlers nicht zu erwarten. Diese Fehlhaltung kann ihre Ursache ferner in einer s-förmigen Verbiegung der Wirbelsäule haben (s. u.). Auch eine allgemeine Haltungsschwäche, die eine Untätigkeit einschließt, kann eine hängende Schulter auf der Körperseite der Amputation bedingen. In einigen Fällen ist auch die einfache oder doppelte Tragvorrichtung der Prothese (Schulterbandage) der Grund für eine Ungleichheit der Schulterlage (Abb. 24). Eine eingehende Beobachtung ist die Voraussetzung für eine ursachengerechte Berichtigung dieser Fehlhaltung.

## Geneigte Kopfhaltung

Die *seitliche* Kopfneigung ist, sofern sich eine Gewohnheitshaltung aus der Zeit vor der Amputation ausschließen läßt, eine Folge der ausgleichenden Gegenkrümmung im Bereich der Halswirbelsäule bei einer vorhandenen s-förmigen Verbiegung der Brust- und Lendenwirbelsäule. Es ist bekannt, daß sich bei jugendlichen Amputierten, deren Wachstum noch nicht abgeschlossen ist, im Laufe des Lebens sogar Gesichtsasymmetrien einstellen können.

Die Korrektur der Kopfschiefhaltung setzt zunächst eine Beseitigung der Fehlhaltung im Bereich der Brust- und Lendenwirbelsäule voraus, die ihrerseits wiederum nur mit einem Beckengleichstand zu erreichen ist, sofern sie statisch bedingt ist. Auch dann ist diese Fehlhaltung jedoch nur durch ständiges Selbstbeobachten zu verbessern.

Die *Vorneigung* des Kopfes ist auf eine Überängstlichkeit beim Gehen zurückzuführen.

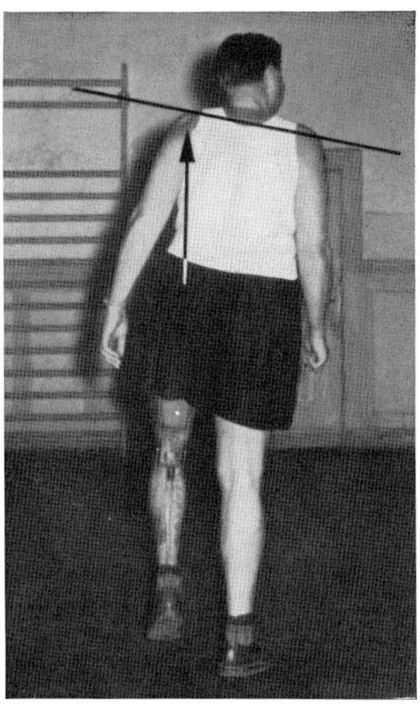

Abb. 24 Schulterhochstand beim Gehen durch jahrelanges Tragen einer Schulterbandage zur schlechten Gewohnheit geworden.

Bei Verbesserungen der Standsicherheit und der Gehfähigkeit wird dieser Fehler bei genügender Beachtung behoben. Das Gangbild erscheint dann freier und sicherer.

### Vorgebeugte Rumpfhaltung

Ein zu starker, ungewohnter Aufsitzdruck durch die Prothese am Sitzknochen kann diesen Fehler verursachen. Die Druckstelle verhindert wegen der damit verbundenen Schmerzen ein volles Belasten der Prothese und führt zu einem entlastenden Vorbeugen des Oberkörpers. Diese Fehlhaltung kann auch durch eine zu starke Dorsalsperrung des Prothesenfußes bei jedem Schritt ausgelöst werden. Sie läßt sich ferner bei einer Streckbehinderung des Stumpfes beobachten, die beim Aufbau der Prothese zu wenig Berücksichtigung fand. Eine Überprüfung der Paßform des Stumpfbetts und der gesamten statischen Verhältnisse am Kunstbein ist ratsam.

### Verkrampfte Rumpfhaltung – Steifhaltung der Arme

Dieser Fehler hat seine Ursache in einer schmerzbedingten Verkrampfung des Rumpfes oder der Arme während der ersten Prothesenschritte. Die natürliche Armbewegung ist im Laufe der Wochen nach der Amputation durch das Gehen mit zwei Stockstützen verlernt worden. Die freie und lockere Bewegung der Arme und des Rumpfes wird mit zunehmender Erlernung der Gehtechnik und der Erreichung des Sicherheitsgefühls beim Gehen mit der Prothese wiedergewonnen werden.

In vielen Fällen wird dieser Fehler durch das jahrelange Tragen einer einfachen oder doppelten Tragvorrichtung der Prothese (Schulterbandage) begünstigt. Das Kunstbein hängt dabei inaktiv an den Gurten und wird lediglich mit einem Körperschwung, den die Bandage auf das Kunstbein überträgt, nach vorn gebracht. Besonders auffällig ist diese Fehlhaltung bei Prothesen, die mit einem Lederoberschaft versehen sind. Hier hat der Stumpf, der in vielen Fällen zusätzlich mit mehreren dicken Wollstrümpfen abgepolstert ist, keinen genügenden Halt. Bei jedem Anheben der Prothese zur Gehbewegung rutscht diese vom Stumpf ab. Zur Sicherung werden die Schultern angehoben; der Rumpf und die Arme verkrampfen dabei. Die Anwendung der Gehtechnik sowie zielbewußte gymnastische Übungen, insbesondere Lockerungsübungen, sind zur Behebung dieser Haltungsfehler förderlich.

### Anheben der Ferse des erhaltenen Beins beim Gehen

Eine im Schaft zu weit gewordene Prothese, die dem Stumpf keinen genügenden Halt bietet, ist häufig die Ursache dieses Fehlers. Um eine genügende Bodenfreiheit in der Schwungphase der Prothese zu erlangen, wird hier der Amputierte gezwungen, die Ferse bei jedem Schritt des erhaltenen Beins anzuheben. Ähnliche Verhältnisse liegen dann vor, wenn eine Prothese zu lang ist. Hier geht der Amputierte zur Vermeidung der Sturzgefahr durch Hängenbleiben der Prothesenfußspitze am Boden bei jedem Schritt in den Zehenstand, der einen unnötigen Kraftaufwand erfordert. Auch eine mangelnde Beherrschung der längengerechten Prothese und eine ungenügende Gehtechnik können diesen Fehler bedingen. Eine Angewohnheit vor der Amputation ist nur in seltenen Fällen die Ursache.

Zur Beseitigung dieses Fehlers ist in erster Linie die Überprüfung der Prothese hinsichtlich der Länge und ihrer Paßform notwendig.

### Nichtgebrauch des Prothesenkniegelenks beim Gehen (Stelzgang)

Der Amputierte, der sich mit seiner Prothese nicht sicher fühlt, kann die Möglichkeit, die ihm das Prothesenkniegelenk bei der Gehbewegung bietet, nicht nützen. Er wird die Prothese in gestreckter Kniegelenkhaltung wie eine Stelze benutzen. Der mit der Prothese vollzogene Schritt wird dabei häufig als Nachstellschritt ausgeführt. Dieser Fehler ist nicht nur bei frisch Amputierten, die die Prothese erst einige Tage tragen, zu beobachten, sondern auch häufig den Amputierten des ersten Weltkrieges eigen. Letztere haben sich zum Teil aus altersbedingten Gründen oder auch als Folge einer mangelhaft erlernten Gehtechnik diese Bewegungsart angewöhnt.

Ein übermäßig stark angespannter Kniegummizug oder ein zu straff angespanntes sogenanntes physiologisches Kniegelenk begünstigen diesen Fehler beim Gehen, der sich nach Erlernen der Standsicherheit, der Gleichgewichtshaltung und der Gehtechnik allmählich beheben läßt.

### Ungleichmäßige Schritte im Zeit- und Längenmaß

Der im vorhergehenden Absatz beschriebene Nachstellschritt ist eines der typischen Beispiele für ein ungleichmäßiges Zeitmaß beim Gehen. Der Schritt des erhaltenen Beins wird hierbei jeweils aus der Grundstellung heraus geführt. Der vorgeneigte Oberkörper fällt gleichsam in die Gehrichtung. Das Kniegelenk der Prothese ist dabei durch sofortige Belastung der Fußspitze des Kunstbeins (Dorsalsperrung) gesichert. Die Prothese wird zum nächsten Schritt meist mit steif gehaltenem Kniegelenk senkrecht unter den Körper gestellt.

Der gleiche Fehler eines ungleichmäßigen unrhythmischen Gehens läßt sich dann beobachten, wenn der Amputierte mit der Prothese übergroße Schritte ausführt. Der Anlaß hierzu ist ein Mangel an Kraft und Geschicklichkeit, den Körperschwerpunkt über den aufgesetzten Prothesenfuß zum nächsten Schritt nach vorn zu bringen. Das zurückgehaltene Becken verhindert dabei einen gleich langen Schritt mit dem erhaltenen Bein. Der Druckschmerz bei voller Belastung der Prothese zwingt den Anfänger in vielen Fällen zu einem schnellen Schritt mit dem erhaltenen Bein gegenüber einem langsamen und bedächtigen Schritt mit der Prothese.

Zur Schulung des Schrittmaßes ist im Anfang die kleinste Schrittbewegung zu wählen. Sie erleichtert die Gleichgewichtsverhältnisse. Weiterhin ist bei jeder Schrittbewegung auf den gleichmäßigen Auftritt beider Füße zu achten. Während des Übens bietet betont rhythmische Musik dem Amputierten und der Lehrkraft wertvolle Hilfe.

### Bogenförmiges Vorwärtsbewegen der Prothese (Zirkumduktion)

Die häufigste Ursache dieses Fehlers ist eine Achsenfehlstellung des Prothesenkniegelenks. Die geringste Abweichung von einer in der Stirnebene verlaufenden Kniegelenksachse bedingt beim Durchschwingen eine bogenförmige Bewegung des Unterschenkels (Abb. 25). Diese Fehlbewegung kann auch durch unsachgemäßes Anziehen der Prothese hervorgerufen werden. Der bogenförmige Schritt ist jedoch auch bei einer zu langen Prothese in Verbindung mit dem Anheben der Ferse des erhaltenen Beins zu beobachten. Hier wird diese Gehbewegung aus Sicherheitsgründen ausgeführt.

Eine mangelhafte Paßform des Tuberaufsitzes, eine schlechte Einbettung des Stumpfes (Trochanter stößt am Schaftrand an), ein kurzer, fleischiger Stumpf vermögen dem

Kunstbein in der Schwungphase einen nachteiligen Drall zu verleihen, durch den die Kniegelenksachse vorübergehend ihre normale Stellung verliert. Zuweilen ist auch ein Drehen des Beckens (Beckenrudern) oder eine unnatürliche Stumpfbewegung die Ursache.

Die Erkennung dieser Fehlerquellen ist meist nicht leicht und setzt aufmerksame, längere Beobachtungen voraus. Sie sind je nach der Sachlage durch sachgemäßes Anziehen der Prothese, entsprechende Korrekturen der Länge, des statischen Aufbaus und der Paßform zu beseitigen.

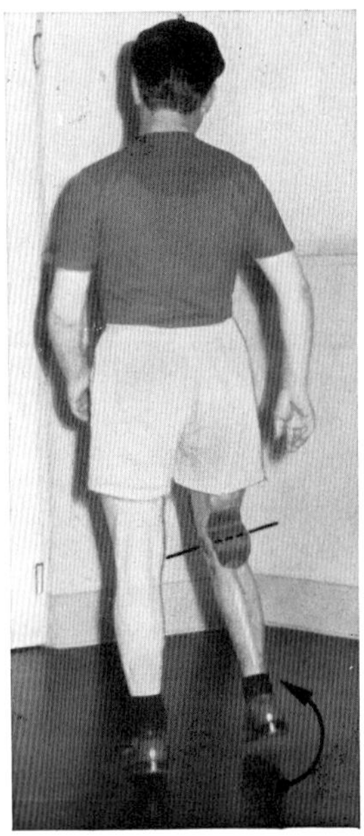

Abb. 25 Durch Achsenfehlstellung bogenförmiges Vorbringen der Prothese (Zirkumduktion).

# Gehschulung für Hüftgelenksexartikulierte

Bei einer Exartikulation im Hüftgelenk sind die Voraussetzungen für die Erreichung eines guten Gangbilds wesentlich schwerer als bei Amputationen im Oberschenkelbereich. Der Exartikulierte wird zwar häufig sein Bein beschwerdefreier belasten können; das Halten des Kunstbeins durch den Beckenkorb schränkt jedoch die Beweglichkeit des Exartikulierten erheblich ein. Dickleibige Versehrte dieser Schadensklasse empfinden die Behinderung durch den Beckenkorb besonders stark. Da das Gehen wegen des Fehlens des bei Oberschenkelamputierten vorhandenen Hüftgelenks nur mit einem Vorschwingen des Beckens ermöglicht werden kann, wird sich auch das Gangbild von dem eines Oberschenkelamputierten unterscheiden.

Trotz dieser Umstände darf auf den Gebrauch eines Kunstbeins nicht verzichtet werden. Es sind auch hier nicht nur kosmetische Gründe maßgebend, vielmehr fordern die dauernde Überbelastung des erhaltenen Beins und die beim „Einbeiner" auftretende Wirbelsäulenverbiegung das Tragen einer Prothese.

Das Gehen mit einer Exartikulationsprothese ist in hohem Maße von der Konstruktion des Kunstbeins abhängig. Ein gut sitzender Beckenkorb ist die unbedingte Voraussetzung für ein den Verhältnissen entsprechend gutes Gangbild. Zwei Konstruktionen, fallen besonders ins Auge: das Mödl-Kunstbein und das kanadische Exartikulationsbein. Ersteres wird schon seit Jahren in Deutschland gebaut, letzteres ist in Kanada entwickelt worden und seit 1959 in Deutschland bekannt. Im Hinblick auf die Schwierigkeit der orthopädischen Versorgung bei Hüftgelenkexartikulierten und auf die Abhängigkeit von der Güte der Konstruktion sollen die beiden genannten Kunstbeine, die sich nach Erfahrungen des Verfassers bewährt haben, kurz beschrieben werden.

## Mödl-Kunstbein

Das Kunstbein besteht aus einem Beckenkorb, dessen Hüftbügel sorgfältig an die Darmbeinkämme angepaßt sein müssen (Abb. 26). Dabei ist schon beim Abnehmen des Gipsmodells darauf zu achten, daß die Darmbeinkämme durch straffes Einschnüren eines Hilfsgurts vor dem Erhärten des Gipses sorgfältig herausmodelliert werden. Durch diesen exakten Sitz werden Schultergurte überflüssig.

Im Gegensatz zu den üblichen Hüftgelenkexartikulationsprothesen, die beim Gehen in der Hüfte steifgestellt werden, ist das Hüftgelenk während des Gehens hier begrenzt frei. Es ist durch einen vom Beckenkorb ausgehenden, von vorn nach hinten über eine Rolle im Oberschenkelschaft laufenden Gurt mit einer beschränkten Beweglichkeit ausgestattet. Ein vorderer starker Gummizug hilft, bei der Gehbewegung des Kunstbeins von der Schrittrücklage in die Schrittvorlage zu kommen.

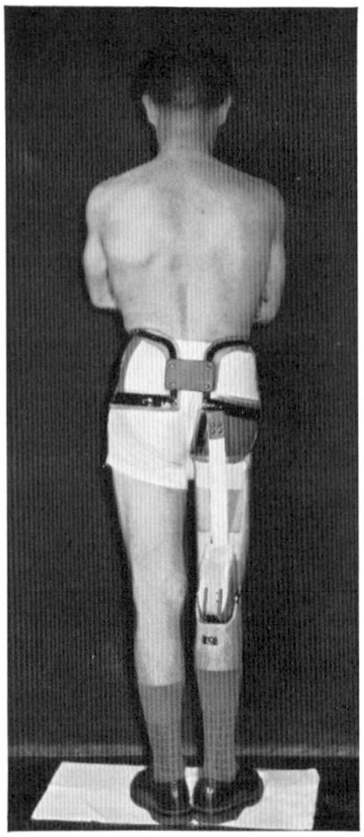

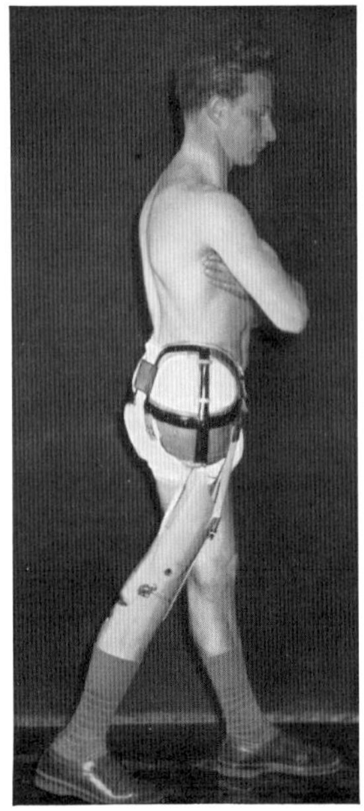

Abb. 26 Exartikulationsbein nach Mödl. a) Von hinten.

b) Von der Seite. Das bewegliche Hüftgelenk ist gut zu erkennen. Die Aufnahmen stammen von der Firma Mödl.

Die völlige Beugung des Hüftgelenks, die zur Sitzhaltung notwendig ist, wird durch Auslösen einer Sperrvorrichtung ermöglicht. Der Gehvorgang wird mit einem Beckenschwung ausgeführt. Die Prothese ist so gebaut, daß mit ihr eine Hüftüberstreckung möglich ist.

## Kanadisches Kunstbein

Das Kunstbein besteht aus einem Hüftkorb aus Gießharz. Vorn, unterhalb des Korbs, ist ein Achsmechanismus angebracht, um den sich der Oberschenkelteil der Prothese bewegt. Die Buchse und deren Verankerung ist mit dem Korb durch Gießharzverbindung fest verbunden. Ein gummibelegter Anschlag sorgt dafür, daß das Bein in der Hüftgelenksachse nicht zusammenklappt.

Durch die Vorverlegung der Hüftgelenksachse ist eine Fehlstellung nicht notwendig. Ein zu weites Auspendeln des Oberschenkelteils nach vorn wird durch eine sehr straffe Gummiverbindung zwischen Oberschenkelteil und Hüftkorb verhindert (Abb. 27).

Ein wesentliches Moment beim Bau des kanadischen Exartikulationsbeins ist es, den günstigsten Achspunkt für die Hüftgelenksachse zu finden. Wird dieser Punkt nicht gefunden, so ist das Bein unstabil beim Stehen und Gehen, oder aber es zeigt unnatürliche Längenverhältnisse beim Sitzen. Nach der Position der Hüftgelenksachse richtet sich dann der übrige Aufbau.

Die besonderen Vorteile dieses Kunstbeins sind: leichtes Gewicht (etwa 4 Kilo), keine Metallteile am Beckenkorb, keine Feststellung.

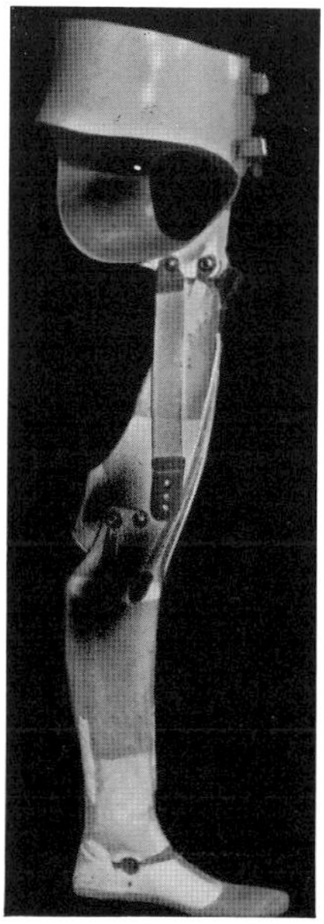

Abb. 27 Das kanadische Exartikulationsbein. a) Der Hüftkorb besteht aus Gießharz. Ein zu weites Auspendeln des Oberschenkelteils nach vorn wird durch den straffen Gummizug, der zwischen Hüftkorb und Oberschenkelteil gespannt ist, verhindert.

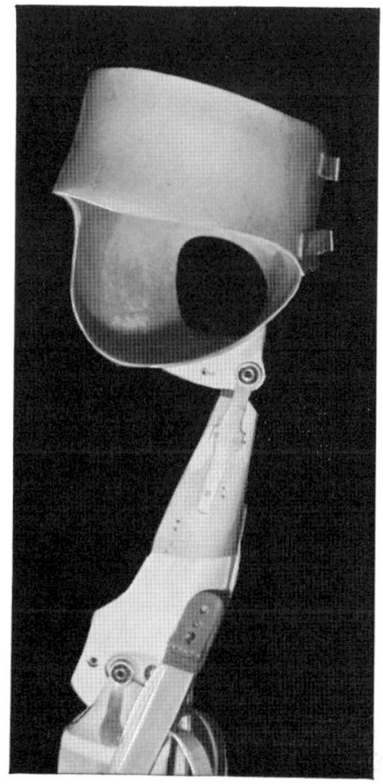

b) Durch Vorverlegung der Hüftgelenksachse ist eine Festellung nicht notwendig. Die Aufnahmen stammen von der Firma Pfau, Berlin.

Beim Hinsetzen spannt sich der vom Knie zum Beckenkorb führende Gummizug und wirkt beim Aufstehen aus dem Sitz im Sinne einer Streckbewegung des Oberschenkels. Nach Eingewöhnung kann bei Hüftgelenkexartikulierten sogleich mit Standsicherheitsübungen begonnen werden. Im Gegensatz zu den Oberschenkelamputierten brauchen Belastungsübungen im Übungsstoff nicht vorgesehen zu werden, da der Beckenstumpf im Prothesenkorb ausreichend abgepolstert ist.

Zur Schulung der Standsicherheit sind Seitwärtsschritte auch hier der Übungsbeginn. Zur Prothesenseite sind nur ganz kleine Schritte möglich, da der enganliegende Bekkenkorb der Bewegung in dieser Schrittrichtung Grenzen setzt. Seitwärtsschritte zur Seite des erhaltenen Beins können jedoch besser ausgeführt werden. Hier wird neben der Standsicherheit auch das Gleichgewichthalten geschult. Der Exartikulierte wird so nach und nach Vertrauen zu seinem Kunstbein bekommen.

Der Vorwärtsschritt wird mit einem Beckenschwung eingeleitet. Hier ist auf die Spannung der Rückenstreckmuskulatur besonders zu achten, um ein Absinken des Beckens auf dieser Seite zu verhindern. Ein Hängenbleiben am Boden wird bei langsamer Schrittbewegung vermieden. Die Körperhaltung ist beim Gehen leicht vorgeneigt (gegen den Wind gehen); der Beckenschwung wird so leichter auszuführen sein. Die Schrittbewegung ist besonders beim Anfänger zunächst klein zu halten. Es ist auf eine gleichmäßige Länge beider Schritte zu achten. Für die Schulung von Exartikulierten können sehr viele Übungen aus der Gehschulung für Oberschenkelamputierte übernommen werden.

# Gehschulung für Oberschenkelamputierte (Anfänger)

Vor Beginn eines Gehschullehrgangs wird der Versehrte durch den Arzt und den Gehschullehrer auf den Sitz und die Paßform der Prothese untersucht und in seinem Gang- und Haltungsbild beobachtet. Mängel an der Prothese, die sich dabei herausstellen, müssen vor Beginn des Lehrgangs beseitigt werden.

Für den Erfolg der Gehschularbeit ist eine enge, vertrauensvolle Zusammenarbeit zwischen dem Arzt, dem Orthopädiemechaniker und dem Gehschullehrer unerläßlich. In dieser Gemeinsamkeit werden auch schwierige Fälle und auftauchende Probleme befriedigend zu lösen sein.

## Anziehen der Prothese

Die erste Belehrung des Amputierten betrifft das richtige Anziehen der Prothese. Dieser Vorgang muß dem Anfänger erklärt werden; er muß ihn in richtiger Weise erlernen. Eine schlecht angezogene Prothese führt zur falschen Achsenstellung und damit zu einem unschönen Gang; sie verursacht zusätzlich auch Druckstellen, die das Gehen zur Qual machen können. Der Unkundige vermag nur selten die durch falsche Stellung der Prothese verursachten Schmerzen von dem natürlichen Druck (Gewöhnungsschmerz) zu unterscheiden. Deshalb muß der Anfänger die vorgesehene Stumpfstellung in bezug auf die richtige Haltung der Prothese beim Anziehen erkennen lernen. Ein Anhaltspunkt ist die Stellung des Prothesenfußes beim Anziehen.

Wegen der Gefahr der mechanischen Weichteilschädigung ist es nicht ratsam, die Prothese zu Übungszwecken mehrmals hintereinander an- und ausziehen zu lassen. Während des Lehrgangs soll lediglich das Anziehen der Prothese überwacht und korrigiert werden.

Der Oberschenkelstumpf wird mit Hilfe einer Schlauchbinde in den Schaft eingezogen. Es ist zweckmäßig, die Schlauchbinde nach links umzudrehen. Die glatte Seite kommt so mit dem Stumpf in Berührung und gleitet besser. Die griffige linke Seite der Schlauchbinde liegt fester in der Hand und erleichtert das Anziehen. Es empfiehlt sich, nur in seltenen Fällen die Schlauchbinde am Stumpf zu belassen und beim Tragen der Prothese mitzuverwenden, z. B. bei überlangen Stümpfen, um ein zu starkes Ansaugen des Prothesenschaftes zu verhindern. In der Regel wird die Schlauchbinde beim Anziehen durch die Ventilöffnung des Schafts wieder herausgezogen, um die größtmögliche Verbindung zwischen Stumpf und Prothese zu erreichen; denn die Fläche des Stumpfes haftet dadurch besser an der Innenwand der Prothese. Jede Hautpore übt an der spiegelglatten Schaftwand der Prothese gleichsam eine saugende Wirkung aus. Eine dazwischenliegende Trikotschlauchbinde würde diese gute Haftung vermindern und den nachteiligen Spielraum zwischen Stumpf und Schaftwand (Pseudarthrose) vergrößern. Der Stumpf wäre in diesem Falle gezwungen, sich durch vermehrte Muskelanspannung einen genügenden Halt zu verschaffen.

Der Fehler, die Prothese ständig mit einer Schlauchbinde zu tragen, findet sich bei Oberschenkelamputierten sehr häufig. Bei vielen von ihnen handelt es sich um eine Gewohnheit aus den ersten Tagen des Prothesentragens; sie kennen es nicht anders. Andere wiederum befürchten das Herausrutschen aus dem Stumpfbett und sind der Meinung, den Stumpf mit der an ihm verbliebenen Schlauchbinde in die Prothese wieder einziehen und damit den Sitz verbessern zu können.

Der Stumpf rutscht jedoch nur aus dem Schaft, weil die Verbindung zwischen Prothese und Stumpf zu lose ist. Dies tritt nicht ein, wenn das Kunstbein ohne die störende Zwischenlage der Trikotschlauchbinde getragen wird. Selbst ein kurzer Stumpf wird so bei den täglichen Bewegungen des Gehens und Hinsetzens fest im Prothesenschaft verbleiben. Ein Nachziehen des Stumpfes in den Schaft während des Tragens ist nicht mehr notwendig.

Ein weiterer Grund, der viele Amputierte davon abhält, die Prothese ohne Schlauchbinde zu tragen, ist das in der Gegend des Schaftrandes auftretende brennende Gefühl, das damit zu erklären ist, daß nach dem Durchziehen in vorgebeugter Haltung die Stumpfhaut sofort an der Protheseninnenwand haftet. Die Schrittbewegung verursacht jetzt eine starke Spannung der leicht reizbaren Hautoberfläche, die das brennende Schmerzgefühl auslöst. Die Schlauchbinde verhindert in einem solchen Fall tatsächlich die auftretende Spannung und wird vom Prothesenträger beim Tragen als schmerzmindernd und angenehm empfunden.

Diese Hautspannung kann jedoch vermieden werden, wenn der Stumpf vor dem Anziehen im oberen Drittel gepudert wird. Dabei wird auch bei durchgezogener Schlauchbinde die Haftung im oberen Teil des Stumpfes erst später eintreten. Die ersten Gehbewegungen geben an dieser Stelle die notwendige Schrittfreiheit, bei der kein Schmerzgefühl auftreten kann.

Besonders für Amputierte mit kurzen Stümpfen ist das Tragen einer Schlauchbinde nicht zu empfehlen, weil hierdurch die Sicherheit bei der Benutzung der Prothese erheblich herabgesetzt wird.

Eine praktische Anziehhilfe ist in Abb. 28 dargestellt. Durch den Ring am Ende des kurzen Stocks wird das Ende der Schlauchbinde gezogen und durch Stockdrehen verankert. So ist, ohne daß sich der Amputierte beim Anziehen zu stark nach vorn beugen muß, die Schlauchbinde bequem aus dem Oberschaft nach unten herauszuziehen.

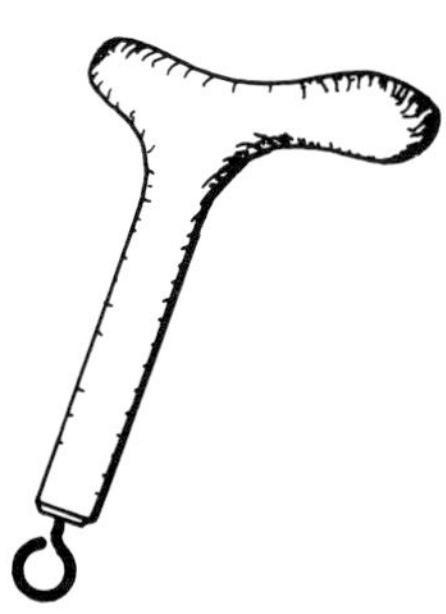

Abb. 28 Skizze einer Anziehhilfe für Oberschenkelamputierte.

## Schlesierbandage

Bei kürzeren Stümpfen kann auf das Tragen einer Schlesierbandage oder auf einen außen hochgeführten Schaft mit Beckengurt nicht verzichtet werden. Die bewährte Schlesierbandage gibt von dem Trochanterbügel über die Beckenseite des erhaltenen Beins den Widerhalt für den sich seitlich-rückwärts verspreizenden Stumpf (Abb. 29). Der Bodendruck unterstützt die Abspreizung und hebelt das Kunstbein unter Bildung einer „Trochantertasche" nach außen. Je kürzer der Stumpf ist, je geringer die Muskulatur des Stumpfes der seitlich ausweichenden Prothese entgegenwirken kann, desto straffer wird die Schlesierbandage angelegt werden müssen. So wird die Wirkung der Abduktoren erhöht, da durch diese Feststellung des Kunstbeins für sie ein Widerlager geschaffen wird.

Das Halten des Gleichgewichts durch eine Schlesierbandage wird immer eine Notlösung bleiben. Die Pseudarthrosenwirkung wird jedoch wesentlich eingeschränkt; sie wird besonders bei Trägern kurzer Oberschenkelstümpfe, bei ungünstigen, muskelschwachen Stümpfen nicht zu umgehen sein. Eine Schlesierbandage ist in diesen Fällen unbedingt notwendig.

Viele Oberschenkelamputierte tragen die Schlesierbandage ungern. Der Grund hierfür ist ein unsachgemäßes Anlegen. Wird sie zu lose angelegt, dann erfüllt sie kaum ihren Zweck und ist nur hinderlich. Wenn sie über den Darmbeinkamm geführt wird, dann bietet sie zu wenig Widerhalt. Wird sie zu tief getragen, dann schnürt sie im Bereich des oberen Teils des Oberschenkels des erhaltenen Beins die Muskulatur ab (mittlerer Gesäßmuskel, großer Gesäßmuskel, Spanner der Schenkelfaszie, Schneidermuskel).

Die Bandage erfüllt ihren Zweck, ohne beim Gehen störend zu wirken, wenn sie in Höhe des Darmbeinstachels um das Becken herumgeführt wird. In dieser Lage kann sie straff getragen werden, ohne Muskelgruppen in ihrer Funktion zu behindern.

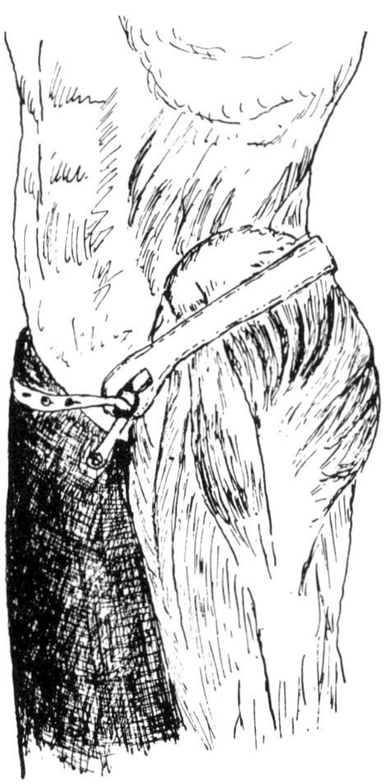

Abb. 29 Skizze für die richtige Lage der Schlesierbandage.

Weiterhin stört die Bandage viele Amputierte, weil sie im Bereich der Leiste bei straffer Anspannung zu eng anliegt und die Haut (besonders bei Dickleibigen) sowie die Schamhaare einklemmt. Zur Vermeidung von Hautschäden ist die Prothese am Schaftrand an der Stelle, an der die Bandage befestigt wird (Gegend der Adduktoren), mit einem Filzkeil zu verstärken, so daß sie hier einen genügenden Abstand von der Hautoberfläche erhält. Die Schamhaare werden zweckmäßigerweise an dieser Stelle entfernt.

## Gewöhnung an die Prothese – Erreichung der Standsicherheit

Bei Lehrgangsbeginn ist das Erlernen der richtigen Belastung der Prothese die Voraussetzung für alle weiteren Übungen.

*Aufgabe:* Stand im Gehbarren oder zwischen zwei Stühlen, Hände links und rechts abgestützt, in Grundstellung beide Beine gleichmäßig belastet. Das Prothesenkniegelenk wird mit einem leichten Stumpfdruck rückwärts gesichert (S. 18, Abb. 17). Dann wird der erhaltene Fuß unter Mitnahme des Beckens und des Schwerpunkts eine Fußlänge vorgesetzt. Die Ferse setzt an der Fußspitze auf. Das erhaltene Bein geht anschließend so weit zurück, daß die Fußspitze an der Prothesenferse steht. Dabei ist besonders auf die Verlagerung des Schwerpunkts und auf die Sicherung des Kniegelenks durch den Stumpf zu achten.

*Aufgabe:* Die gleiche, wesentlich einfachere Bewegung wird mit der Prothese ausgeführt. Dabei lernt der Patient die Länge seiner Prothese abzuschätzen.

*Aufgabe:* Aus der Grundstellung den erhaltenen Fuß zweimal hintereinander aufsetzen und zurück in die Ausgangsstellung nehmen. Dasselbe rückwärts und mit der Prothese (Steigerung in der rhythmischen Gehschule, S. 114, Übung f).

Gewöhnungsübungen und solche, welche die Standsicherheit schulen, sind für jeden Beinamputierten unerläßlich. Für den Anfänger darf der Unterricht nicht übertrieben werden. Die Abhärtung der Unterstützungsflächen des Stumpfes muß nach und nach erfolgen und darf nicht zur Qual des Prothesenträgers werden, denn sehr viele Beinamputierte haben durch Übereifer den Mut zum Tragen der Prothese verloren. Die Benutzung eines Kunstbeins setzt eine gewisse Abhärtung der Haut an den Belastungsflächen voraus, wenn das Tragen als beschwerdenfrei empfunden werden soll. Bei frisch Amputierten und Amputierten, die lange Zeit keine Prothese getragen haben, sind deshalb in den ersten Tagen der Gehschulung gewisse Beschwerden unvermeidlich. Die Weichteile des Stumpfes müssen sich erst an ihre neuen Aufgaben gewöhnen.

Es wird jedoch immer auf den Menschen selbst ankommen, wie schnell er sich an seine Prothese und an die veränderten Verhältnisse gewöhnt und wie schnell und sicher er mit seiner Prothese das Stehen und Gehen erlernt. Natürlich spielen die Stumpfverhältnisse hierbei eine bedeutsame Rolle. Die Prothese selbst bleibt immer totes Material. Erst der Amputierte belebt sie mit seinem Willen und lernt, sie zu beherrschen. Nur wer die Energie aufbringt, die Anfangsschwierigkeiten und Beschwerden des Gehens zu überwinden, dem ist der Erfolg sicher. Bereits das Sitzen mit der Prothese vermittelt dem Beinamputierten eine Beziehung zu seinem künstlichen Bein. Es ist der erste Grad der Gewöhnung.

## Erste Gehübungen

Bei den ersten Gehversuchen empfindet der Patient die vermeintliche Unstabilität des Prothesenkniegelenks als großes Hindernis. Dabei entstehen auch die ersten Fehler beim Stehen und Gehen, die dann oft das Gangbild das ganze Leben prägen.

Jede Beinprothese ist im Lot so aufgebaut, daß sie auf ebenem Boden stehend voll belastet werden kann, ohne im Kniegelenk einzuknicken (Abb. 30).

Steht die Prothese auf einer schräg aufwärts führenden Fläche, wirkt sich die Mehrbelastung des Prothesenvorfußes auf das Kniegelenk hemmend aus (Abb. 31).

Steht die Prothese auf abwärts geneigter Fläche, wirkt sich die Mehrbelastung der Ferse lösend auf das Kniegelenk aus (Abb. 32). In diese Situation kommt der Amputierte bei jedem Vorwärtsschritt mit der Prothese. Er muß, um mit dem Kniegelenk nicht einzuknicken, dieses durch einen sichernden Stumpfdruck nach rückwärts (Streckung des Hüftgelenks) sperren (S. 37, Abb. 33 u. Abb. 17, S. 18, und Treppengehen, S. 54).

Das fällt jedem Anfänger zunächst schwer, besonders dem älteren und schwächeren. Die Benutzung der Prothese erfordert in dieser Phase besonders viel Kraft. Besonders anstrengend ist es, den Körperschwerpunkt über den Auftrittspunkt der Prothese zu bringen. Meistens kommt es nur zu einer ungenügenden Streckung des Hüftgelenks, bei der das Becken zurückbleibt und der Rumpf in einer vorgebeugten Haltung steht. Der Prothesenschritt wird kurz und das erhaltene Bein dann nur noch an den Prothesenfuß herangeführt.

Ein weiterer Fehler entsteht, wenn der Anfänger nur den Vorfuß der Prothese belastet, wie Abb. 31 es zeigt. Hier wird jede Gehbewegung nur mit dem erhaltenen Bein begonnen und die Prothese meist mit stark dorsal gesperrtem Fußgelenk, oft auch mit schwebender Ferse an den erhaltenen Fuß herangeführt.

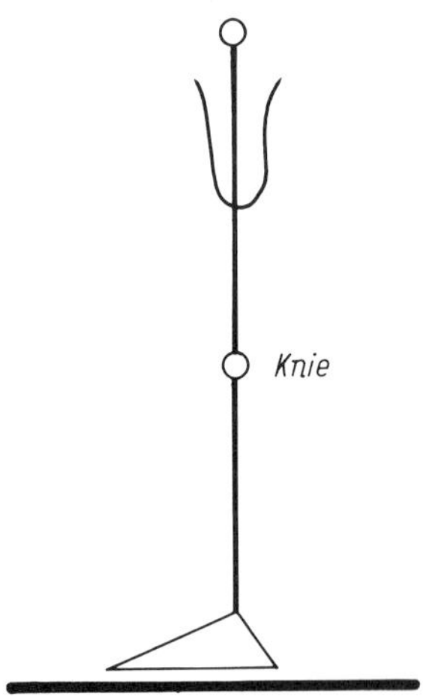


Abb. 30 Belastung einer Prothese auf ebenem Boden.

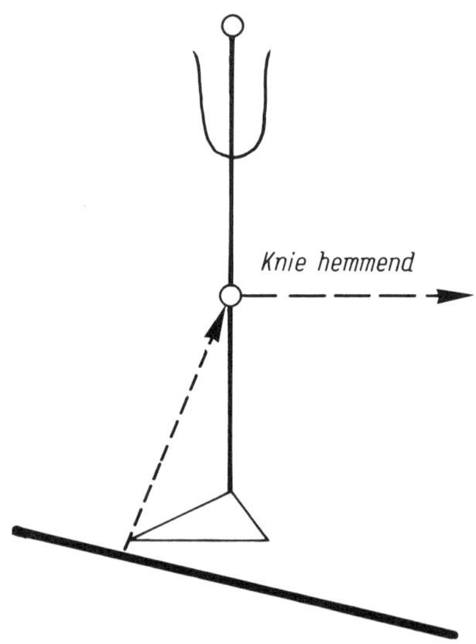


Abb. 31 Belastung einer Prothese auf schräg aufwärts führender Fläche.

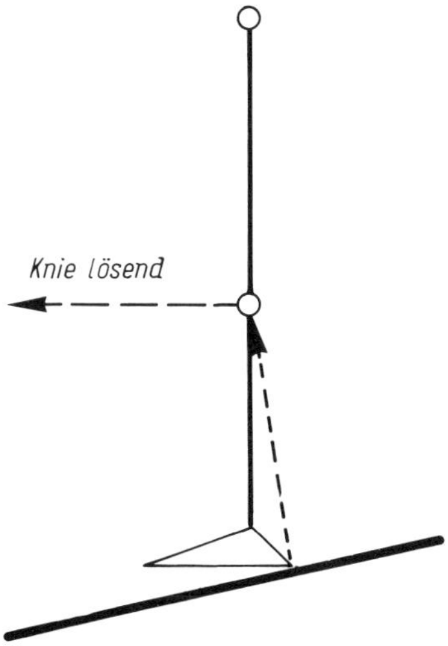


Abb. 32 Belastung einer Prothese auf abwärts geneigter Fläche.

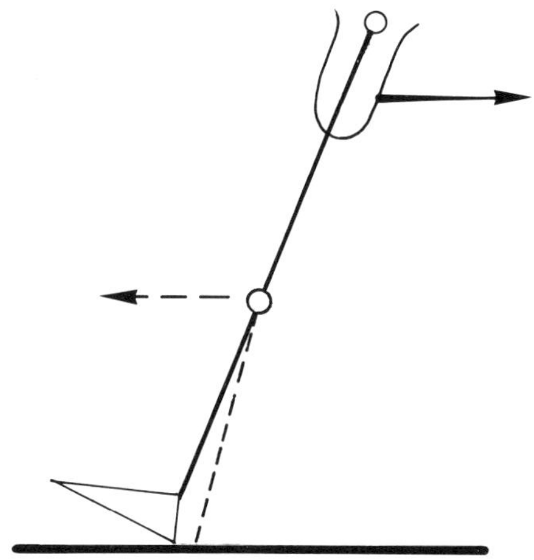

Abb. 33 Sperrung des Kniegelenks durch Stumpfdruck nach rückwärts.

In extremen Fällen führt diese sichere Fortbewegung zu einem Seitvorwärtsgehen, bei dem die Körperseite des erhaltenen Beins vorangeht und die Prothese dann mit fast seitlich stehender Kniegelenkachse nachgezogen wird. Diese Fehler entstehen nicht nur durch Ängstlichkeit oder mangelnde Kraft, sondern auch durch einen schlecht sitzenden, zu weiten Schaft und eine ungenügende Bandage.

*Übungen für den Anfänger:*

Jede Gehbewegung beginnt seitwärts im Gehbarren. Der Patient lernt zunächst, stehend seine Prothese zu belasten. Hier können bei aufrechter Körperhaltung schon Korrekturen im Fußgelenk notwendig werden, die der Orthopädiemechaniker leicht abändern kann. Voraussetzung für ein gutes, sicheres Gehen ist, daß bei aufrechter Haltung, entsprechender Beckenstellung und voll aufgesetzter Fußfläche das Kniegelenk gesperrt ist und kein Bewegungsspiel hat. Nur so kann der Patient frei und unverkrampft stehen. Die am Anfang des Übungsprogramms stehenden Seitwärtsschritte sind einfacher, da sie mit „fixiertem“ Kniegelenk ausgeführt werden. Dabei kann sich der Übende zunächst auf seine Haltung und sein Gleichgewicht konzentrieren. Jedes Kleinkind geht zuerst seitwärts, und jeder andere ginge über ein Brett in 10 m Höhe bestimmt auch seitwärts.

Beim Seitwärtsgehen soll sich der Übende an einem Holm des Gehbarrens festhalten. Es ist darauf zu achten, daß der Übende die Fußspitzen auf gleicher Höhe hat und die Körperhaltung gerade ist (s. rhythmische Gehschule, S. 113). Als nächstes soll der Übende die Hand der Prothesenseite vom Holm lösen (leichter! Siehe Gleichgewicht, S. 6, Abb. 4), danach kommt das freihändige Seitwärtsgehen.

Wenn diese Gehphase beherrscht wird, geht man zum Vorwärtsgehen über. Hierbei sollte ein Grundsatz immer beachtet werden: Je größer der Prothesenschritt, desto mehr Kraft benötigt der Stumpf, das Kniegelenk vor dem Einknicken zu bewahren (Abb. 30).

## Gewöhnungsübungen

Nachstehende Übungsfolge hat sich als Standsicherheits- und Gewöhnungsübungen gut bewährt.

Wenn keine Hilfestellung gegeben wird, stellt sich der Übende an eine Sprossenwand oder zwischen zwei Stuhllehnen.

a) Verlege dein Körpergewicht in der Grundstellung der Füße abwechselnd auf das linke und rechte Bein. Die Füße stehen dabei parallel mit einem handbreiten Abstand voneinander entfernt.

b) Stelle dich in eine leichte Grätschstellung und komme durch wechselseitiges Anheben des rechten und des linken Beins zur Grundstellung.

c) Versuche die gleiche Übung wie b) aus der breiten Grätschstellung.

d) Stelle dich in einer Entfernung von einem Meter in Grundstellung zur Wand, belaste beide Beine gleichmäßig, versteife mit zurückgedrücktem Stumpf das Kniegelenk der Prothese und lasse den gestreckt gehaltenen Körper zur Wand fallen. Fange mit beiden Händen den Aufprall ab und schnelle dich wieder zur Ausgangsstellung zurück (Abb. 34).

e) Versuche die gleiche Übung wie d) in einem Abstand von 50 cm zur Wand, jedoch mit dem Rücken zu ihr gekehrt (Abb. 35).

f) Stelle dich mit 50 cm Abstand mit dem Gesicht zur Wand auf, stütze dich mit den

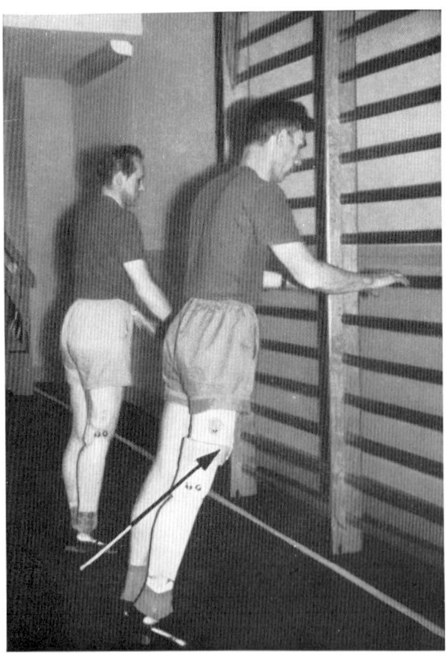

Abb. 34 Gewöhnungsübung für Oberschenkelamputierte d); Der Pfeil zeigt auf eine im Rohbau befindliche Prothese, die während der Gehschulung statisch verändert wurde.

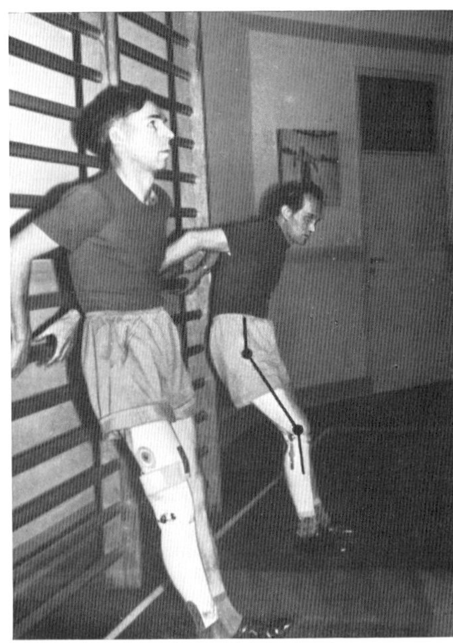

Abb. 35 Gewöhnungsübung für Oberschenkelamputierte e); im Hintergrund Übender zeigt ungenügenden Stumpfeinsatz, Prothese knickt ein.

Händen an der Wand ab und versuche diese „wegzudrücken". Hebe dabei dein erhaltenes Bein an, so daß du bei der Übung ausschließlich auf der Prothese stehst.

g) Lehne dich mit dem Rücken in einem Abstand von ¼ m von der Wand an diese an und versuche durch Vorbringen der Füße, diesen Abstand zentimeterweise zu vergrößern. Sperre dabei das Prothesenkniegelenk durch einen kräftigen Stumpfdruck rückwärts.

h) Beuge den Rumpf nach links und rechts seitwärts, zunächst mit hängenden Armen, dann mit hochgehaltenen Armen.

i) Beuge dich mit gestreckt gehaltenem Knie im Rumpf vorwärts und versuche, mit den Händen den Boden zu berühren.

k) Kreise mit deinem Becken in normaler Fußstellung und anschließend in Grätschstellung bei gleichmäßiger Belastung beider Beine rechts und links, vorwärts und rückwärts in einer ausladenden Bewegung.

*Anfangsübungen,* die sich zur Förderung des Gleichgewichtssinnes nach langer Bettlägerigkeit als wertvoll erwiesen haben:

a) Gleichmäßige Belastung beider Beine im Stand, Drehen des Kopfes nach rechts und links und dann nach aufwärts. Hierbei sollen die Augen mitwandern.

b) Abwechselndes, seitliches Heben des rechten und linken Arms und gleichzeitiges Heben und Senken beider Arme bei gleichmäßiger Belastung beider Beine im Stand.

c) Beide vorgenannten Übungen kombiniert ausführen.

## Standsicherheitsübungen

### Einzelübungen

a) Stelle dich mit der Hand der beinerhaltenen Seite an die Sprossenwand und achte auf die Kniegelenkssperre der Prothese. Hebe den Oberschenkel des erhaltenen Beins bis zur Waagerechten hoch. Behalte dabei die aufrechte Körperhaltung. Übe, indem du das erhaltene Bein abwechselnd hebst und senkst (Abb. 36).

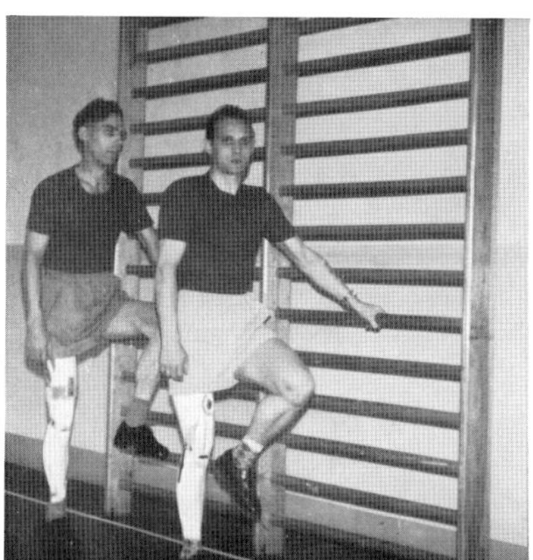

Abb. 36 Standsicherheitsübung für Oberschenkelamputierte a).

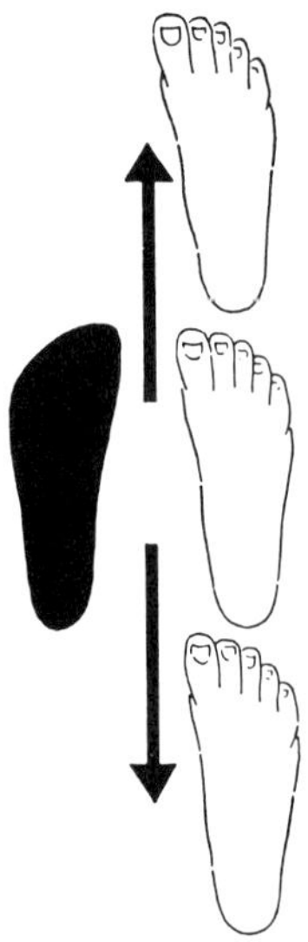

Abb. 37 Bewegungsskizze der Standsicherheitsübung für Oberschenkelamputierte d).

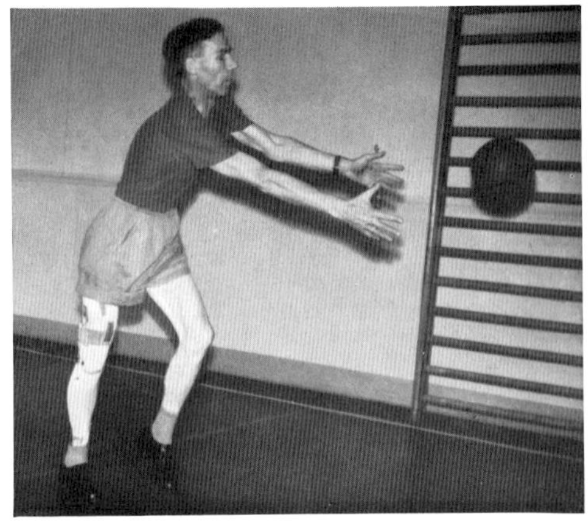

Abb. 38 Standsicherheitsübung für Oberschenkelamputierte e).

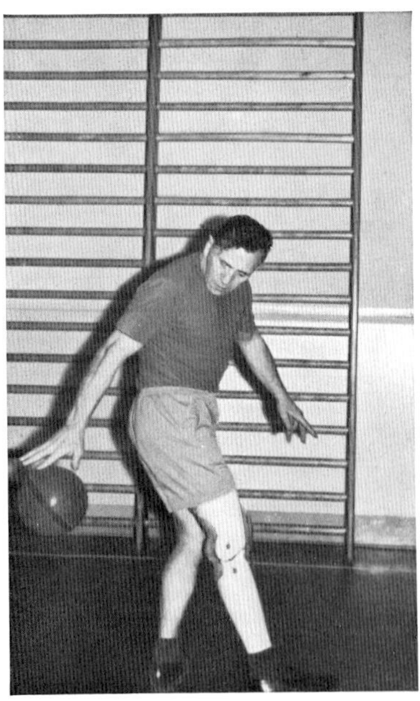

Abb. 39 Standsicherheitsübung für Oberschenkelamputierte f); auf die gleichmäßige Belastung beider Beine ist zu achten.

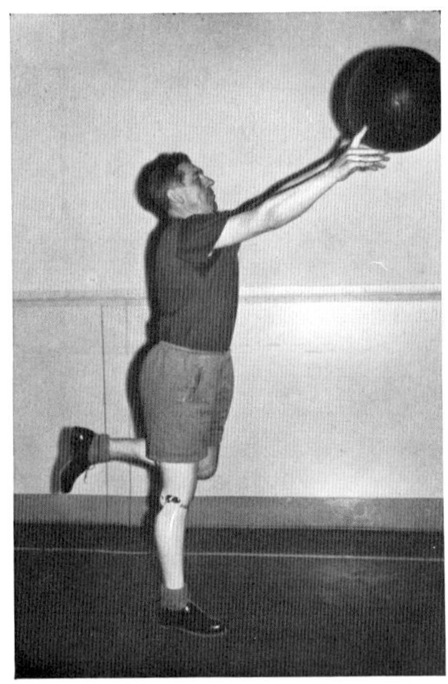

Abb. 40 Standsicherheitsübung für Oberschenkelamputierte mit Partner b).

b) Versuche die gleiche Übung wie a) mit weniger angehobenem Oberschenkel des erhaltenen Beins und schwinge dieses leicht vorwärts und rückwärts. Dabei ist auf die Kniegelenkssperre der Prothese in erhöhtem Maße zu achten.

c) Stelle dein erhaltenes Bein bei guter Sicherung (Sprossenwand) auf einen Kasten und als Erweiterung auf einen Stuhlsitz.

d) Gehe aus der Grundstellung mit dem erhaltenen Bein einen fußlangen Schritt vorwärts und sofort einen fußlangen Schritt rückwärts, so daß die Fußspitze des erhaltenen Beins in die Nähe des Prothesenabsatzes gelangt. Versuche, diese Bewegung mehrmals hintereinander auszuführen, und achte dabei auf eine aufrechte Oberkörperhaltung (Abb. 37).

e) Fange im freien Stand einen Ball –, auch wenn er zu kurz oder zu weit geworfen wurde. Der Partner soll den Ball so werfen, daß eine abwechselnde Körperbewegung nach rechts, links und vorwärts beim Fangen des Balls erzwungen wird (Abb. 38).

f) Prelle einen Ball gegen den Boden und danach in einem Kreis um dich herum, wobei du dich zunächst um deine eigene Körperachse drehen kannst und anschließend versuchst, den Ball während des Prellens um den Körper herumzuführen (Abb. 39). Achte dabei auf die gleichmäßige Belastung beider Beine.

g) Übe Arm- und Rumpfschwünge verschiedener Art mit Hilfe eines Medizinballs.

**Partnerübungen**

a) Wechselseitiges Medizinballstoßen und -fangen.

b) Wechselseitiges Medizinballstoßen beidhändig. Versuche dabei, während des Ballstoßes das erhaltene Bein anzuheben und nur auf der Prothese zu stehen (Abb. 40).

c) Wechselseitiges Weiterrollen des Balls aus der Grätschstellung mit beiden Händen, wobei der Ball nicht auf den Boden geworfen werden darf. Der Ball soll aus der Ruhelage vom Boden weitergerollt werden.

d) Wegkicken eines Balls zum Partner mit dem erhaltenen Bein. (Sicherung durch Sprossenwand oder Hilfestellung.)

Übungen, wie sie oben beschrieben wurden, beleben das Unterrichtsbild in den ersten Tagen der Gehschulung. Der Gewandtere unter den Lehrgangsteilnehmern wird dem weniger Geschickten, der Jüngere dem Älteren zur Seite stehen und so dem Gehschullehrer zugleich eine Unterstützung sein. Die gegenseitige Hilfeleistung fördert den Gemeinschaftssinn, der bei guter psychologischer Führung der Teilnehmer durch die Lehrkraft die Voraussetzung dafür schafft, daß alle sich im Laufe der Zeit zu einer echten Kameradschaft zusammenfinden.

Die Erreichung dieses Ziels setzt voraus, daß der Gehschullehrer im Lehrgangsstoff nur dann voranschreitet, wenn alle Teilnehmer einen bestimmten Leistungsstand erreicht haben. Es wäre ein Fehler, das Lehrgangsprogramm nach den besten Leistungen auszurichten. Dadurch würde man die weniger gewandten und schwerfälligen Teilnehmer entmutigen, besonders dann, wenn diese sich schon im vorgerückten Lebensalter befinden.

## 7. Erlernen der Gleichgewichtshaltung beim Gehen

Wurde in den ersten Tagen die Gewöhnung an die Prothese und die Standsicherheit mit geeigneten Übungen geschult, so beginnt jetzt die Schulung der Gleichgewichtshaltung. Auch hier erfolgt zunächst das „bewußte Erlernen" des Gleichgewichtshaltens. Das setzt voraus, daß der Amputierte lernt, durch Verschieben des Beckens und des Rumpfes den Korperschwerpunkt über den Auftrittspunkt der Prothese zu bringen. Der Stumpf muß sich dabei gleichzeitig nach außen spannen, um die Bewegung zu unterstützen und das Becken in dieser Haltung für kurze Zeit festzustellen.

**Grundübungen**

a) Der Übende steht in Grundstellung und drückt seinen Stumpf seitlich gegen den Schaft der Prothese. Er muß diesen seitlichen Stumpfdruck als solchen empfinden können. Zugleich mit dem Stumpfdruck seitlich wird das Becken zur Prothesenseite geführt, wobei der Rumpf mit dieser Bewegung mitgeht.

Da bei dieser Übung ausschließlich auf das Gleichgewicht zu achten ist, kann sich der Übende gut beobachten und die Veränderung der Schwerpunktlage erfühlen.

Diese Bewegung im Stand kann zu einer Gehbewegung erweitert werden. Um zu vermeiden, daß der Anfänger dabei eine mangelhafte Kniegelenksicherheit der Prothese als hemmend empfindet, wählt man zunächst als Übungsbewegung den Seitwärtsschritt.

b) Seitwärtsschritt zur Prothesenseite.

Seitliches Abstellen der Prothese, Herüberschieben des Körperschwerpunkts über den Auftrittspunkt der Prothese, Anspannen des Stumpfes nach außen, Schlußschritt des erhaltenen Beins zur Grund- oder Ausgangsstellung.

Ein kleiner Seitwärtsschritt wird eine geringere Beckenverschiebung notwendig machen als ein großer Schritt. Zweckmäßig beginnt man mit handbreiten Schritten zur Prothesenseite. Sollten sich jetzt während des Übens Druckstellen am Schaftrand ergeben, dann müssen sie, wenn sie zu starke Schmerzen verursachen, durch eine Schaftkorrektur behoben werden.

c) Seitwärtsschritt zur Seite des erhaltenen Beins

Dieser Schritt wird mit einem Verschieben des Körperschwerpunkts zur Prothesenseite und dem Anspannen des Stumpfes nach außen eingeleitet. Danach erfolgt der Seitwärtsschritt des erhaltenen Beins und anschließend der Schlußschritt zur Grund- oder Ausgangsstellung. Bei diesem Seitwärtsschritt ist die Gleichgewichtshaltung des Körpers erfahrungsgemäß besser.

Bei den letztgenannten Übungen b) und c) verläuft die Schrittbewegung parallel zur Kniegelenksachse des Kunstbeins, wobei der Übende das Kniegelenk der Prothese nicht besonders zu sichern braucht. Weiterhin ist die seitliche Bewegung des Körpers ähnlich, wie sie zur Erreichung der Gleichgewichtslage notwendig ist. Die Verlagerung des Körperschwerpunkts nach vorn in die eigentliche Gangrichtung unterbleibt dabei zunächst.

Durch rhythmische Unterstützung (Händeklatschen) erreicht man gleichmäßige Seitwärtsschritte nach rechts und links. Die Schrittfolge wird nach und nach durch einen allmählich beschleunigten Rhythmus gesteigert. Ohne vorherige Ansage läßt man dann auf die Bewegungsform abgestimmte Musik einsetzen. Man kann feststellen, daß selbst ältere Teilnehmer den dadurch wesentlich belebteren Unterricht freudig mitmachen, ohne einer leichten Ermüdung nachzugeben. Die Lehrkraft hat dabei Gelegenheit, die Haltung zu verbessern. Ferner werden die Übenden an einen gleichmäßigen Einsatz beider Beine gewöhnt. Sie erwerben sich im Verlauf dieser Übungen ein Gefühl für rhythmische Bewegungen, die sie ungezwungen ausführen. Der Gehschullehrer muß während des Lehrgangs immer bemüht sein, den Unterricht in freudiger und fröhlicher Atmosphäre verlaufen zu lassen. Der Erfolg wird dann nicht ausbleiben, wenn der Drang zur Mitarbeit aus innerer Begeisterung erfolgt. Jede seelenlose, exerziermäßige Kommandoangabe, die die Mitarbeit auf diese Weise zu erzwingen sucht, würde den Erfolg in Frage stellen.

Beim Erweitern des Übungsstoffes kommen nach den Seitwärtsschritten die Vorwärtsschritte. Das Schrittmaß ist hier ebenso wie bei den Seitwärtsschritten zunächst klein zu halten.

Die Einführung in die eigentliche Gehtechnik sollte noch zurückgestellt werden, da erfahrungsgemäß ein zu großer Übungsstoff von den Teilnehmern nicht aufgenommen werden kann.

d) Aus dem Stand wird die Prothese durch Anheben des Beckens über der amputierten Seite vom Boden angehoben und wieder gesenkt.

Diese Übung ist für den Anfänger schwierig, da die erschlaffte Muskulatur eine Beckensenkung begünstigt. Das Muskelgefühl für die Beckenhebung muß zurückgewonnen und die entsprechenden Muskelgruppen durch aktives Üben gekräftigt werden. Auf die Bedeutung dieser Übung hat ELLE (1950) besonders hingewiesen.

e) Nach Erlernung der Übung d) wird die Prothese nach Anheben des Beckens eine halbe Fußlänge vorgesetzt und anschließend zurückgesetzt.

Wenn diese Übung mit einer genügenden Bodenfreiheit beherrscht wird, setzt die schwierigste Aufgabe der Gehschulung ein, die das Erlernen der Gleichgewichtshaltung bei der Schrittbewegung des erhaltenen Beins zum Ziel hat. Bei dieser Aufgabe kommt es darauf an, daß die Teilnehmer anfangs ein möglichst kleines Schrittmaß ausführen, da die Schwierigkeiten der Gleichgewichtshaltung mit der Größe der Schrittlänge wachsen. Der Körperschwerpunkt müßte im letzteren Falle über eine größere Strecke nach vorn verlegt werden, was dem mit dem Gleichgewicht ringenden Anfänger immer schwerfällt.

f) Der Prothesenfuß setzt eine halbe Fußlänge vor dem erhaltenen Bein auf. Es folgt das Herüberschieben des Schwerpunkts (Becken und Rumpf) mit gleichzeitigem Anspannen des Stumpfes seitlich-rückwärts (Abb. 41). Der anschließende Schritt des erhaltenen Beins ist ebenfalls klein zu halten (fußlang). Es ist erforderlich, diesen Bewegungsvorgang einige Zeit systematisch üben zu lassen, damit der Bewegungsablauf genau empfunden werden kann.

Sobald der Amputierte diesen für ihn schwierigen Bewegungsablauf erlernt hat, beginnt der Unterricht wieder mit Seitwärtsschreiten nach rechts und links. Zweckmäßigerweise wird auch diese Übung durch betont rhythmische Musik unterstützt. Aus der übenden Gruppe wird ein Teilnehmer ermuntert, die Seitwärtsschritte durch eingefügte Vorwärtsschritte in der eben besprochenen Art versuchsweise zu erweitern. Der Gehschullehrer unterstützt die Bewegung, indem er den Übenden dabei an beiden Händen führt. Die Erfahrung lehrt, daß damit oft eine einwandfreie Schrittbewegung ohne Körperschwankung nach vorn erzielt werden kann.

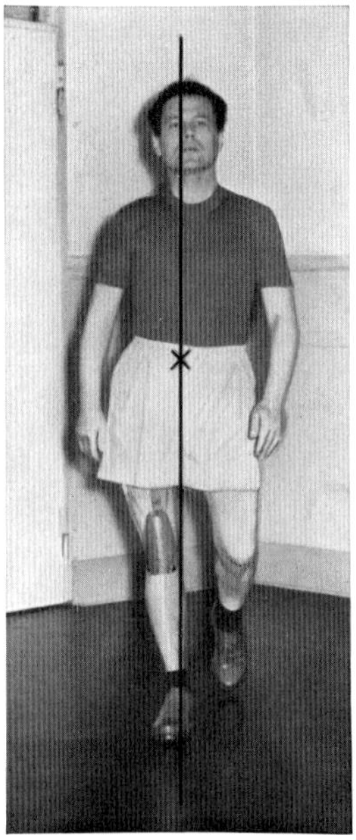

Abb. 41 Der Schwerpunkt wird durch Beckenverschiebung über den Auftrittspunk der Prothese gebracht (f).

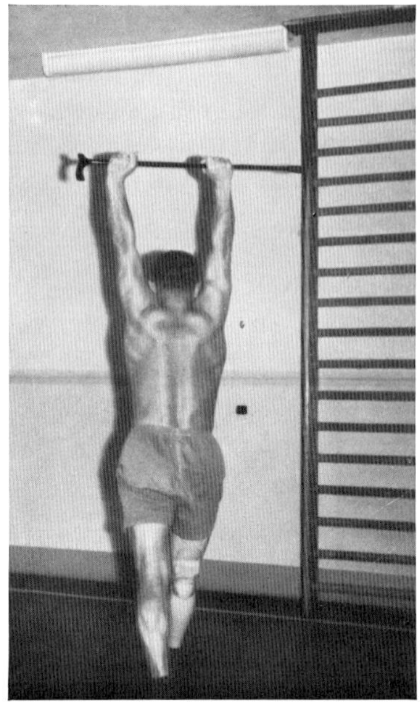

Abb. 42 Hochhalten der Arme beim Gehen. Die angespannte Rückenmuskulatur wirkt dem Abkippen des Rumpfes entgegen (g).

Wenn dieses Ziel erreicht ist, sind die Voraussetzungen gegeben, die Übungsgruppe über die Bedeutung der Schwerpunktverlagerung und über die Spreizbewegung des Stumpfes im Hinblick auf einen einwandfreien Gang zu belehren. Der Aufwand an Kraft und Geschicklichkeit, die der Amputierte für ein gutes Gangbild verwenden muß, sollte nicht unterschätzt werden. Der Amputierte muß begreifen lernen, daß er sich dieser mühevollen Aufgabe bei jedem Schritt nicht entziehen kann, wenn er auf ein unauffälliges Gangbild Wert legt. Jede Vernachlässigung dieser für ihn gültigen Regel muß zwangsläufig die Harmonie der Bewegung stören, was äußerlich in einem hinkenden Gang in Erscheinung tritt.

g) Das Hochhalten der Arme während der Gehübungen erweist sich als eine weitere Hilfe zur Erlernung des Gleichgewichtshaltens. Zur Erleichterung nimmt der Übende einen Stock in die Hände, den er in Schulterbreite mit nach oben gestreckten Armen hält.

Diese Übung hat gleichzeitig den Vorteil, daß das Becken durch Spannung der Rükkenmuskulatur festgestellt wird. Dadurch wird ein Ausweichen des Beckens zur beinerhaltenen Seite verhindert. Die angespannte Muskulatur wirkt dem Abkippen des Rumpfes entgegen (Abb. 42).

h) Bei sehr muskelschwachen Stümpfen läßt sich die anfänglich mühevolle Stumpfarbeit durch Tragen eines mit Sand gefüllten Eimers (oder Sandsacks) in der Hand auf der amputierten Seite erleichtern. Das Gewicht wird nach und nach verringert, bis es schließlich nicht mehr benötigt wird.

Die letztgenannten Übungshilfen sind erfahrungsgemäß erfolgversprechender als die Benutzung eines Stocks, der den Amputierten über sein wirkliches Gehvermögen hinwegtäuscht. Das auf der amputierten Seite getragene Gewicht unterstützt das Gefühl für die Gleichgewichtshaltung weit natürlicher als der auf der nichtamputierten zu stark abstützende Stock.

In dieser Lehrgangsphase muß sich die Arbeit für längere Zeit auf das Üben von Seitwärts- und Vorwärtsschreiten konzentrieren. Bei guter Körperhaltung können die Seitwärtsschritte nach und nach vergrößert werden. Allzueifrige, die auf Kosten der Haltung jedoch mehr tun wollen, als gefordert wird, müssen in die richtigen Bahnen gelenkt werden. Während der Seitwärtsschritte werden nach und nach rhythmische Zwischenschritte gefordert, die zu kleinen Bewegungsaufgaben erweitert werden.

**Bewegungsaufgaben**

a) Ein Seitwärtsschritt nach links und anschließend ein Seitwärtsschritt nach rechts. Das Tempo „2“ des Seitwärtsschritts nach links wird anschließend das Tempo „1“ zum Seitwärtsschritt nach rechts.

b) Zwei Seitwärtsschritte nach links und anschließend zwei Seitwärtsschritte nach rechts. Das Tempo „4“ beim zweiten Seitwärtsschritt nach links ist dabei zugleich auch wieder das beginnende Tempo „1“ des anschließenden Seitwärtsschritts nach rechts.

c) Zwei Seitwärtsschritte nach links und zwei Seitwärtsschritte nach rechts mit einem Wechsel des Tempos. Dabei ist der Seitwärtsschritt „1“ doppelt so schnell wie der Seitwärtsschritt „2“. Die Übung wird genauso wie die Übung 2 ausgeführt.

d) Zwei Vorwärtsschritte und im Anschluß daran ein Seitwärtsschritt in gleichbleibendem Rhythmus.

e) Zwei Vorwärtsschritte, ein Seitwärtsschritt und anschließend zwei Rückwärtsschritte im gleichbleibenden Rhythmus.

(Übungserläuterungen und Bewegungsskizzen siehe Rhythmische Gehschulung, S. 117, Abb. 131–136.)

Bei diesen Bewegungsaufgaben ist auf den rhythmischen Einsatz beider Beine streng zu achten. Nach den ersten Lehrgangstagen hat sich der Anfänger im allgemeinen gut an seine Prothese gewöhnt. Er hat zudem schon ein Gleichgewichtsgefühl und eine verbesserte Gleichgewichtshaltung erlangt. Die Erfahrung zeigt, daß nach Überwindung der Anfangsschwierigkeiten die Körperhaltung merkbar besser und die Sicherheit mit der Prothese stetig vergrößert wird. Der Amputierte wird dabei empfinden, daß sein Gang beim ausdauernden Üben in diesem Lehrgangsabschnitt verbessert wurde und ihm damit das Gleichgewichtshalten durch allmähliche Gewöhnung beim Gehen unbewußt leichter fällt.

Es ist natürlich, daß dieser erste Teil der Gehschulung sowohl für den Übenden als auch für den Gehschullehrer der schwierigste Abschnitt eines jeden Lehrgangs ist.

## Erlernen von Gebrauchsbewegungen

Das Erlernen der häufigsten alltäglichen Bewegungen, die oft in ihrem Bewegungsablauf durch die Prothese verändert werden, ist ein weiteres Ausbildungsziel im Rahmen der Gehschulung. Es ist sinnvoll, die Übungen in den ersten Lehrgangsteil einzufügen, da sie einen willkommenen Ausgleich zu dem bisherigen anstrengenden Lehrstoff darstellen und für das tägliche Leben von Bedeutung sind.

### a) Hinsetzen auf einen Stuhl

Der Übende stellt sich mit leicht vorgestellter Prothese rückwärts an den Stuhl, so daß das erhaltene Bein Fühlung mit der Vorderkante der Sitzfläche bekommt. Durch Vorbeugen des Oberkörpers und Vorwärtsführen der Arme wird der Bewegungsablauf des Hinsetzens erleichtert (Abb. 43). Besonders Amputierte, die ein Übergewicht haben, oder ältere Lehrgangsteilnehmer müssen das Gewicht des Rumpfes nach vorn verlagern. Eine Abstützung mit den Händen auf der Sitzfläche ist beim Hinsetzen nicht notwendig.

### b) Aufstehen von einem Stuhl

Im Sitzen wird das erhaltene Bein so unter den Stuhl gestellt, daß die Fußfläche unter den Körperschwerpunkt kommt. Der Prothesenfuß steht vor der Stuhlkante. Durch Vorbeugen des Oberkörpers und Vorwärtsführen der Arme wird der Rumpf mit einem Ruck über beide Kniegelenke gleichsam aus dem Sitz herausgehebelt. Die Muskelarbeit des Streckers des erhaltenen Beins und bei längeren Stümpfen auch eine Streckbewegung des Stumpfes ermöglichen ein leichtes Aufstehen vom Stuhl.

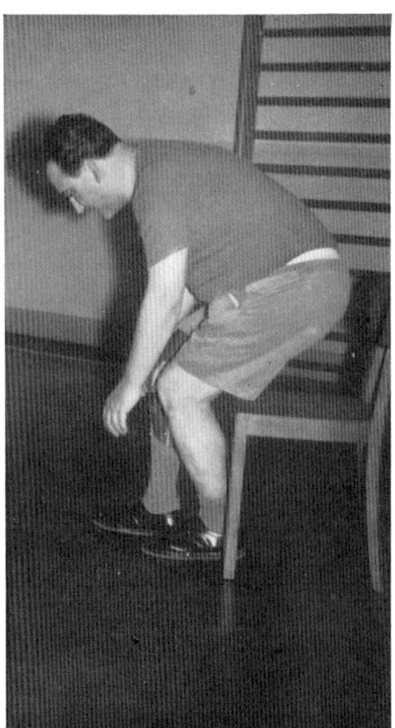

Abb. 43 Gebrauchsbewegung für Oberschenkelamputierte a).

### c) Hinsitzen auf eine niedrige Bank oder einen Sessel

Das Hinsitzen auf eine niedrige Sitzfläche ist besonders für den Anfänger schwierig. Die Prothese muß weit vorgestreckt werden, wobei das erhaltene Knie zugleich mit vorwärts geneigtem Rumpf gebeugt wird. Je tiefer die Sitzfläche ist, desto mehr muß sich der Rumpf vorwärts neigen und desto weiter muß der Prothesenfuß nach vorn gestellt werden. Die Hände sichern durch Abstützen auf der Sitzfläche die Bewegung ab (Abb. 44). Der Oberschenkelamputierte kann sich in dieser Weise auf eine niedrige Bank oder in einen tiefen Sessel setzen, ohne sich in diesen „hineinfallen" zu lassen.

### d) Aufstehen von einer niedrigen Bank oder aus einem Sessel

Aus dieser Sitzstellung kommt der Oberschenkelamputierte ohne Zuhilfenahme der abstützenden Hände nicht zum Stand, da das erhaltene Bein beim Aufstehen nicht unter die Sitzfläche in die Nähe des Körperschwerpunkts gestellt werden kann. Es ist zweckmäßig, in dieser Sitzhaltung mit dem Rumpf eine halbe Körperdrehung zum erhaltenen Bein auszuführen, so daß die Arme den zur Sitzfläche vorgebeugten Rumpf hochdrücken können. Es bedeutet auch für ältere Oberschenkelamputierte keine Schwierigkeit, aus dieser Sitzhaltung zum Stand zu kommen.

### e) Hinsitzen auf den Boden und Aufstehen vom Boden

In seiner Gehschularbeit beschreibt SCHÄDLICH (1957) diese Übung wie folgt:

„Weites Vorsetzen des gesunden Beines bei nach außen gedrehtem Prothesenfuß. Gleichzeitig neigt sich der Oberkörper nach vorn. Jetzt wird das erhaltene Knie gebeugt, so daß sich der Amputierte mit beiden Händen am Boden abstützen kann. Wenn das erhaltene Knie fast den Boden berührt, fällt es nicht mehr schwer, unter entsprechender Drehung des Körpers sich auf das Gesäß der erhaltenen Beinseite niederzulassen. Dann werden beide Beine ausgestreckt, während sich der Amputierte zum Sitzen auf beiden Gesäßhälften dreht. Das Aufstehen erfolgt in umgekehrter Reihenfolge. Anziehen und Beugen des gesunden Beines. Becken und Oberkörper drehen sich nach der beinerhaltenen Seite hin. Beide Hände stützen seitlich auf. Das Gesäß wird durch Strecken des gesunden Knies gehoben. Mit Aufrichten des Körpers wird wieder der Stand erreicht."

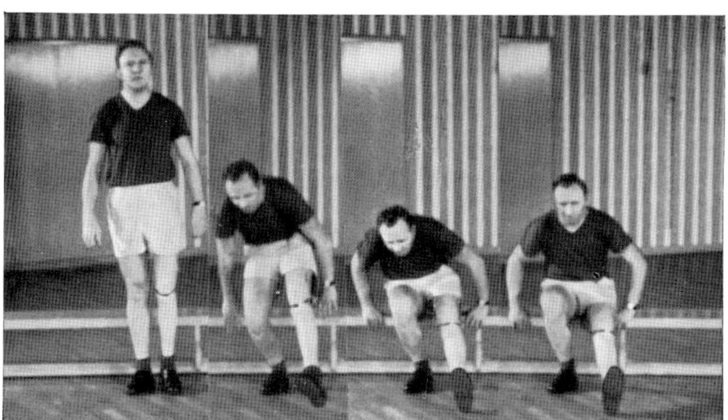

Abb. 44 Gebrauchsbewegung für Oberschenkelamputierte c).

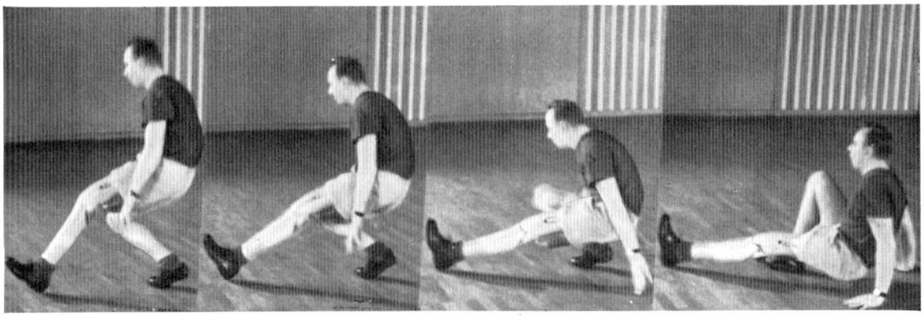

Abb. 45 Gebrauchsbewegung für Oberschenkelamputierte e); Hinsitzen über die Hockstellung.

Diese Methode des Hinsitzens und des Aufstehens ist für Amputierte mit Übergewicht oder für ältere Personen gut zu verwenden.

Jüngere Amputierte jedoch bevorzugen das Hinsitzen über die Hockstellung. Der Prothesenfuß wird dabei nach vorn gebracht. Der Oberkörper setzt sich in stark vorgebeugter Haltung auf die Ferse des erhaltenen Beins, wobei gleichzeitig beide Hände rechts und links am Boden abstützen (Abb. 45). Das Aufstehen erfolgt in umgekehrter Reihenfolge. Der erhaltene Fuß wird durch Anbeugen des erhaltenen Kniegelenks und durch Anheben des Beckens mit den rechts und links abdrückenden Händen unter das Gesäß gestellt. Bei stark vorgebeugtem Rumpf und kräftigem Abdruck beider Hände vom Boden kommt der Körper zum Stand.

Die dritte und am häufigsten angewandte Methode ist mit dem Hinknien verbunden; sie ist nachfolgend in dieser Gebrauchsbewegung mit beschrieben.

### f) Hinknien auf den Boden

Aus dem Stand wird die Prothese eine halbe Schrittlänge zurückgeschwungen und das Knie des erhaltenen Beins gebeugt. Das Kniegelenk der Prothese setzt auf den Boden auf. Beim Aufstehen aus dem Knien stützen beide Hände auf dem erhaltenen Bein ab.

### g) Hinsitzen auf den Boden über das Hinknien

Bevor das Prothesengelenk beim Hinknien den Boden berührt, kann durch eine Drehbewegung des Körpers zur beinerhaltenen Seite das Hinsitzen auf den Boden erfolgen (Abb. 46).

Das Aufstehen wird durch eine halbe Körperdrehung des Rumpfes mit gleichzeitigem Anheben des Beckens durch Abdrücken der Arme erreicht. So gelangt der Oberschenkelamputierte wieder in die Kniestellung und anschließend in den Stand.

### h) Aufheben von Gegenständen vom Boden

Beim Aufheben eines Gegenstands, der auf dem Boden liegt, soll das Kniegelenk der Prothese mitgebeugt werden, wobei die Prothese zweckmäßig in geringer rückwärtiger Stellung steht. Unbeholfen und mühsam wird das Bücken, wenn, wie es häufig beobachtet werden kann, der Rumpf mit steifgehaltenem Kunstbeinknie in Seitgrätschstellung vorwärtsgebeugt wird. Der Blick ist auf den Boden gerichtet. Besonders im Stra-

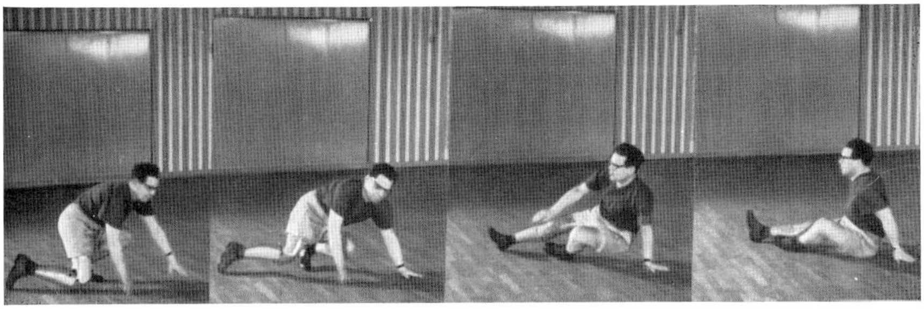

Abb. 46 Gebrauchsbewegung für Oberschenkelamputierte g); Hinsitzen über das Hinknien.

ßenverkehr kann es bei dieser falschen Methode des Aufhebens Schwierigkeiten durch die Sichtbeschränkung geben. Der Blick auf die Fahrbahn und nach vorn ist jedoch frei, wenn der Oberschenkelamputierte sich mit einer Kniebewegung der Prothese abwärts beugt.

### i) Hinsitzen und Aufstehen von einem Stuhl bei engen Raumverhältnissen

Es wird für den Amputierten bei günstigen und ausreichenden Platzverhältnissen keine Schwierigkeit bedeuten, sich an einen Tisch zu setzen und von ihm wieder aufzustehen, zumal durch die Tischfläche eine ausreichende Stützmöglichkeit gegeben ist (Abb. 47). In Gaststätten oder in engen Wohnungen dagegen kann das Hinsitzen und Aufstehen mit Schwierigkeiten verbunden sein. Man sollte sich vor dem Hinsitzen des-

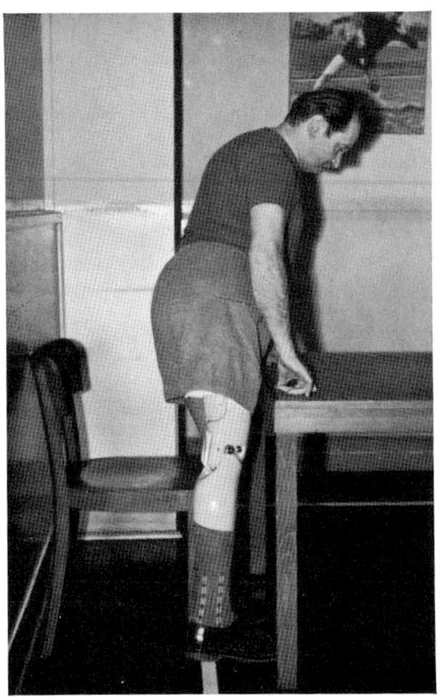

Abb. 47 Gebrauchsbewegung für Oberschenkelamputierte i).

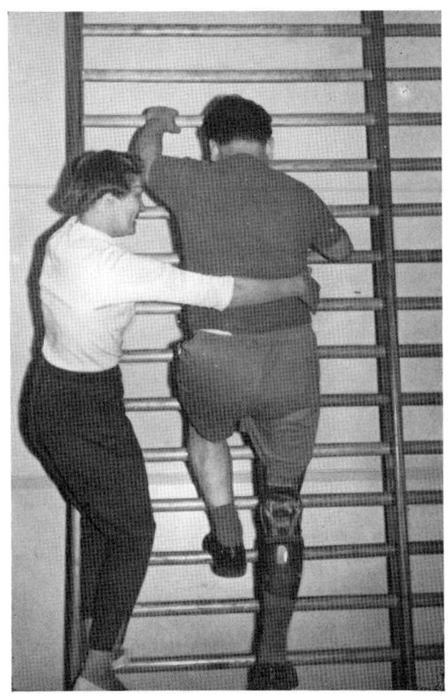

Abb. 48 Gebrauchsbewegung für Oberschenkelamputierte k).

halb erst überzeugen, ob man mit seiner Prothese nicht an Querversteifungen des Tischs oder ähnlichen Hindernissen hängenbleibt und dieser dadurch eventuell von seinem Platz weggeschoben wird. Beim Aufstehen achte man darauf, mit dem Kunstbein rückwärts durch den engen Raum zwischen Stuhlkante und Tischbein herauszukommen. Es entsteht so eine natürliche Kniegelenksperrung, und ein überraschendes Einknicken nach dem Aufstehen ist nicht möglich.

### k) Leitersteigen

Das Leitersteigen kann im Gehschulraum an der Sprossenwand geübt werden. Es verstärkt das Zutrauen zur Prothese und ist bei genügender Hilfestellung der Lehrkraft ungefährlich. Die Prothese wird beim Steigen im Kniegelenk durch Stumpfdruck rückwärts gesichert. Das erhaltene Bein steigt eine oder auch zwei Sprossen hoch, die Prothese wird mit einer Rückwärtsbewegung des Stumpfes auf die gleiche Sprosse nachgeholt (Abb. 48). Das Abwärtssteigen erfolgt zuerst mit der Prothese, die eine oder auch zwei Sprossen heruntersteigt. Nach genügender Kniesicherung wird das erhaltene Bein nachgestellt.

### l) Tragen von schweren Gegenständen

Lasten werden ausschließlich auf der amputierten Seite getragen. Zu Übungszwecken können Gewichte, Sandeimer, Medizinbälle usw. verwandt werden, die in der Hand, aber auch auf der Schulter getragen werden sollen. Um den Einfluß des Gewichts auf die Gleichgewichtshaltung des Körpers vom Übenden erleben zu lassen, sollte man ab und zu auch auf der beinerhaltenen Seite gleiche Lasten tragen lassen. Der Übende wird dabei merken, welche Schwierigkeiten für das Gleichgewichthalten beim Gehen auftreten und wie stark die Körperbeherrschung und der Stumpfeinsatz mit der Gehbewegung und der Aufrechterhaltung des Körpers verbunden sind.

### m) Einsteigen bzw. Aussteigen aus einem Auto

Immer wieder beobachtet man, wie mühevoll mancher Beinamputierte in ein Auto einsteigt. Er wird gleichsam „verfrachtet“. Er selbst ist dabei schon im Auto, die Prothese ist noch draußen. Hilfsbereite Personen versuchen, das Kniegelenk der Prothese zu beugen, und wenn der Beschädigte nach vielem Hin und Her im Fond des Wagens sitzt, ist die Prothese halb ausgezogen. Jeder fürchtet sich dabei schon insgeheim wieder vor der Tortur des Aussteigens. Besitzer eines eigenen Wagens werden mit diesen Schwierigkeiten verhältnismäßig schnell fertig; sie finden bald ihre eigenen Kniffe beim Ein- und Aussteigen. Auch hier geht es in den ersten Tagen ein wenig schwerfällig, dann aber ist der Beinamputierte so schnell auf seinem Sitz wie ein Nichtamputierter. Er ist in dieser Bewegung geübt. Wer jedoch nur gelegentlich ein Auto benutzt, dem sollen die nachfolgenden Hinweise dienen.

*Amputation linkes Bein:* Der linksseitig Amputierte hat es einfach, auf den Sitz neben dem Fahrer zu kommen. Er stellt seine Prothese gestreckt weit vor in den Wagen, setzt sich auf den Sitz und zieht das erhaltene Bein nach (Abb. 49).

Das Aussteigen erfolgt in umgekehrter Reihenfolge mit Abstützen der rechten Hand auf der oberen Türkante der geöffneten Wagentür.

Auf den rückwärtigen Sitz steigt der Linksamputierte zweckmäßiger durch die Tür auf

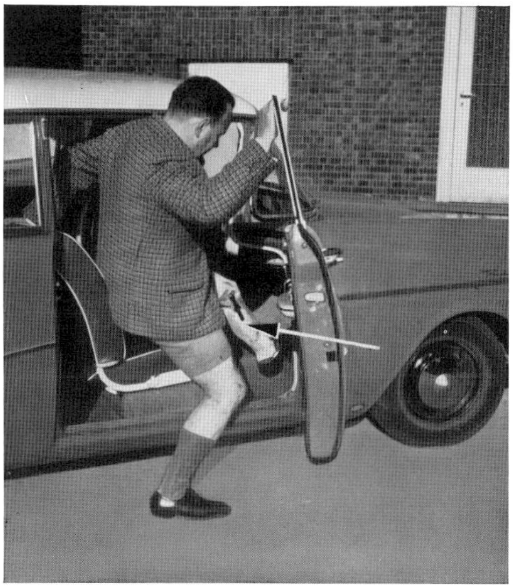

Abb. 49 Gebrauchsbewegung für Oberschenkelamputierte m); Einsteigen eines linksseitig Amputierten; Pfeil zeigt auf die Prothese.

der Fahrerseite mit dem erhaltenen Bein zuerst ein, setzt sich weit in die Mitte des Wagens, zieht die Prothese nach und kommt so zum Sitzen (Abb. 50).

*Amputation rechtes Bein:* Für den rechtsseitig Amputierten ist das Einsteigen auf den Vordersitz neben den Fahrer schwieriger. Er steigt mit dem erhaltenen Bein zuerst in den Wagen, setzt sich ganz weit auf den Fahrersitz hinüber und kann so die Prothese gebeugt in den Wagen bringen (Abb. 51).

Eine andere Methode für den Rechtsamputierten, auf den vorderen Sitz neben dem Fahrer zu kommen, besteht darin, mit der Prothese zuerst in den Wagen zu steigen, sie dabei gestreckt zu halten, sich an der Rücklehne des vorderen Sitzes abzustützen und das erhaltene Bein unter der Prothese in den Wagen hineinzuziehen (Abb. 52). – Das Einsteigen auf den rückwärtigen Sitz ist für den Rechtsamputierten leichter durch

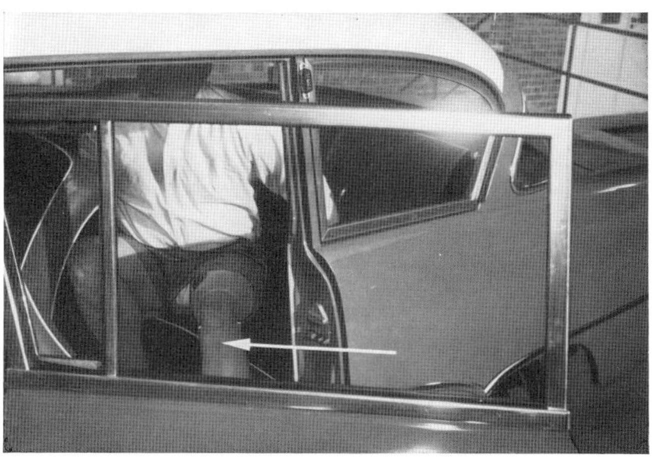

Abb. 50 Gebrauchsbewegung für Oberschenkelamputierte m); Einsteigen eines linksseitig Amputierten auf den rückwärtigen Autositz; Pfeil zeigt auf die Prothese.

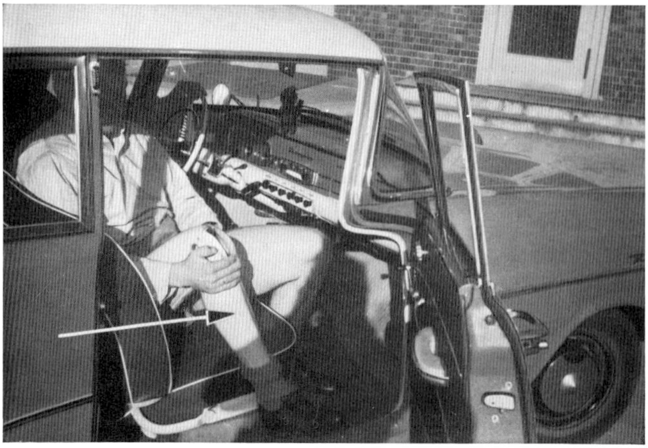

Abb. 51 Gebrauchsbewegung für Oberschenkelamputierte m); Einsteigen eines rechtsseitig Amputierten auf den vorderen Autositz nebem dem Fahrer; Pfeil zeigt auf die Prothese.

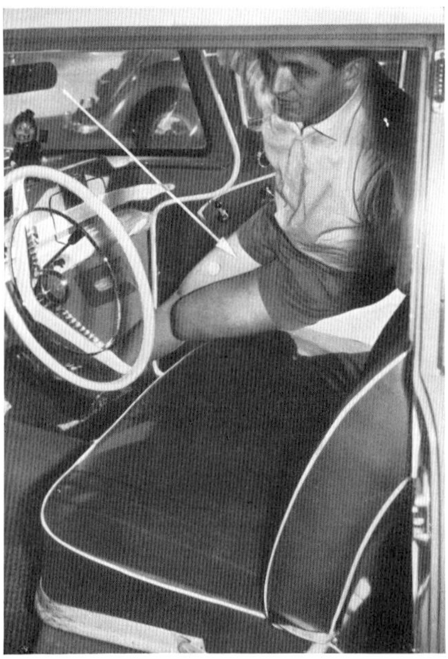

Abb. 52 Gebrauchsbewegung für Oberschenkelamputierte m); Einsteigen eines rechtsseitig Amputierten auf den vorderen Autositz neben dem Fahrer; erhaltenes Bein wird unter der Prothese in den Wagen gebracht; Pfeil zeigt auf die Prothese.

die Tür, die dem Fahrersitz gegenüberliegt. Er steigt dabei mit dem erhaltenen Bein zuerst in den Wagen, setzt sich weit in die Mitte und zieht die Prothese nach.

Diese Übungen sollten nicht nur theoretisch erläutert, sondern auch praktisch geübt werden.

## Treppengehen

Das Treppengehen erfordert vom Oberschenkelamputierten eine besondere Technik. Es ist zugleich eine Mut- und Geschicklichkeitsübung. Eine ausreichende Standsicher-

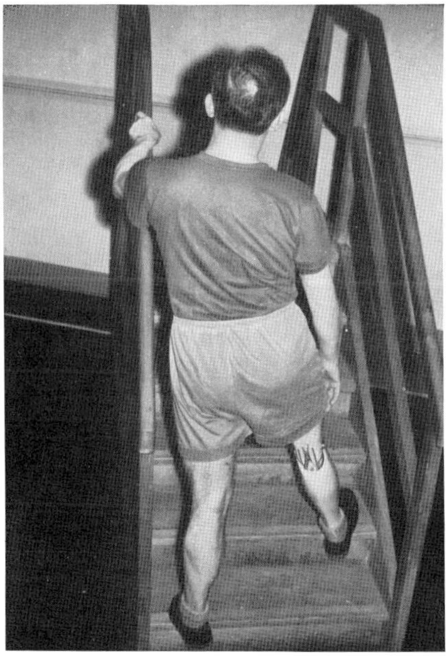

Abb. 53 Treppengehen aufwärts mit steifgehaltener Prothese voran.

heit mit der Prothese beim Gehen ist Voraussetzung. Die Technik des Treppengehens wird nur beherrscht, wenn sie oft geübt wird. Nur dadurch läßt sich die Angst vor dem Hinfallen vermindern. Um dem Lehrgangsteilnehmer viel Gelegenheit zum Üben zu geben, gehört das Erlernen des Treppengehens mit zu den ersten Übungen eines Gehschullehrgangs.

### Aufwärtsgehen

Man hat viel Mühe darauf verwandt, Kniekonstruktionen zu finden, die das Treppenaufwärtsgehen durch Einbau technischer Vorrichtungen ermöglichen sollen. Der Schritt mit dem Kunstbein zur nächsthöher liegenden Stufe blieb für den Amputierten immer sehr anstrengend und rechtfertigte nicht die hierauf verwandten Bemühungen. Beim Treppenaufwärtsgehen muß der Beinamputierte die Grenzen der ihm verbliebenen Möglichkeiten erkennen. Er vermag nur bei sehr niedrigen Stufen seine Gangart derjenigen des Nichtamputierten anzugleichen. Die Prothese wird bei dieser Methode mit der Fußhöhlung auf den nächsthöher gelegenen Stufenrand gestellt und bleibt im Kniegelenk gesperrt. Die Beinhaltung ist dabei breiter auseinander als üblich. Mit Hilfe des Geländers oder des Stocks wird der Körper über die steifgestellte Prothese auf die nächsthöher gelegene Stufe gebracht (Abb. 53).

Zweckmäßiger erscheint jedoch die Methode, die von den meisten Amputierten angewandt wird. Der Amputierte steigt mit dem erhaltenen Fuß eine oder zwei Stufen aufwärts und führt die Prothese auf diese Stufe nach. Bei dieser Bewegung ist zur Vermeidung von Beschädigungen des Prothesenschuhs an vorkragenden Stufen darauf zu achten, daß der Stumpf die Prothese rückwärts hält.

**Abwärtsgehen**

Da die Beugung des Prothesenkniegelenks beim Abwärtsgehen nicht wie ein normales Kniegelenk dem Willen des Trägers untersteht, sondern von dem Amputierten nur indirekt gesteuert werden kann, läßt sich auch bei diesem Bewegungsablauf selbst bei geübten Prothesenträgern eine Abweichung von der einem Nichtamputierten eigentümlichen Gangart nicht vermeiden.

Die nachfolgend beschriebene Form, eine Treppe abwärts zu gehen, ist nur für jüngere, sportlich geübte Patienten gedacht.

Ältere Beinamputierte gehen die Treppe eine Stufe nach der anderen mit dem Kunstbein voran hinunter. Bei großer Ängstlichkeit und höherem Alter ist es angebracht, die Treppe seitlich hinunterzugehen. Dabei halten beide Hände sichernd das Treppengeländer.

Die Technik des Abwärtsgehens setzt voraus, daß der Amputierte die Streckstellung der Prothese im Moment des Herüberkommens seines Körperschwerpunkts über den Auftrittspunkt durch Einknicken des Prothesenkniegelenks unterbrechen kann. Auf diese Weise kann er mit dem erhaltenen Bein die nächsttiefer gelegene Stufe erreichen.

Zur Erlernung dieses Bewegungsablaufs stellt sich der Übende auf die oberste Stufe der Übungstreppe. Die Hand der beinerhaltenen Seite faßt das Geländer, die Gegenhand wird von der Lehrkraft zur Sicherung gehalten. Der Prothesenfuß setzt mit dem Absatz auf der Treppenkante so auf, daß die Knöchelgelenksachse frei über der Treppenkante steht. Der Körperschwerpunkt liegt dabei noch hinter dem Auftrittspunkt des Prothesenfußes. Das erhaltene Bein wird angehoben und in Richtung der nächsten Stufe gesetzt. Im gleichen Moment kommt das Becken vor. Der Stumpf, der in dieser

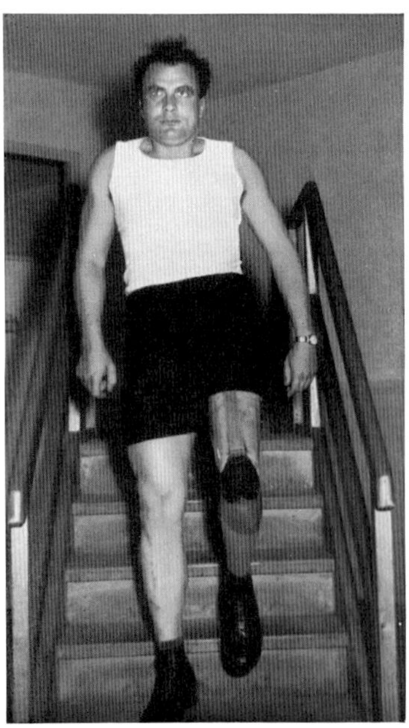

Abb. 54 Gutes aktives Abwärtsgehen einer Treppe.

Phase durch rückwärtigen Druck das Prothesenkniegelenk zu sichern hat, gibt danach durch Entspannen das Kniegelenk frei. Die Streckstellung der Prothese ist damit unterbrochen. Das Kunstbein knickt im Kniegelenk ein. Das erhaltene Bein setzt anschließend auf der nächsttiefer gelegenen Stufe auf (Abb. 54).

Zur Hilfeleistung kann die Lehrkraft mit der Hand die sperrende Stumpfarbeit durch Zurückdrücken des Prothesenkniegelenks bis zum Zeitpunkt des Einknickens erleichtern. Die Übung wird zunächst von einer Stufe zur anderen durchgeführt, um das gewollte Einknicken der Prothese erlernen zu lassen.

Ein Festhalten mit beiden Händen an dem Geländer rechts und links der Übungstreppe ist nicht ratsam, da der Übende bei beidseitigem Abstützen des Rumpfes mit Hilfe der Arme den Bewegungsvorgang nicht erfassen kann und diese Fertigkeit nicht ausreichend übt.

Erst wenn der Schritt der Prothese von einer Stufe zur anderen sicher beherrscht wird und keine wesentliche Mühe bereitet, ist es an der Zeit, eine Treppenstufe nach der anderen heruntergehen zu lassen. Dem zielsicheren Auftritt der Prothese ist jetzt besondere Aufmerksamkeit zu widmen. Eine sichernde Hilfestellung ist nicht nur zur Vermeidung von Unfällen, sondern auch aus psychologischen Gründen beim Üben immer erforderlich.

### Auftrittstechnik verschiedener Kniegelenksysteme

1. Bei mechanisch gebremsten Kniegelenken muß mit der halben Absatzfläche auf der Treppenkante aufgesetzt werden (Abb. 55). Hierbei kommt es im wesentlichen auf die

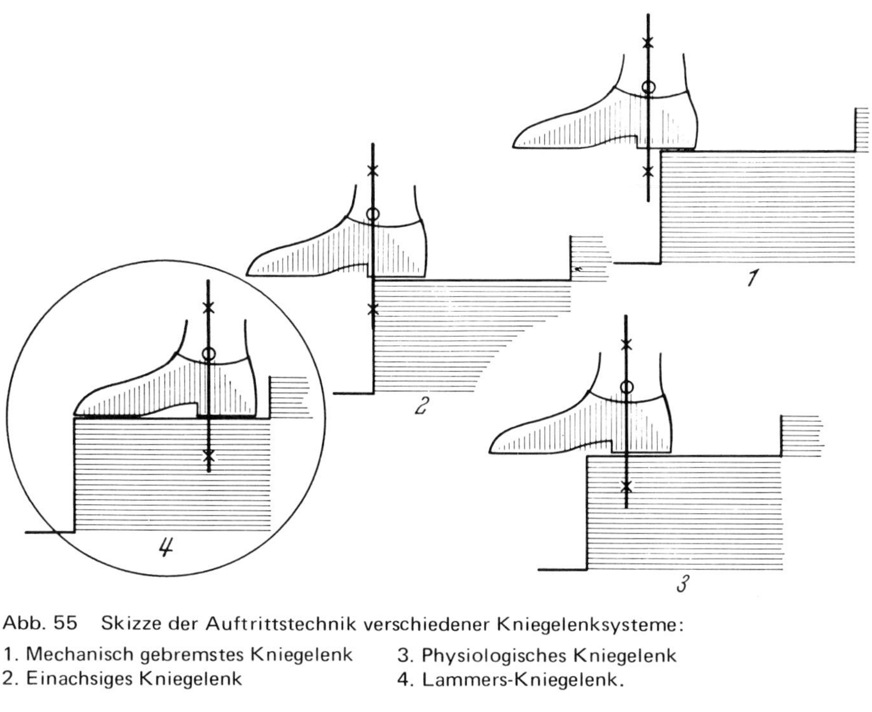


Abb. 55 Skizze der Auftrittstechnik verschiedener Kniegelenksysteme:
1. Mechanisch gebremstes Kniegelenk
2. Einachsiges Kniegelenk
3. Physiologisches Kniegelenk
4. Lammers-Kniegelenk.

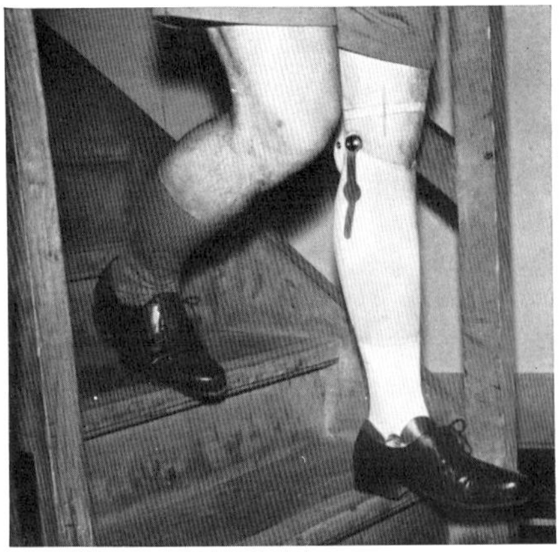

Abb. 56 Auftritt eines einachsigen Kniegelenks; die Knöchelgelenksachse steht über der Treppenkante.

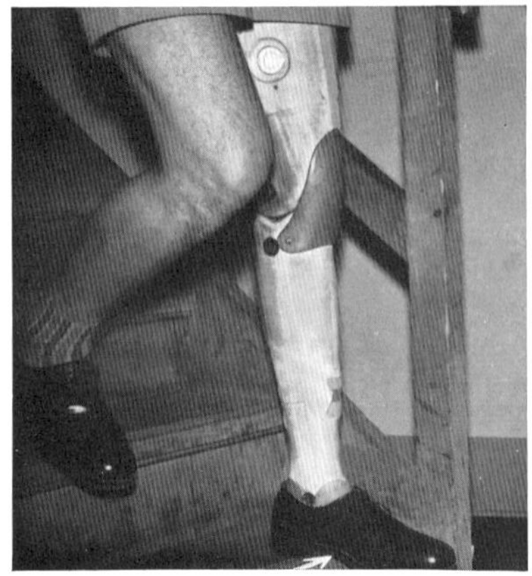

Abb. 57 Auftritt eines physiologischen Kniegelenks; der Fuß kann hier mit dem Sohlenrist aufgesetzt werden, die Knöchelgelenksachse steht hinter der Treppenkante.

Lage der Kniegelenksachse beim Aufbau der Prothese an. Wird sie aus übertriebenen Sicherheitsgründen stark rückgerichtet eingebaut, so ist diese statische Sperre nachteilig für das Abwärtsgehen. Man muß die Kniegelenksysteme in ihrem Aufbau vor dem Üben des Treppengehens genau beachten. Amputierte mit mechanisch gebremsten Kniegelenken können jedoch nach ausreichender Schulung ein einwandfreies Abwärtsgehen erreichen.

2. Das einfache, einachsige Kniegelenk erfordert einen Absatzauftritt, bei dem die Knöchelgelenksachse frei über der Treppenkante steht (Abb. 56).

3. Das physiologische Kniegelenk erlaubt sogar einen Auftritt mit zwei Dritteln des Prothesenfußes (Abb. 57).

4. Es gibt einige Kniegelenksysteme, die beim Treppengehen den Auftritt mit der gesamten Sohlenfläche erfordern. In diesen Fällen wird das Gelenk erst bei einer vollen Belastung des Vorfußes der Prothese zum Beugen gebracht. Während bei allen anderen Kniegelenken bei der Belastung des Vorfußes die größte Standfestigkeit der Prothese erreicht wird, ist bei den letztgenannten Systemen durch die Belastung des Vorfußes das Gegenteil, nämlich die Kniebeugung, möglich.

## Übungen zur Verbesserung der Haltung

Das Gesamterscheinungsbild eines Menschen wird durch eine nachlässige Körperhaltung immer nachteilig beeinflußt. Fehlhaltungen bedingen häufig eine ungesunde Dauerdehnung einzelner Muskelgruppen. Dies gilt nicht nur für den Nichtversehrten, sondern in weit höherem Maße für den Beinamputierten. Es muß daher bei der Gehschulung auf eine gute, aufrechte Haltung beim Gehen besonderer Wert gelegt werden. Der phasengerechte Einsatz des Stumpfes soll erlernt und durch Üben weiter vertieft werden.

Dieser Aufgabe dient die nachstehende Übungsfolge.

a) Der Übende stellt sich mit der beinerhaltenen Seite an die Sprossenwand und stützt mit der Hand ab. Nach Anheben des erhaltenen Beins steht er auf der Prothese. Durch Spannen der Gesäß- und Stumpfmuskulatur wird der Körper über der amputierten Seite gestreckt und anschließend entspannt.

Es ist darauf zu achten, daß der gewünschte Übungserfolg nicht durch ein Hochziehen der Schultern auf der amputierten Seite vorgetäuscht wird. Bei richtiger Übungsweise kann durch Spannung der Gesäßmuskulatur und der Rumpfmuskulatur ein Aufrichten der Wirbelsäule erreicht und eine Körperstreckung von einem halben bis zu einem Zentimeter erzielt werden.

b) Beim Gehen führt diese Übung erfahrungsgemäß leicht zur Ermüdung, da die Anfänger im allgemeinen die Spannungsphase zu lange ausdehnen und sich danach nicht hinreichend entspannen können.

Die gewünschte Spannung soll im Zeitpunkt der Prothesenbelastung einsetzen und nach Herüberkommen des Körperschwerpunkts über den Auftrittspunkt der Prothese aufhören (Abb. 58).

Diese Aufgabe soll in der Weise erfüllt werden, daß der Übende beim Belasten der Prothese und beim Herüberkommen über diese durch Spannung der Stumpf- und Gesäßmuskulatur sich aufrichtet und mit seinem Kopf zur Decke hinstrebt („Größerwerden“). Die Spannungs- und Entspannungsphasen sind hierbei genau zu beachten.

Die Gleichgewichtshaltung beim Gehen wird durch diese Übung günstig beeinflußt. Auf eine lockere Armbewegung ist zu achten, da es bei dieser Übung zu Verspannungen und zu Verkrampfungen kommen kann.

Die rhythmisch betonte Musik ist auch hier in der Lage, diese Aufgabe zu unterstützen. Das anfänglich vermehrt anstrengende An- und Entspannen der Muskulatur wird nach einigen Tagen Gewöhnung vom Übenden ohne wesentliche Mühe erfüllt werden. Neben einer verbesserten Haltung und einer Kräftigung der Stumpfmuskulatur wird die Sicherheit beim Prothesenschritt allmählich gesteigert.

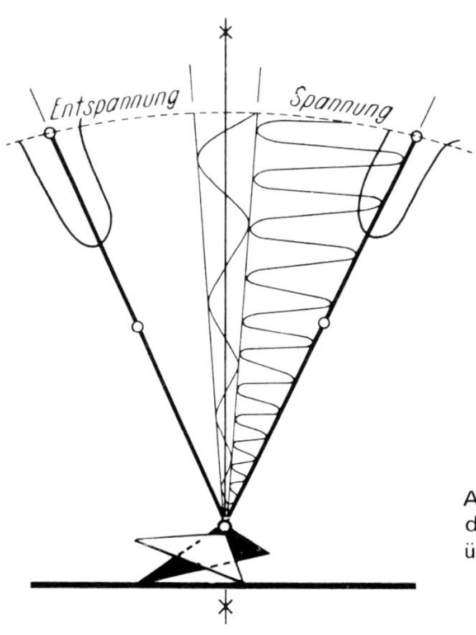


Abb. 58 Skizze für die Dauer der Spannungsphase des Stumpfes beim Herüberkommen des Schwerpunkts über den Auftrittspunkt der Prothese.

# Gehschulung für Oberschenkelamputierte (Fortgeschrittene)

## Erlernen der Gehtechnik

Nachdem die Lehrgangsteilnehmer im Anfang der Gehschulung durch Gewöhnungs-, Standsicherheits- und Gleichgewichtsübungen eine hinreichende Beherrschung ihres Kunstglieds erlangt und sich im allgemeinen eine zufriedenstellende Haltung angeeignet haben, beginnt das Erlernen der Gehtechnik – das Ziel des zweiten Lehrgangsabschnitts. Nach theoretischen Unterweisungen und bewußtem Übenlassen des Bewegungsvorgangs wird eine Übungsfolge durchgeführt, deren Meisterung die Beherrschung der Gehtechnik voraussetzt. Alle bisher angewandten Übungen, die der Verbesserung der Standsicherheit und der Körperhaltung dienten, waren Grundlagen, die der Amputierte zur Erlernung der Gehtechnik benötigt. Auch bei dieser zweiten Aufgabe muß der Gehschullehrer darauf bedacht sein, die Teilnehmer in zwangloser, spielerischer Art mit den Bewegungsabläufen vertraut zu machen. Die rhythmische Unterrichtsmethode erscheint hier besonders geeignet, von der üblichen starren Übungsform abzulenken. Der anregende Einfluß der Musik auf die Bewegungen des Amputierten verhindert, daß der Amputierte seinem Müdigkeitsgefühl vorzeitig nachgibt.

Die Übungen in der herkömmlichen Arbeitsweise nach Kommando zeigen wesentliche Nachteile gegenüber der oben skizzierten Arbeitsmethode. Sie regen den Übenden nicht zur selbständigen Mitarbeit an, sondern verleiten ihn zur Ausführung unnatürlicher Bewegungen.

Um ein Beispiel anzuführen:

Die Technik des Tubersitzgangs wird in der herkömmlichen Form nach Kommando „1. Belastung der Prothese, 2. Einknicken der Prothese unter der vollen Belastung, 3. Vorbringen der Prothese mit zunächst schleifender Fußspitze usw." geübt.

Diese Übungsweise erzielt kein natürliches Gangbild, und es kommt ihr daher kein echter Gebrauchswert zu. Das Üben des Tubersitzgangs nach der Methode, bei der ein rhythmischer Zwischenschritt unter dem „Zwang" der Musik ausgeführt wird, ist besser geeignet, ein natürliches Gangbild zu erreichen. So ist jeder Vorwärtsschritt, der nach rhythmisch wechselnder Musik ausgeführt wird, nur durch ein schnelles Vorbringen der Prothese mit Hilfe der hier geschilderten Gehtechnik möglich.

**Übungen zum Tubersitzgang** (der Übende ist links amputiert)

a) Ausführungsangabe: links und links/rechts.

„Links" ist der einleitende Prothesenschritt aus der Grundstellung, „und" ist der Schritt des erhaltenen Beins zur Grundstellung und das sofort darauf einsetzende Vorbringen der Prothese durch Tuberdruck; das darauffolgende „links" ist das Aufkom-

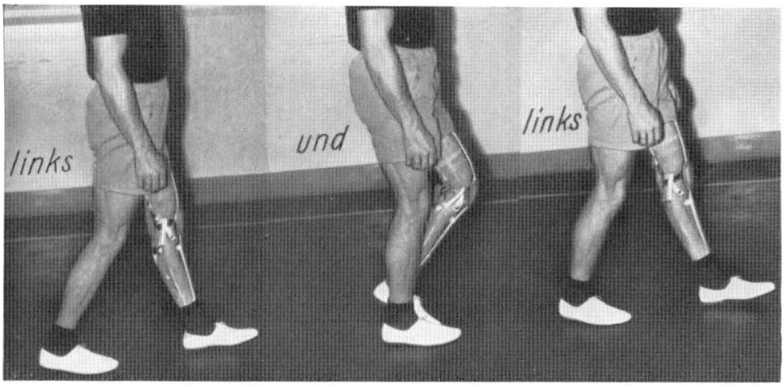


Abb. 59 Tubersitzgang Übung a).

men des Prothesenfußes nach Ausführung des Tuberdrucks auf dem Boden, „rechts" der anschließende ausgreifende Schritt des erhaltenen Beins (Abb. 59).

b) Gehen in gleichmäßigen Schritten nach Musik.

Der Übende benutzt dabei die Technik des Tuberdrucks, den er bei der vorhergehenden Übung betont ausführen mußte. Die Lehrkraft kann durch Abdrücken der Prothese am Tuberaufsitz (hinter dem Übenden gehend) den Bewegungsablauf unterstützen. Nach eigener Wahl soll ein rhythmisch verkürzter Schritt in das Vorwärtsgehen mit einbezogen werden.

c) Gehen nach dem Tempo eines langsamen Walzers.

Der Übende beginnt grundsätzlich mit einem langen Prothesenschritt, dem ein heranführender Schritt in die Grundstellung und der Prothesenschritt auf der Stelle des erhaltenen Beines folgen.

Ausführungsangabe: lang, kurz, kurz.

„Lang" ist demnach der Prothesenschritt, „kurz, kurz" die beiden Schritte, die die kürzeren Zeiteinheiten darstellen. Darauf erfolgt ein langer Schritt des erhaltenen Beins mit einem heranführenden Schritt der Prothese und einem Schritt fast auf der Stelle des erhaltenen Beins. Diese zweite Schrittfolge kann in einwandfreier Ausführung nur mit Hilfe der Sitzdrucktechnik – wie sie beschrieben wurde – ermöglicht werden. Diese Übung ist besonders wertvoll, weil sie eine starre, unnatürliche Gangart mit der Prothese in eine flüssige, gleitende Bewegungsfolge zu verwandeln vermag.

d) Gehen im Marschtempo.

Auf der Stelle andeutungsweise durch Anheben der Ferse des erhaltenen Beins und des Prothesenfußes gehen. Die Schrittfolge wechselt danach vom kleinsten Schritt zum etwas größeren bis zum Normalschritt. Das schnelle Schrittempo zwingt zur Anwendung der Technik des Tubersitzgangs.

### Übungen zum Schreitgang

Nach theoretischen Unterweisungen wird auch hier der Bewegungsablauf zunächst mit konzentrierter Überlegung geübt. Man weist auf die eintretende Belastung des Tuberaufsitzes bei der Rumpfdrehung, die der Schreitgang erfordert, hin.

a) Um den Bewegungsvorgang zu verdeutlichen, stellt sich die Übungsgruppe in Grätschstellung auf und hält die Arme seitlich hoch. Beim wechselseitigen Vor- und Rückfedern der gestreckten Arme verspürt man bei gleichzeitiger Drehung des Rumpfes um die Längsachse an der äußersten Bewegungsgrenze ein Rückfedern. Die Technik des Schreitgangs setzt voraus, daß der Übende an dieser Bewegungsgrenze es nicht zum Rückfedern des Schultergürtels kommen läßt, sondern im gleichen Augenblick die Prothese vom Boden löst. Dadurch wird die federnde Kraft über die Rückenmuskulatur auf das Becken übertragen. Es wird vorgeschoben und damit die Prothese in Schulterrichtung nach vorn gebracht.

Der Übende hat bei diesem Bewegungsablauf die Möglichkeit, sich in die Technik des Schreitgangs einzufühlen und die Kraftausnutzung, die ihm die angespannte Rückenmuskulatur bietet, zu erleben.

b) Die Prothese steht in Schrittrücklage zwischen beiden Füßen des Gehschullehrers oder eines Helfers, der hinter dem Übenden steht. Der Übende dreht mit Unterstützung des Partners den Rumpf nach rechts und links und verspürt die wechselseitige Anspannung der Rückenmuskulatur (Abb. 60). Der Fuß der Prothese hat bei dieser Rumpfdrehung die Neigung, mit der Ferse der Körperdrehung zu folgen, was durch die Füße des Partners, die den Prothesenfuß festhalten, verhindert wird.

Nachfolgend soll der Übende selbst durch verstärkten Druck des Prothesenfußes auf den Boden die Drehung seines Fußes zu verhindern suchen. Im Anschluß daran wird an der Bewegungsgrenze wie bei Übung a) der Prothesenfuß vom Boden frei gemacht. Der zunächst voll auf der Prothese lastende Druck wird vermindert. Unter dieser Teilentlastung kann das Becken auf der Seite der Amputation mit Hilfe der Rumpfdrehung nach vorn gebracht werden.

c) Zeige mit dem Daumen des gebeugten angehobenen Arms der erhaltenen Körpersei-

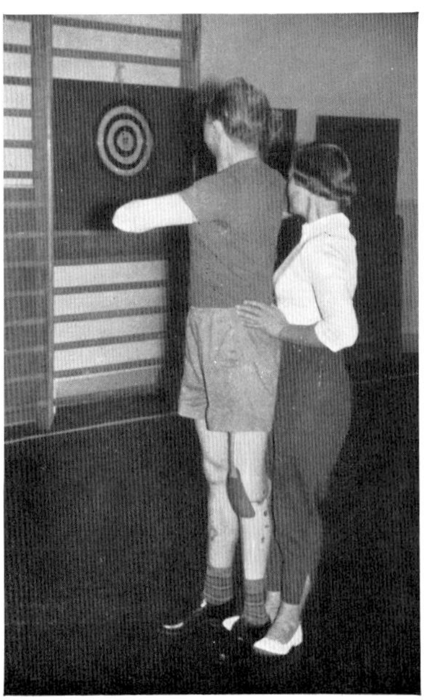

Abb. 60 Schreitgang Übung b).

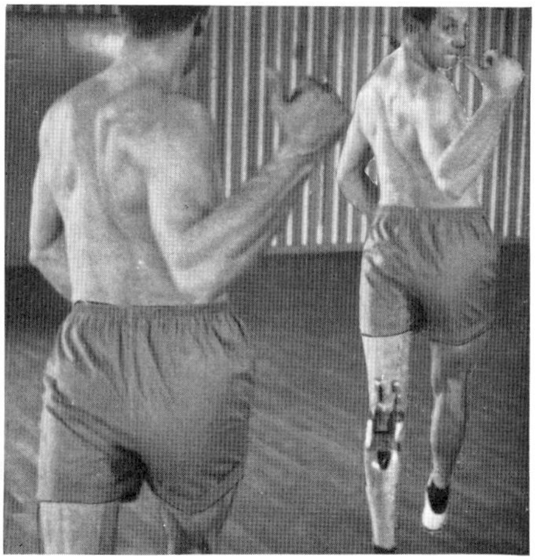

Abb. 61 Schreitgang zu Übung c).

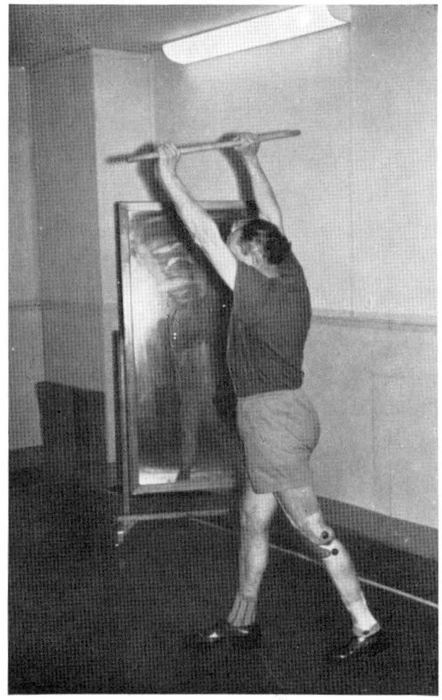

Abb. 62 Schreitgang Übung d).

te beim Gehen mit einer entsprechenden Kopfdrehung bei jedem Schritt des erhaltenen Beins hinter dich!

Diese Bewegung erzwingt eine Rumpfdrehung; die Belastung des Tuberaufsitzes wird dabei erhöht und verringert sich beim Vorschwingen der Prothese (Abb. 61).

d) Gehe mit beidhändig hochgehaltenem Stock und drehe dabei den Stock so um die Längsachse des Körpers, daß bei einem Rechtsschritt die linke, bei einem Linksschritt die rechte Hand vorn ist!

Der Rumpf folgt der Arm-Stock-Bewegung durch ein wechselseitiges Anspannen der Muskulatur (Abb. 62).

e) Gehe wie bei Übung d), jedoch mit Normalhaltung der Arme nach Musik mit federnder Rumpfdrehung:

Ausführungsangabe:

| | | |
|---|---|---|
| linke Schulter, rechtes Bein<br>rechte Schulter, linkes Bein | oder | Linksschritt, rechte Schulter (vorn)<br>Rechtsschritt, linke Schulter (vorn) |

Die Arme unterstützen die Rumpfdrehung durch eine lockere, schwingende Bewegung (Abb. 63 u. 64). Nach diesen Bewegungen wird das Gehen nach Musik weiter geübt, bis der Amputierte diesen Bewegungsablauf zwanglos beherrscht.

f) Schnelle Seitwärtsbewegung beider nebeneinanderstehender Füße zugleich nach einer Richtung ohne Beugung der Fuß- und Kniegelenke.

Ausführungsangabe: „Hacke, Spitze, Hacke, Spitze"
oder
„Ferse, Ballen, Ferse, Ballen".

Die Fortbewegung wird durch gleichzeitiges Belasten beider Fußspitzen mit seitlicher

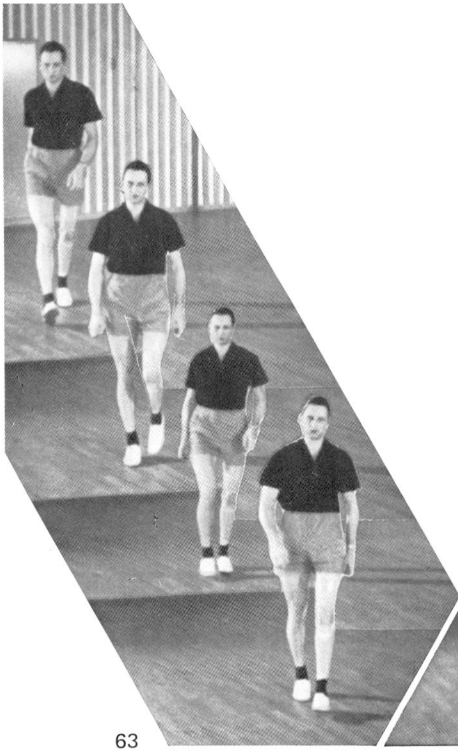

63

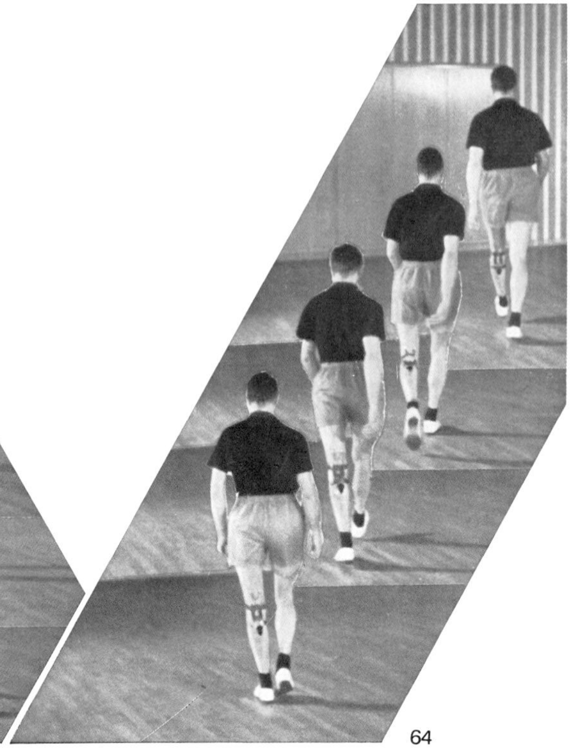

64

Abb. 63 Bewegungsphase des Schreitgangs von vorn gesehen. Die Stellung der Schulter- und Beckenachse ist zu beachten.

Abb. 64 Bewegungsphase des Schreitgangs, von rückwärts gesehen. Die Stellung von Schulter- und Beckenachse ist entgegengesetzt.

Richtungsveränderung der Fersen (bei der Ausführungsangabe auch „Hacke" genannt) und anschließendem Belasten beider Fersen mit seitlicher Richtungsveränderung der Fußspitzen (bei der Ausführungsangabe auch „Spitze" genannt) im Sinne einer Zickzackbewegung ausgeführt (Abb. 65). Diese Übung setzt eine Drehbewegung des Bekkens um die Längsachse und eine entgegengesetzte Bewegung des Schultergürtels voraus. Sie erfordert eine gute Beherrschung und Führung der Prothese. Sie schult das wechselseitige Spiel der Schulter- und Beckenmuskulatur, deren Mitarbeit die wichtigste Voraussetzung für den Schreitgang darstellt.

## Gehen über Hindernisse im Übungsraum

Jeder Anfänger, der seine Prothese noch nicht in ausreichendem Maße beherrscht, hat eine verständliche Scheu selbst vor Hindernissen geringerer Art und versucht diese nach Möglichkeit zu umgehen. Aufgabe der Gehschule ist es, dem Amputierten eine hinreichende Technik zu vermitteln, die ihm das Gefühl der notwendigen Sicherheit gibt.

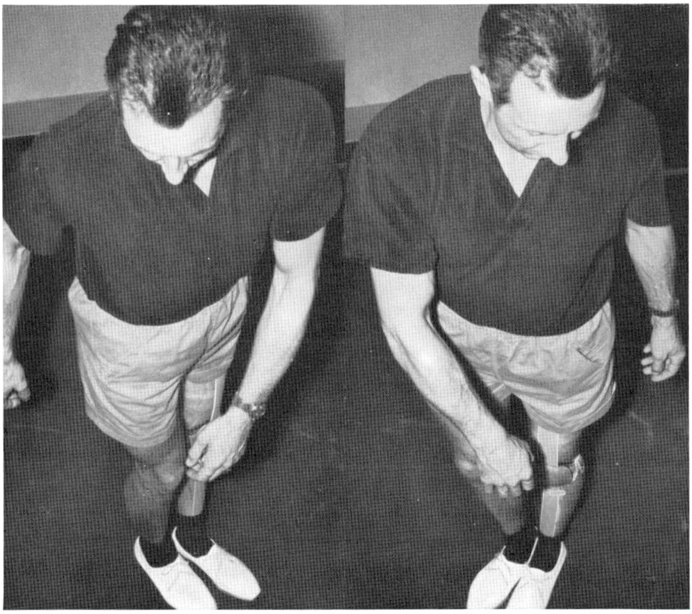

Abb. 65 Schreitgang Übung f); Seitwärtsbewegung beider Fußspitzen und anschließend beider Fersen. Die Stellung der Schulter- zur Beckenachse ist zu beachten.

Beim Überschreiten von Hindernissen ist der Oberschenkelamputierte auf die Technik des Tubersitzgangs angewiesen. Der Unterricht soll sich jedoch nicht allein auf das Übersteigen von Hindernissen beschränken; diese sollen auch auf andere Weise (z. B. Durchkriechen) bezwungen werden.

Als Hindernisse eignen sich neben Turnmatten, die im Gehschulraum eine unebene Bodenfläche ersetzen können, Rollen, Würfel und Rechtecke aus Schaumgummi. Die Körper aus Schaumstoffgewebe haben sich wegen der geringen Verletzungsgefahr besonders bewährt. Weiterhin kann eine Leine zum Übersteigen Verwendung finden.

Die Übungsgruppe geht zunächst über ein Hindernis, bei dem die Lehrkraft Hilfestellung leistet. Erfahrungsgemäß teilt sich der Lehrgangskreis bald in zwei Gruppen auf, bei denen die sicheren ihren weniger sicheren Kameraden Hilfestellung leisten.

**Gehen auf einer Reihe weicher Turnmatten**

Der Amputierte hat dabei besonders auf eine genügende Sicherung des Prothesenkniegelenks zu achten.

**Gehen über Rollen und Würfel aus Schaumstoff**

Die Geräte sind im Übungsraum verteilt und sollen beim Gehen mit der Prothese überstiegen werden. Durch Tuberdruck, der je nach Höhe des Hindernisses stärker oder weniger stark ausgeführt werden muß, wird die Prothese beim Gehen über das Hindernis gebracht. Die Entfernung des erhaltenen Beins beim letzten Schritt vor dem Hindernis richtet sich jeweils nach der Höhe desselben. Bei den gebräuchlichen Hindernissen (Bordsteinkante) beträgt der Abstand etwa 30 cm. Der Übende soll das Hin-

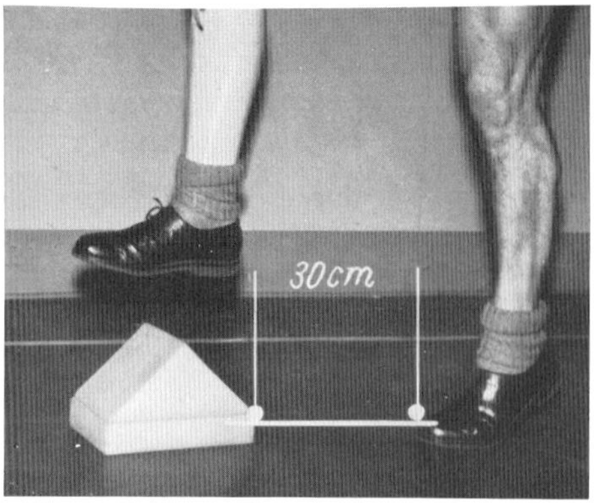


Abb. 66 Abstand des erhaltenen Fußes beim Übersteigen eines Hindernisses = 30 cm.

dernis so angehen, daß er bei dieser Übung mit dem Schritt des erhaltenen Beins durch Abschätzen der Schrittlänge in entsprechender Entfernung vor dem Hindernis auftritt. Es ist besonders darauf zu achten, daß das Kunstbein dabei nicht bogenförmig ausweicht (Abb. 66).

### Übersteigen größerer Hindernisse (40 cm–50 cm hoch) oder einer Leine

Die Prothese wird rückwärts mit gleichzeitigem leichtem Vorbeugen des Oberkörpers über das Hindernis gehoben und auf der anderen Seite auf dem Boden aufgesetzt. Bei ausreichender Sicherung des Kniegelenks wird das erhaltene Bein ebenfalls rückwärts mit Vorbeugen des Rumpfes herübergehoben.

### Durchgehen oder Durchkriechen unter einer Leine

Die Leine wird in einer Höhe von 1,50 m gespannt und ihr Abstand zum Boden nach und nach bis auf 50 cm verringert.

Diese Übung kann als Geschicklichkeitswettbewerb durchgeführt werden, bei dem Leinenberührung mit einem Fehlpunkt bewertet wird. Bei dieser Übung kommt es mehr

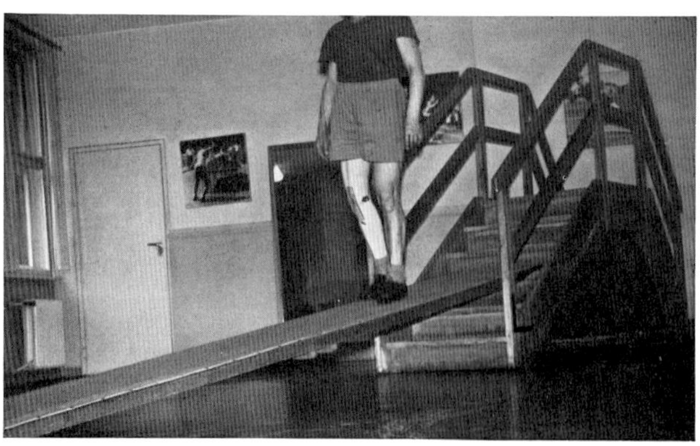

Abb. 67 Gehen auf einer schiefen Ebene.

auf die Gewandtheit des Amputierten an und weniger auf die Standsicherheit der Prothese, da diese beim Durchgehen oder Durchkriechen als Standbein kaum benutzt wird. Da Übungen dieser Art ein Gebrauchswert beizumessen ist, sollten sie während des Gehschulunterrichts nicht fehlen.

### Gehen auf einer schiefen Ebene

Die Treppe und eine starke Bohle, mit einem gleitsicheren Belag versehen, bilden das Übungsgerät. Zunächst übe man von der Höhe der 1. und 2. Stufe aus (Abb. 67).

Wenn eine ausreichende Sicherheit erreicht ist, kann die Schwierigkeit nach und nach bis zur Höhe der letzten Treppenstufe gesteigert werden. Hilfestellung ist notwendig. Die Übung hat einen guten Gebrauchswert, da stark abfallende Fußböden in jedem Kino und Theater, oft auch im Dunkeln, begangen werden müssen.

## Geschicklichkeitsübungen

Am Ende des Ausbildungsprogramms der Gehschulung für Oberschenkelamputierte stehen die Geschicklichkeitsübungen. Sie fördern die allgemeine Gewandtheit und steigern Mut und Willenskraft. Die Durchführung derartiger Übungen setzt eine ausreichende Hilfestellung voraus. Die Auswahl des Übungsstoffes muß sich nach dem Alter und der körperlichen Verfassung der Übenden unter besonderer Berücksichtigung der Stumpfbeschaffenheit richten.

a) Gehen mit kleinen Schritten (Fuß vor Fuß).

Hierbei werden das Gleichgewichtsgefühl und die Standsicherheit geschult.

b) Überkreuzgehen.

Diese Übung ist im besonderen Maße geeignet, die Bewegung des Beckens in seitlicher Richtung zu schulen und die Spreizfähigkeit des Stumpfes zu steigern (Abb. 68). Für

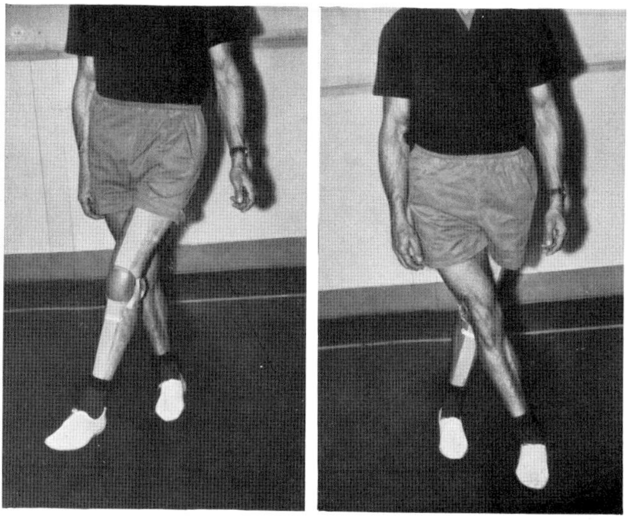

Abb. 68 Überkreuzgehen.

Stümpfe, die zu Fehlstellungen im Sinne der Abspreizbewegung neigen, hat sie einen therapeutischen Wert.

c) Balancieren über einen Schwebebalken.

Hier werden unter erschwerten Bedingungen die Standsicherheit und das Gleichgewichtsgefühl gefördert. Das Gehen über den Schwebebalken ist besonders für denjenigen, der die Prothese erst eine kürzere Zeit trägt, eine Mutprobe.

d) Laufschritt oder „Hopserschritt".

Diese Schrittart ist besonders für den Oberschenkelamputierten eigentümlich. Nach jedem Prothesenschritt wird ein Sprung mit dem erhaltenen Bein ausgeführt und dadurch die Vorwärtsbewegung beschleunigt. Bei gut aufgesetztem Prothesenschritt ist diese schnelle Gangart ungefährlich. Jeder jüngere Oberschenkelamputierte sollte diesen Laufschritt beherrschen, da er im täglichen Gebrauch häufig Verwendung finden kann.

e) Richtungsveränderung beim Gehen auf dem Prothesenfuß.

Die Richtungsveränderung erfolgt im Augenblick der vollen Belastung des Vorfußes der Prothese. Sie ist mit dem Zehenstand des erhaltenen Beines zu vergleichen. Die Ausführung erfolgt mit einem kräftigen Beckenschwung nach der Seite der Prothese (Abb. 69).

Die Richtungsänderung zur Körperseite des erhaltenen Beins wird mit dem entgegengesetzten Beckenschwung im Augenblick der vollen Belastung des Vorfußes der Prothese ausgeführt. In beiden Fällen kann sie von einer Achtel- bis zu einer halben Drehung um die Körperachse ausgeführt werden.

Für den Betrachter sieht die Übung zunächst schwierig und gefährlich aus. Da sie je-

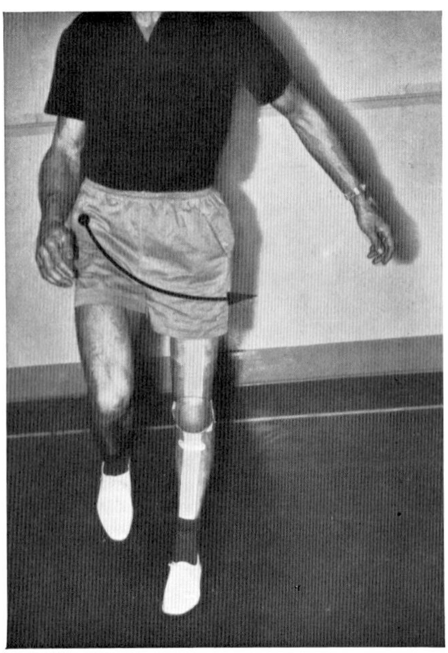

Abb. 69 Richtungsveränderung auf dem Prothesenfuß während des Gehens.

doch die völlige dorsale Sperrung und damit die erhöhte Kniegelenksicherung bei voller Belastung der Prothese gewährleistet, hat sie kaum Gefahrenmomente. Sie stärkt ebenso wie das Gehen über den Schwebebalken und andere Mutübungen das Vertrauen zur Prothese.

Jeder Amputierte muß mit seinem Kunstbein so vertraut sein, daß er sich zahlreichen Gegebenheiten anpassen kann. Wenn es notwendig ist, muß er demzufolge auch die Richtung während des Prothesenschritts verändern können.

f) Gehen mit einem beladenen Tablett.

Eine ruhige und ausgeglichene Gehbewegung wird mit dieser Übung erzwungen. Das Tablett soll zweckmäßigerweise mit einem gefüllten Wasserglas getragen werden. Der Schwierigkeitsgrad läßt sich durch Einbau eines Hindernisses in der Mitte der Wegstrecke (z. B. Turnmatte) steigern.

g) Balancieren eines Stocks in der Handfläche.

Durch geschickte Bewegungen soll der Stab auf der Handfläche im Gleichgewicht gehalten werden. Hier werden durch Mitgehen des Rumpfes und angleichende Schrittbewegungen nach allen Seiten während des Balancierens die Standsicherheit und die Beweglichkeit des Körpers in hohem Maße geschult.

h) Springen mit geschlossenen Beinen aus dem Stand in die Grätschstellung und zurück.

Die Übung kann man in einem vorher angegebenen Tempo ausführen lassen (Musik). Die Sprungbewegung wird vom erhaltenen Bein ausgeführt. Zugleich wird die Prothese in Grätschstellung gebracht und der Sprung mit dem Vorfuß des erhaltenen Beins wieder abgefangen. Man beginnt mit kleinsten Sprüngen und steigert die Ausübung bis zu größeren Sprüngen. Auch das Tempo kann dabei gesteigert werden. Es ist besonders darauf zu achten, daß die Prothese beim Aufspringen den Boden nicht hart berührt.

i) Niederspringen von einem Kasten.

Ohne besondere Schwierigkeit kann der Amputierte bei Beachtung bestimmter Voraussetzungen mit seiner Prothese von einem erhöhten Stand zum Boden niederspringen. Die Prothese muß dabei genügend weit vom Körper vorwärts seitlich abgespreizt und der Aufsprung vom erhaltenen Bein abgefedert werden (Abb. 70). Diese Übung hat hauptsächlich für jüngere Amputierte einen Gebrauchswert.

k) Abspringen mit Hilfe der Prothese vom Boden oder einer Treppenstufe.

Beim Treppenabwärtsgehen kann es vorkommen, daß die Prothese ungenau auf der Treppenkante aufgesetzt wird. Dadurch ist ein Einknicken des Prothesenkniegelenks verhindert. In diesem Falle muß der Amputierte mit angehobenem erhaltenen Bein aus dem Stand mit der Prothese zur tiefer gelegenen Stufe abspringen, um dem sonst unvermeidlichen Fall zu begegnen. Die Übung wird zunächst auf ebenem Boden und im Anschluß daran von einer Treppenstufe geübt. Der Lernende stellt sich auf ebenem Boden an die Sprossenwand oder sucht sich eine andere Sicherungsmöglichkeit (Türklinke) und stützt mit der Hand der beinerhaltenen Seite ab. Nach Anheben des erhaltenen Beins beim Stand auf der Prothese werden der Oberschenkel des erhaltenen Beins und der Rumpf hochgerissen und dabei mit dem erhaltenen Bein aufgesprungen.

Es erscheint dem Oberschenkelamputierten zunächst unmöglich, diese Übung auszuführen. Mut und Zutrauen zu seinem Kunstbein werden einer harten Probe unterworfen. Nach Erlernung der Übung in der Ebene ist deren Ausführung auf der Treppe nicht mehr schwierig.

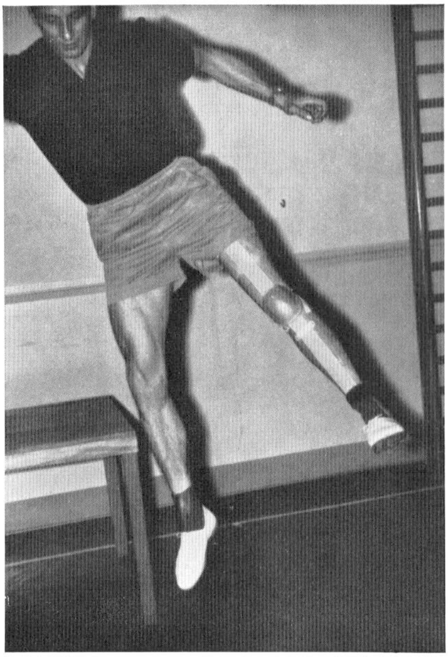

Abb. 70 Niedersprung von einem Tisch; der erhaltene Fuß federt im Sprung ab; die Prothese ist weit seitlich abgespreizt, um ein hartes Aufkommen und eine Verletzung des Stumpfes zu vermeiden.

## Fallübungen

Diesen Übungen kommt wegen der Sturzgefahr im täglichen Leben im Interesse der Verhütung von Verletzungsfolgen ein besonderer Wert zu. Sorgfältig eingeübte Fallübungen werden zwar die Körpergewandtheit, die Geschicklichkeit und das Reaktionsvermögen fördern, sie werden aber im Ernstfalle niemals in der geübten Form zur Anwendung kommen können, da die Gefahrsituationen im täglichen Leben sehr unterschiedlicher Art sind und dem Amputierten meist unvorbereitet begegnen.

In diesem Sinne kann von einem unmittelbaren Üben der Fallbewegung nicht gesprochen werden. Alle Übungen sollen ihre Aufgabe darin finden, daß der Amputierte den Sturz ohne Verletzungen übersteht. Als Fallübungen sollten Rollen vorwärts und rückwärts, schnelles Hinknien und Hinsetzen und andere gymnastische Übungen, die die Körpergewandtheit und Reaktionsfähigkeit schulen, angewandt werden.

Weiterhin muß der Amputierte erkennen lernen, daß der Fall zur beinerhaltenen Seite nach vorn weniger gefährlich ist als der Fall nach rückwärts zur Prothesenseite. Die Reaktionsschulung soll dahingehend erweitert werden, daß bei einem plötzlichen Hinfallen die Hände, weit vorgestreckt, den Körper nach Möglichkeit abfangen, ohne daß der Kopf den Boden berührt.

Beim rückwärtigen Sturz kommt es im besonderen Maße darauf an, durch Vorbeugen des Rumpfes und Einziehen des Kopfes zu versuchen, das Gleichgewicht wiederzugewinnen. Ist der Sturz nach rückwärts unvermeidlich, dann ist zur Verhütung einer Schädelverletzung eine Hand schützend an den Hinterkopf zu halten.

Eine gute Übungsmöglichkeit für das unvorhergesehene Fallen bieten weicher, welliger Boden, Sand oder Rasen. Hier kann bei genügender Sorgfalt des begleitenden Geh-

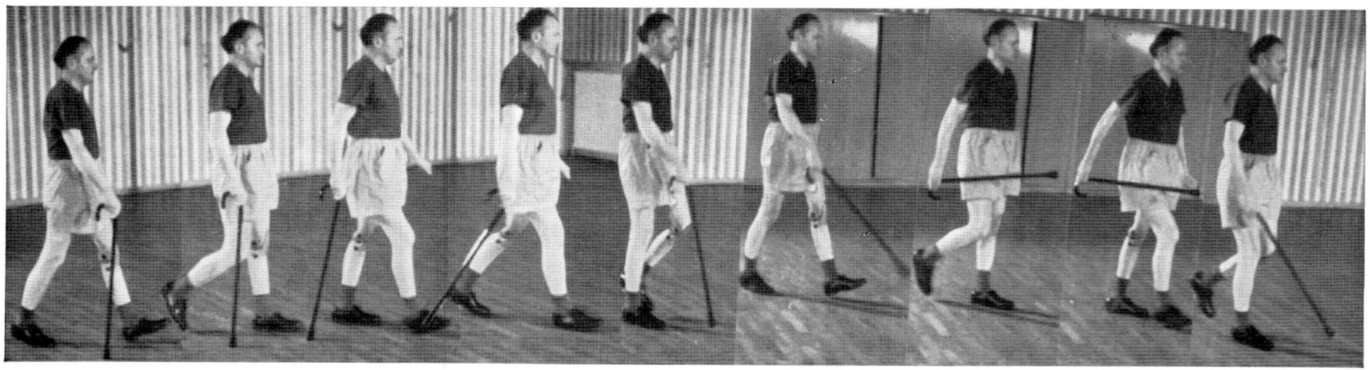

Abb. 71 Der Stock wird nur bei jedem 2. Schritt zur Entlastung bei gleichbleibender aufrechter Körperhaltung aufgesetzt; er schwingt bei guter Armbewegung bei jedem Schritt ohne Stockunterstützung in der Hand mit.

schullehrers das unvorhergesehene Fallen und Stolpern zwar nicht in dem Sinne geübt, jedoch erprobt werden. Der Gehschullehrer begleitet den Übenden auf der amputierten Körperseite und verhindert durch seine Hilfestellung ein Hinfallen nach rückwärts zur Prothesenseite.

## Gehen im Straßenverkehr und im Gelände

Bisher hat sich das Übungsprogramm nur auf den Gehschulraum beschränkt. Es ist nun an der Zeit, den Unterricht durch Gehen im Straßenverkehr und im Gelände zu erweitern. Jeder Beinamputierte wird sich mit seiner Prothese in der Bewegung auf der Straße anders als im geschlossenen Raum verhalten. Besonders der Anfänger wird sich hier zunächst unsicher fühlen. Der Straßenverkehr, beobachtende Passanten, ja selbst ein leichter Windzug vermögen plötzliches Unsicherheitsgefühl und Unbehagen hervorzurufen. Aufregung infolge der ungewohnten Umwelteinflüsse hemmt bei gleich guten Bodenverhältnissen, wie sie der Gehschulraum aufweist, die Leistungen. Aufgabe des Gehschullehrers ist es, durch psychologischen Einfluß diese Hemmungen zu beseitigen und die Sicherheit zurückgewinnen zu helfen, die der Amputierte beim Gehen bereits besaß. Dem Zaghafteren stehen auch hier wieder helfende Lehrgangskameraden zur Seite.

Dieser erste Ausgang darf nicht zu lang ausgedehnt werden. Mehrere Ruhepausen im Stand sollen eingeschaltet und nur grobe Haltungs- und Bewegungsfehler korrigiert werden.

Das Begehen einer Bordsteinkante aufwärts und abwärts wird zweckmäßigerweise in einer ruhigen Nebenstraße, abseits vom Verkehr, geübt. Dabei wird die Prothese in der einfachsten Form beim Heruntergehen vorgesetzt, beim Heraufgehen nachgehoben. Nach Erlangen einer ausreichenden Sicherheit kann das Gehen über die Bordsteinkante bald im Treppenschritt geübt werden. Beim Hinaufgehen wird die Prothese zuerst aufgesetzt, wie es der Schritt erfordert. Mittelhohe Bordschwellen kann der Übende auch mit der vorgestellten Prothese mit Hilfe eines kräftigen, nachhelfenden Stumpfdrucks gut ersteigen. Das schräge Angehen der Bordschwelle erleichtert diesen Vorgang.

Es ist angebracht, das Gehen auf der Straße nicht nur bei günstigen Bodenverhältnissen zu üben, sondern auch unebenes Kopfsteinpflaster in den Übungsplan einzubeziehen, so wie es ja auch die Gegebenheiten des täglichen Lebens vom Amputierten fordern. Gerade bei diesen Übungen erweist sich die volle Beherrschung der Prothese und der Gehtechnik als besonders notwendig.

Eine gemeinsame Fahrt in einem öffentlichen Verkehrsmittel (Straßenbahn oder Bus) gibt Gelegenheit, im freien Gelände die Gehsicherheit zu festigen. Das zweckmäßige Ein- und Aussteigen aus dem öffentlichen Verkehrsmittel, das bereits an der Treppe im Gehschulraum geübt wurde, kann hier praktisch erprobt werden.

Beim Einsteigen umfaßt die Hand der beinerhaltenen Seite immer den Haltegriff am Einstieg. Beim Aussteigen sollte der Amputierte besonders vorsichtig sein und auf jeden Fall den absoluten Stillstand des Verkehrsmittels abwarten. Ältere Amputierte steigen aus Sicherheitsgründen mit der Prothese rückwärts aus dem öffentlichen Verkehrsmittel aus und umfassen mit beiden Händen die Haltegriffe.

Das Gehen auf einer Rasenfläche ist in hervorragendem Maße für die Schulung der

Gehsicherheit geeignet. Der elastische Boden zwingt zu erhöhtem Stumpfeinsatz. Die Überwindung der Bodenunebenheiten und der Widerstand der Grashalme fördern allmählich die Ausdauer des Amputierten. Das Üben auf der Rasenfläche hat außerdem den Vorteil der Ungefährlichkeit beim Hinfallen.

Ansteigende Hänge, ja selbst steile Böschungen bieten weitere Übungsmöglichkeiten. Größere Steigungen werden mit einem Nachstellschritt der Prothese begangen. Steile Böschungen geht man zweckmäßig seitwärts hinauf, wobei das erhaltene Bein vorangeht. Beim Abwärtsgehen bedient sich der Amputierte bei nicht allzu steilen Bodenflächen der Technik des Treppengehens. Das Abwärtsgehen von steilen Hängen oder Böschungen dagegen ist in dieser Technik nicht möglich. Hierbei wird das Kunstbein vorgesetzt, das Kniegelenk gesperrt und das erhaltene Bein neben der Prothese aufgesetzt.

Gelegentlich sollten diese Übungsgänge auch auf einen verkehrsreichen Platz oder ins Kaufhaus führen. Das dichte Gedränge fördert das Zutrauen zum Gehen. Selbst die Rolltreppe darf nicht ausgelassen werden, wenn sich die Gelegenheit dazu bietet. Sie wird immer mit dem erhaltenen Bein betreten und mit diesem wieder verlassen.

## Benutzung des Stocks

Immer wieder taucht die Frage der Stockbenutzung zur Erleichterung des Gehens auf. Der Oberschenkelamputierte wird als Anfänger in den ersten Monaten bis zur Erlangung einer genügenden Ausdauer und ausreichenden Sicherheit darauf nicht verzichten können. Es kann kein Zweifel darüber bestehen, daß es zweckmäßig ist, den Stock bei Zurücklegung längerer Wegstrecken in jedem Falle mitzunehmen. Dies gilt auch für den langjährigen Prothesenträger. Im übrigen sind die Stumpfverhältnisse im Einzelfalle und das Alter des Amputierten für die Benutzung oder Nichtbenutzung eines Stocks entscheidend. Er kann in die Gehschulung miteinbezogen werden, wenn man sich seiner in einer bestimmten Art bedient.

Beim Gehen mit dem Stock ist darauf zu achten, daß er in Schrittlänge der Prothese auf den Boden aufgesetzt wird. Vorteilhaft für das Üben der Gleichgewichtshaltung ist es, den abstützenden Stock nur bei jedem zweiten Prothesenschritt aufzusetzen. Er wird in diesem Falle bei jedem zweiten Schritt in der schwingenden Hand mitgeführt (Abb. 71). Die lockere Armbewegung wird hierdurch gefördert, ohne daß die Beachtung der Gleichgewichtshaltung beim Gehen vernachlässigt wird. Der Stock vermittelt den Übenden so bei jedem zweiten Schritt eine Entlastung bei gleichbleibender, aufrechter Körperhaltung. Auf diese Weise wird ein gut federnder Gang auch auf nicht völlig ebenem Boden erreicht.

# Gehschulung für Unterschenkelamputierte

## Einleitung

Das erhalten gebliebene Kniegelenk bietet dem Unterschenkelamputierten einen erheblichen Vorteil gegenüber dem Oberschenkelamputierten. Dieser Vorteil findet im Gangbild seinen sichtbaren Ausdruck. Der bei diesen beiden Beschädigungen auftretende Unterschied wird bei sportlicher Betätigung besonders erkennbar. Hier ist der mit einem zweckmäßig gebauten Kunstbein ausgestattete Unterschenkelamputierte im Trainingsanzug in vielen Fällen kaum als Amputierter zu erkennen. Im Gegensatz zum Oberschenkelamputierten vermag er bei guten Stumpfverhältnissen sein Können so weit zu steigern, daß er mit seiner Prothese einen schnellen Laufschritt ausführen kann.

Bereits bei der Erstversorgung mit einem Kunstbein zeigen sich die Vorteile des erhalten gebliebenen Kniegelenks. Das Erlernen des Gehens mit der Prothese bereitet dem Unterschenkelamputierten weit weniger Schwierigkeiten als dem Oberschenkelamputierten. Er ringt nicht in so hohem Maße mit dem Gleichgewicht, wie es bei oberhalb des Kniegelenkes Amputierten der Fall ist. Auch der erforderliche Energieaufwand ist bei Unterschenkelamputierten wesentlich geringer. Es ist keine Seltenheit, daß Unterschenkelamputierte mit normalen Stumpfverhältnissen gleich bei den ersten Gehversuchen mit der Prothese befriedigende Leistungen aufweisen.

Die geringere Weichteilabpolsterung der Unterschenkelstümpfe im Vergleich zu derjenigen vieler Oberschenkelstümpfe führt jedoch zu einer stärkeren Belastung der aufsitzenden Knochenteile. Die Gewöhnung an die Druckverhältnisse im Stumpfbett ist hier wie beim Oberschenkelamputierten für den Anfänger die härteste Belastung. In dieser Beziehung ist der Oberschenkelamputierte sogar meist beschwerdefreier. Die Stumpffläche, die beim Oberschenkelamputierten in ihrer Gesamtheit bei funktionstüchtiger Muskulatur einen Teil der Körperlast mitträgt, ist beim Unterschenkelamputierten nicht im gleichen Maße vorhanden. Die geringere Haftung des Stumpfes im Stumpfbett, die ein „Pumpen" des Unterschenkelstumpfes beim Gehen nicht verhindern kann, birgt für den Anfänger die Gefahr des Wundscheuerns in sich. Häufig wird auch über eine Druckstelle in Höhe des Wadenbeinköpfchens geklagt. Ein straffes Anschnallen der Oberschenkelmanschette bremst zwar die Stumpfbewegung innerhalb der Prothese beim Gehen ab, sie hemmt jedoch auch gleichzeitig die Durchblutung des Stumpfes. Im Laufe der Zeit führt der fortgesetzt anhaltende Druck der Manschette zu einem Gewebsschwund der Oberschenkelmuskulatur. Gleich beim ersten Tragen der Prothese soll der Unterschenkelamputierte darauf hingewiesen werden, daß die Mitarbeit der Oberschenkelmuskulatur beim Gehen zur Muskelerhaltung beiträgt. Die Oberschenkelmanschette soll so angefertigt werden, daß bei Spannung dieser Muskelgruppen ein straffer Sitz erfolgt. Eine zu starke Abschnürung der Oberschenkelmuskulatur muß vermieden werden. Ein Schultergurt wird gern als Hilfsmittel benutzt, um das Kunstbein fester am Körper zu halten. Dieser verleitet den Amputierten jedoch leicht dazu, bei jedem Prothesenschritt die Schulter hochzuziehen, wodurch die Harmonie des Gehens gestört wird.

Trotz der angeführten Vorteile, die der Unterschenkelamputierte gegenüber dem Oberschenkelamputierten aufweist, sollte eine Gehschulung möglichst bald nach der Amputation erfolgen. Die Teilnahme an einem Gehschullehrgang ermöglicht dem Anfänger die allmähliche Gewöhnung an seine ihm zunächst noch fremde Prothese. Haltungsfehler lassen sich durch entsprechende Übungen bessern. Schlechte Angewohnheiten (z. B. nachlässige Haltung oder ungleiches Schrittmaß) lassen sich durch rechtzeitige Schulung vermeiden. Ein Fehler in der Ganghaltung, der zur Gewohnheit wurde, kann später nur mit viel Mühe und Geduld ausgemerzt werden.

Auch der im Gebrauch seiner Prothese erfahrene Unterschenkelamputierte soll sich in der Gehschule beraten lassen und sich durch Teilnahme an einem Lehrgang bereits vorhandene Fehler abgewöhnen.

## Gehfehler

### Ungleichmäßige Schritte in Zeit- und Längenmaß

Dieser Fehler entsteht häufig durch einen Druckschmerz in den ersten Tagen der Gewöhnung an die Prothese. Um dem Belastungsschmerz auszuweichen, wird der Schritt mit dem erhaltenen Bein schneller ausgeführt. Dieses Schrittmaß wird nach Gewöhnung an die Prothese später beibehalten. Der Fehler ist zwar nicht mehr zu auffällig, zeigt jedoch einen deutlichen Zeitunterschied beider Schritte. Neben dem ungleichen Zeitmaß ist auch die Schrittlänge häufig verschieden groß. Die Ursache hierfür ist beim Anfänger in dem durch die Amputation verlorengegangenen Bodengefühl zu suchen. Der Amputierte ist zudem noch nicht in der Lage, die für die Schrittvorlage erforderliche Winkelstellung im Kniegelenk richtig abzuschätzen. Stand- und Belastungsübungen vor Beginn der Gehübungen härten den Stumpf ab. Die Beobachtung in der Gehschule und die Erfahrung, die der Amputierte durch stetes Üben im Laufe der Zeit gewinnt, ermöglichen das Erlernen einer gleichmäßigen Schrittfolge. Das Gehen nach rhythmischer Musik ist für diese Schulung besonders wertvoll.

### Anheben der Ferse des erhaltenen Beins

Durch eine ungenügende Paßform wird die Prothese bei jedem Schritt vom Stumpf über ein normales Maß hinaus abgleiten, wodurch die Länge des Kunstbeins vergrößert wird. Auch eine zu lose Schnürung der Oberschenkelhülse vermag sich im gleichen Sinne auszuwirken. Der Amputierte versucht in diesem Falle, durch Anheben der Ferse die erforderliche Bodenfreiheit für den Prothesenschritt zu erlangen. Durch Abänderung der Prothese kann man diesen Fehler abstellen, wobei das Anbringen eines Knieriemens oder auch einer Tragbandage in geeigneten Fällen vorteilhaft ist.

### Hochziehen der Schulter beim Gehen

Bei ungünstigen Kurzstümpfen muß aus Sicherheitsgründen in vielen Fällen ein Schultergurt getragen werden. Die Nachteile dieser Maßnahme bestehen darin, daß die Träger derartiger Schultergurte dazu neigen, die entsprechende Schulter anzuheben. Wenn die Versorgung mit einem Schultergurt nicht zu umgehen ist, sollte dieser durch Einfügung eines Gummizugs elastischer gestaltet werden. Auf diese Weise läßt sich ein Hochziehen der Schulter vermeiden, ohne daß der angestrebte Halt der Prothese darunter leidet.

In vielen Fällen gelingt es, den Schultergurt durch einen Beckengurt zu ersetzen. Die Außenschiene der hochgezogenen Oberschenkelmanschette läuft dabei in einem offenen Schlesierbügel aus, an dem die Bandage, wie sie von der Oberschenkelprothese her bekannt ist, befestigt wird. Sie gibt dem Kunstbein einen zusätzlichen Halt.

## Mangelhafte Kniestreckung

Bei kurzen Stümpfen oder nach langer Bettlägerigkeit tritt häufig eine Behinderung der Kniestreckung am amputierten Bein auf, die das Gangbild erheblich beeinträchtigen kann. Begünstigt wird diese Behinderung durch eine zu kurze Streckhemmung an der Prothese. Eine ungenügende dorsale Sperrung des Kniegelenks führt gleichfalls zu einer Kniebeugehaltung beim Gehen. Die Prothese erscheint beim Abrollen über die Fußsohle zu kurz; der Gang wird in Zeit- und Längenmaß ungleich. Dieser Fehler kann durch intensive Gymnastik mit der Prothese, die so als Hebel wirken kann, behoben werden. Die Streckhemmung muß so lang eingestellt werden, daß das Kniegelenk durch Übungstherapie allmählich zu einer vollständigen Streckfähigkeit gelangt. Das Übungsmaß darf nicht überschritten werden und sollte durch ein schrittweises Nachstellen des Hemmgurts den Verhältnissen angepaßt werden.

## Verkrampfte Rumpfhaltung und Steifhaltung der Arme

Siehe Text Gehschulung für Oberschenkelamputierte (S. 26).

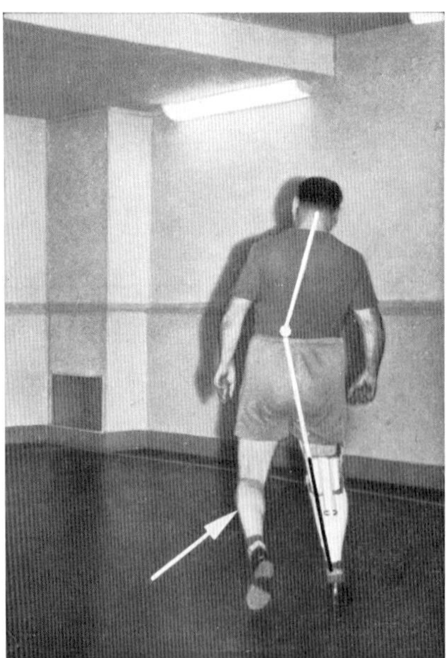

Abb. 72 Abkippen des Rumpfes eines Unterschenkelamputierten zur Prothesenseite. Unsicherheit beim Gehen. Der Pfeil zeigt auf die Verkrampfung der Wadenmuskulatur des erhaltenen Beins, die als Ursache einer Unsicherheit häufig bei Oberschenkelamputierten, aber auch bei Unterschenkelamputierten beobachtet werden kann.

### Ungleiche Schulterlage und Haltungsschwäche

Siehe Text Gehschulung für Oberschenkelamputierte (S. 25).

### Abkippen des Rumpfes zur Prothesenseite

Der Unterschenkelamputierte zeigt den Haltungsfehler bei vorhandener Unsicherheit mit der Prothese. Besonders der Anfänger will dem Belastungsschmerz ausweichen und kippt mit dem Rumpf zur Prothesenseite ab (Abb. 72). Der Fehler ist bei einem Unterschenkelamputierten in kürzerer Zeit abzustellen als bei Oberschenkelamputierten. Nach ausreichender Gewöhnung an die Prothese und einer guten Standsicherheit tritt er nicht mehr auf.

### Bogenförmiges Vorwärtsbewegen der Prothese

Häufig ist eine Fehlstellung der Kniegelenkschiene die Ursache dieses Fehlers. Um eine zügige Gehbewegung zu erreichen, ist eine Korrektur der Prothese erforderlich.

## Übungen für streckbehinderte Stümpfe

Der Frischamputierte, noch nicht prothetisch Versorgte neigt beim Gehen mit Stockstützen dazu, den Amputationsstumpf in einer geringen Beugestellung zu halten. Diese Haltung ist für ihn nicht nur bequem, sondern er versucht, seinen Stumpf vor einer Verletzung oder einem unerwarteten Sturz zu schützen. Diese Gewohnheitshaltung kann nach einigen Wochen zu einer Streckbehinderung führen, die bei einem späteren Gehen mit der Prothese neben dem Belastungsschmerz noch einen ziehenden Schmerz durch ungewohnte Dehnung der Sehnen im Kniebereich hinzufügt. Es ist zweckmäßig, die bestehende Streckbehinderung beim Aufbau der Prothese nicht in vollem Umfange zu berücksichtigen. Die Prothese wirkt bei jedem Schritt als Hebel und bekämpft die Streckbehinderung; sie hat hier therapeutischen Wert.

a) Setze dich auf den Boden; die Knieanschlaghemmung der Prothese ist gelöst. Lege beide Hände auf das Kniegelenk des amputierten Beins und versuche, den Oberkörper vorzuwippen und durch Aufdrücken beider Hände auf das Knie des amputierten Beins einer Kniebeugung entgegenzuwirken (Abb. 73).

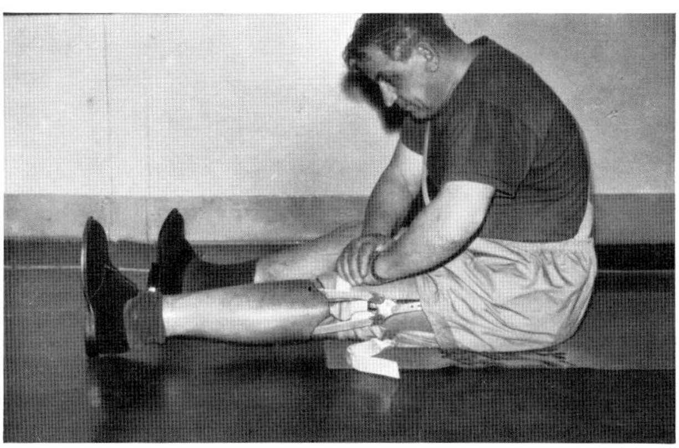

Abb. 73 Übung für streckbehinderte Unterschenkelstümpfe. Der Gurtanschlag der Prothese ist gelöst.

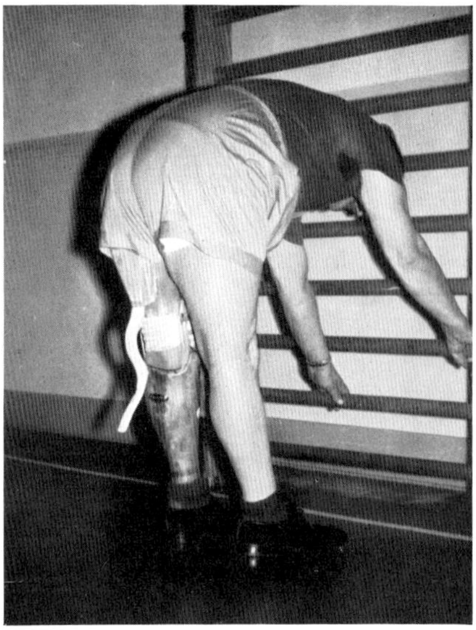

Abb. 74 Übung für streckbehinderte Unterschenkelstümpfe im Stand.

Die Übung soll vom Anfänger täglich öfter wiederholt werden. Aufrechtes Sitzen auf dem Boden mit Belastung des möglichst gestreckten Kniegelenks durch die Hände bedeutet für ältere Amputierte eine Schwierigkeit. Ein solches Sitzen ist eine vorbereitete Übung für das spätere Vorwippen, das eine stärkere Dehnung im Kniegelenk verlangt. In Erweiterung kann die Übung mit einem Medizinball ausgeführt werden.

b) Stelle dich mit dem Gesicht zur Sprossenwand und beuge den Rumpf durch Heruntergreifen der Hände an den Sprossen zum Boden vorwärts. Der hintere Knieanschlag ist gelöst, die Kniegelenke beider Beine sind gestreckt zu halten (Abb. 74).

c) Gehen mit gelockertem Gurtanschlag. Bei dieser Übung ist der hintere Knieanschlag nicht völlig zu lösen, sondern um einige Zentimeter über die Streckbehinderung hinaus freizugeben. Es ist darauf zu achten, daß während des Stehens und Gehens die Kniestreckung so weit erfolgt, bis sich die Knieanschlaghemmung bei jedem Schritt völlig strafft. Nach und nach kann der hintere Gurtanschlag erweitert werden. Begünstigend für diese Übung ist eine vorherige Erwärmung des Kniegelenks unter einem Lichtbogen (30 Minuten). Durch ihre geringe Weichteilabdeckung ist das Belasten der Unterschenkelstümpfe in der Prothese für den Anfänger zunächst mit Schmerzen verbunden. Er versucht, diesen Beschwerden durch eine unnatürlich verkrampfte Haltung auszuweichen. Die bereits beschriebene Beugekontrakturstellung im Kniegelenk gestaltet das Haltungsbild darüber hinaus im negativen Sinne.

## Belastungs- und Standsicherheitsübungen

### Belastungsübungen

a) Aufrechter Stand und wechselseitiges Belasten beider Beine.

b) Aus der Grätschstellung durch wechselseitiges Anheben des rechten und linken Beins in die Grundstellung kommen.

c) Stand gegen die Sprossenwand. Ergreifen der Sprossenwand in Augenhöhe in einem Meter Abstand. Versuchen, die Wand wegzudrücken, indem mit beiden Beinen abwechselnd auf der Stelle getreten wird.

### Standsicherheitsübungen

a) Beuge den Rumpf mit gestreckt gehaltenem Knie vorwärts und versuche, den Boden zu berühren.

b) Beuge den Rumpf rechts und links seitwärts, und zwar:

1. mit hängenden Armen,
2. mit erhobenen Armen,
3. mit hochgehaltenem Medizinball.

c) Stelle dich mit der Hand der beinerhaltenen Seite an die Sprossenwand und hebe den Oberschenkel des erhaltenen Beins an. Versuche, einige Sekunden in dieser Stellung zu verharren.

d) Wie Übung c), jedoch im freien Stand.

e) Stelle dein erhaltenes Bein bei guter Sicherheit auf einen Kasten und als Erweiterung auf einen Stuhlsitz.

f) Gehe aus der Grundstellung mit dem erhaltenen Bein einen halben Schritt vorwärts und anschließend sofort einen halben Schritt rückwärts. Führe diese Schrittfolge mehrmals hintereinander aus und achte auf eine gute Haltung des Oberkörpers.

g) Fange und werfe einen Ball, prelle ihn gegen den Boden auf der Stelle und um den Körper herum.

h) Führe Arm- und Rumpfschwünge verschiedener Art aus, als Erweiterung mit dem Medizinball.

Bei normalen Stumpfverhältnissen werden sich schon nach einigen Übungstagen die Bewegungen des Amputierten denjenigen eines Nichtamputierten weitgehend angeglichen haben. Besondere Beachtung sollte die Schrittlänge finden. Alle Übungen aus der Gehschulung für den Oberschenkelamputierten gelten auch für den Unterschenkelamputierten, bei dem sie weniger Zeit beanspruchen und geringere Schwierigkeiten bereiten werden.

## Treppengehen

Das Aufwärtsgehen von Treppenstufen erfolgt für den Unterschenkelamputierten im Normalgang. Da die Streckung des Fußgelenks sohlenwärts fehlt und damit die Unterschenkelmuskulatur nicht zur Arbeitsleistung eingesetzt werden kann, ist der Kraftaufwand der Oberschenkel- und Gesäßmuskulatur hier viel größer. Es bedeutet zunächst für jeden Unterschenkelamputierten einige Schwierigkeiten, diesen Mangel harmonisch in das Bewegungsbild einzugliedern. Die Lehrkraft hat darauf zu achten, daß der Oberkörper beim Treppengehen leicht vorgeneigt und dadurch der Krafteinsatz verringert wird.

Das Abwärtsgehen der Treppe wird fast von allen Unterschenkelamputierten sofort im Normalgang geübt. Lediglich ältere Versehrte oder Amputierte mit sehr ungünstigen

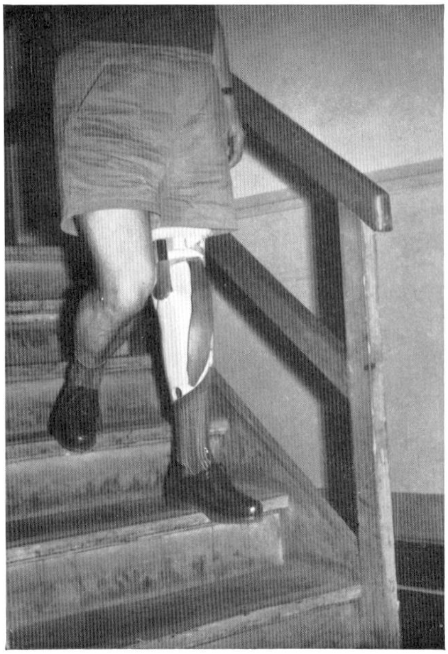

Abb. 75 Halber Sohlenauftritt beim Treppengehen mit einer Unterschenkelprothese.

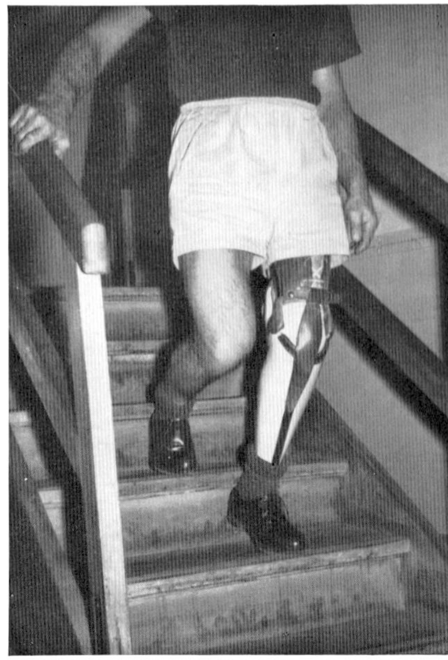

Abb. 76 Auftritt mit dem Vorfuß der Prothese bei gebeugtem Kniegelenk beim Heruntergehen einer Treppe mit einer Unterschenkelprothese.

Stümpfen können zunächst Schwierigkeiten haben. Der Prothesenfuß wird bei normalem Abwärtsgehen mit der Sohle auf die nächst tiefer gelegene Stufe aufgesetzt (Abb. 75). Dadurch ist ein ungehindertes Abwickeln des Bewegungsvorganges beim Heruntergehen möglich.

Eine weitere Möglichkeit, die Treppe hinunterzugehen, besteht darin, die Prothese bei gebeugtem Knie auf der Fußspitze aufzusetzen, so daß das erhaltene Bein die nächst tiefer gelegene Stufe erreichen kann (Abb. 76). Diese Form sieht natürlicher aus, bedingt aber einen höheren Kraftaufwand.

## Geschicklichkeitsübungen

a) Balancieren im Stand auf der Prothese.

Diese Übung schult die Standsicherheit. Sie ist zugleich eine Belastungsübung und härtet den Stumpf an seinen Berührungsflächen im Schaft ab.

b) Balancieren über einen 40 cm hohen Schwebebalken.

c) Gehen mit einem beladenen Tablett.

d) Balancieren eines Stocks in der Handfläche.

e) Springen vom Stand in die Grätschstellung und zurück.

f) Niederspringen von einem Kasten.

(Die Übungen b–f sind bei den Geschicklichkeitsübungen in der Gehschulung für Oberschenkelamputierte bereits beschrieben.)

g) Laufschritt.

Der normale Laufschritt ist für den geübten Unterschenkelamputierten mit guten Stumpfverhältnissen leicht möglich. Der Oberkörper ist dabei vorgeneigt. Die Prothese wird gebeugt mit dem Vorfuß aufgesetzt und nach dem Aufsetzen kräftig gestreckt. Je kräftiger die Kniestreckung erfolgt, um so weniger macht sich das Fehlen der Muskelgruppen bemerkbar, die das Abdrücken des Fußes am Boden ermöglichen. Kurze Strecken (30–40 m) können ohne Schädigung des Stumpfes gut gelaufen werden.

# Gehschulung beidseitig Beinamputierter

## Einleitung

Die Amputation beider Beine ruft bei vielen Betroffenen die Vorstellung hervor, daß dieser Verlust einen Verzicht auf die normalen Lebensformen mit sich bringt. Besonders bei Doppeloberschenkelamputierten besteht die Gefahr, daß die Verstümmelung zu Verzagtheit und Krüppelkomplexen führt. Hier ist es Aufgabe der Lehrkraft, durch psychologisches Verständnis, geschicktes Einfühlungsvermögen und gute psychische Führung diesen Vorstellungen vom ersten Tage an entgegenzuarbeiten. Die schwere Versehrtheit fordert ein großes Maß an Energie, an Geduld, Mut und Ausdauer von dem Amputierten.

Der heutige Stand der Orthopädie ermöglicht eine prothetische Versorgung, die auch Doppeloberschenkelamputierten mit weniger günstigen Stümpfen das Erlernen einer ausreichenden Gehtechnik gestattet. Eine günstigere Ausgangsbasis als der Doppeloberschenkelamputierte hat der Ober-Unterschenkel-Amputierte. Das erhalten gebliebene Kniegelenk gibt ihm eine größere statische Sicherheit. Die Seite der Unterschenkelamputation übernimmt die Rolle des Standbeins. Bei der Amputation beider Unterschenkel sind die Verhältnisse durch die Erhaltung zweier funktionstüchtiger Kniegelenke noch günstiger.

## Gehschulung für Doppelunterschenkelamputierte

Die Gehschulung des Doppelunterschenkelamputierten unterscheidet sich im wesentlichen nicht besonders von der des einseitig Unterschenkelamputierten.

Die Schulung wird in diesen Fällen längere Zeit in Anspruch nehmen, da die Gewöhnung an die Prothesen langsamer erfolgt. Der einseitig Amputierte vermag seinen Stumpf zeitweilig zu entlasten, indem er das erhaltene Bein als Standbein benutzt. Von dieser Erleichterung kann der Doppelunterschenkelamputierte keinen Gebrauch machen. Hier steht ein Stumpf sowohl im Stehen als auch im Gehen ständig unter Belastung. Für den Anfänger sind daher ausreichende Ruhepausen notwendig. Der Schwierigkeitsgrad beim Gehen mit zwei Unterschenkelprothesen wird jedoch vom Außenstehenden meist überschätzt. Infolge der Funktion beider erhaltener Kniegelenke ergeben sich bei günstigen Stumpfverhältnissen gegenüber dem einseitig Oberschenkelamputierten in manchen Fällen sogar einige Vorteile.

Zunächst ist das Erlernen des Gleichgewichtshaltens für den Doppelunterschenkelamputierten von erstrangiger Bedeutung. Nach Erreichung einer genügenden Standsicherheit beginnt das Erlernen des Gehens mit zwei Stöcken. Es wird in der Reihen-

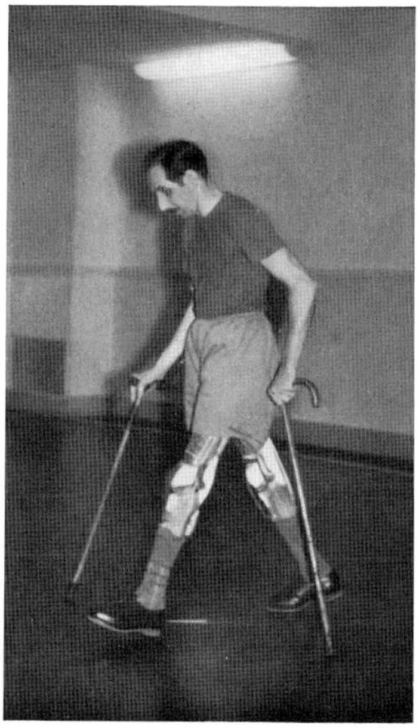

Abb. 77 Gehen eines Doppelunterschenkelamputierten mit zwei Stöcken in der Reihenfolge: linkes Bein, rechter Stock, rechtes Bein, linker Stock.

folge linkes Bein, rechter Stock, rechtes Bein, linker Stock geübt (Abb. 77). Schon nach wenigen Tagen wird der Übende auf einen Stock verzichten können. Das Endziel des Lehrgangs für den Doppelunterschenkelamputierten ist jedoch das Gehen ohne Zuhilfenahme eines Stocks. Dieses Ziel läßt sich im allgemeinen nach vier bis sechs Wochen erreichen. Die Stumpfverhältnisse sind für den Erfolg der Ausbildung entscheidend. Zur Gehschulung eignen sich alle Übungen, die für den Oberschenkel- und Unterschenkelamputierten angegeben wurden. So werden auch hier mit Hilfe rhythmischer Musik die Sicherheit und die Ausdauer des Amputierten gefördert.

## Gehschulung Doppeloberschenkelamputierte und Ober-Unterschenkel-Amputierte

### Anziehen der Prothesen

Der Doppeloberschenkelamputierte wird in der ersten Zeit beim Anziehen der Prothesen auf Hilfeleistung angewiesen sein. Das selbständige Anziehen soll jedoch möglichst schnell erlernt werden. Dem Anfänger gelingt das Anziehen am leichtesten im Liegen. Die Stümpfe sind dabei in gleicher Stellung wie beim Stehen. Der Körper ist entspannt, und die Prothesen werden so angezogen wie beim einseitig Oberschenkelamputierten. Tragbandagen lassen sich im Liegen gut anlegen. Nach einigen Tagen der Gewöhnung ist es zweckmäßig, zum Anziehen der Prothesen in die Sitzhaltung überzugehen. Der Amputierte wird sehr bald erlernen, in dieser Stellung seine Prothesen anzulegen.

Es hat sich als vorteilhaft erwiesen, die Schlauchbinden, mit deren Hilfe der Stumpf ganz in den Schaft eingezogen wird, im Sitzen noch nicht ganz durchzuziehen, sondern erst im Stehen den Stumpf vollständig in das Stumpfbett hineinzuziehen. Die Gurtung soll dabei vom Amputierten nochmals auf ihren Sitz überprüft und, falls erforderlich, nachgestellt werden.

Diese Hinweise gelten in gleichem Sinne für den Ober-Unterschenkel-Amputierten.

Der erfahrene Kunstbeinträger wird auch als Doppeloberschenkelamputierter seine eigene Anziehtechnik entwickeln, die von dem vorher Gesagten abweichend sein kann und die ihm im Laufe der Jahre keine Schwierigkeiten mehr bereitet.

## Gewöhnung an die Prothesen und Standsicherheit

Die wichtigste Aufgabe des ersten Lehrabschnitts besteht darin, den Übenden an seine Prothesen zu gewöhnen und ihm eine ausreichende Standsicherheit zu vermitteln. Bei ungünstigen Stümpfen (Kurzstümpfen, streckbehinderten Stümpfen) ist es vorteilhaft, in den ersten Tagen mit Kurzprothesen im Rohbau üben zu lassen (Abb. 78). Diese Prothesen werden nach 14 Tagen durch verkürzte Kniepaßteile erweitert und nach weiteren 14 Tagen zur vollen Länge abgeändert. Die Schwierigkeit des freien Stehens wird so von den kurzen Prothesen über die halblangen zu den Normalprothesen systematisch gesteigert. Eine Fehlstellung der Stümpfe, die sich aber erfahrungsgemäß häu-

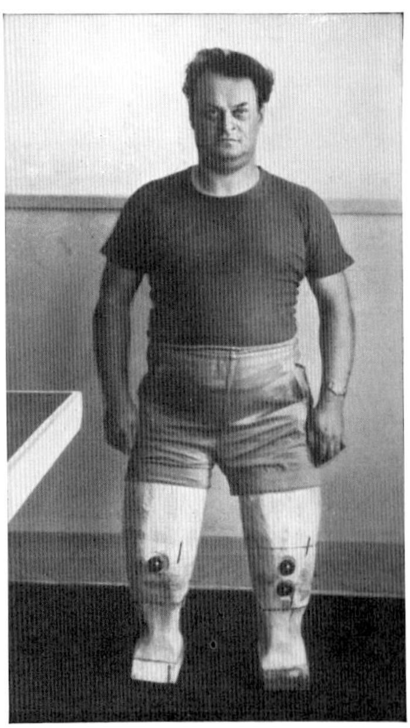

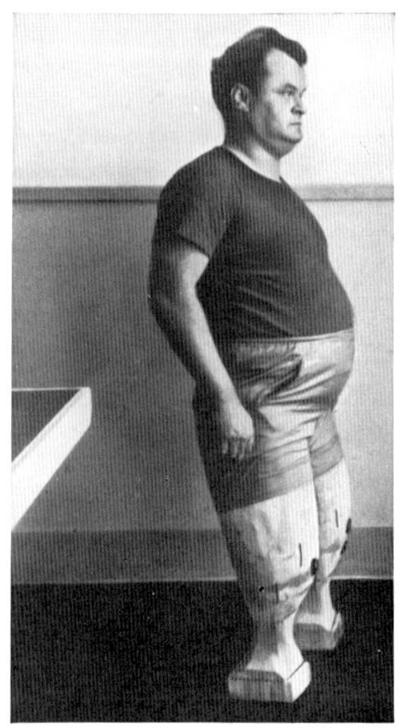

Abb. 78 Kurze Rohbauprothese eines Doppeloberschenkelamputierten. Stümpfe sind streckbehindert und stehen in Abduktionsstellung. Gewöhnung an die Prothesen und die Standsicherheit wird in dieser Verkürzung erleichtert. Durch Knie-, Waden- und Fußpaßteile wird nach und nach in schwierigen Fällen die passende Normallänge der Prothesen erreicht.

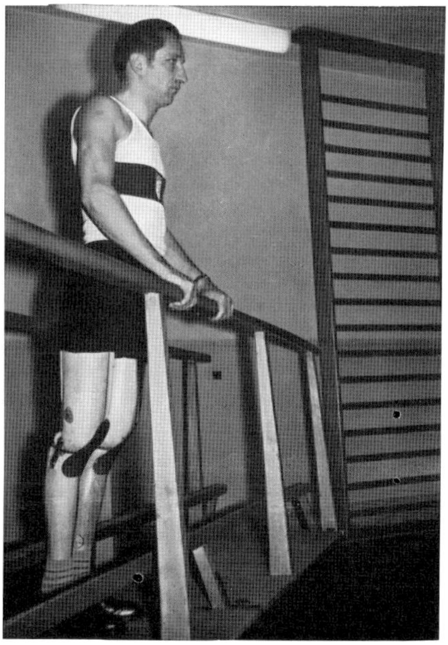

Abb. 79 Erste Standübung eines Doppeloberschenkelamputierten im Gehbarren. Übung a) der Gewöhnungs- und Standsicherheitsübungen für Doppeloberschenkelamputierte.

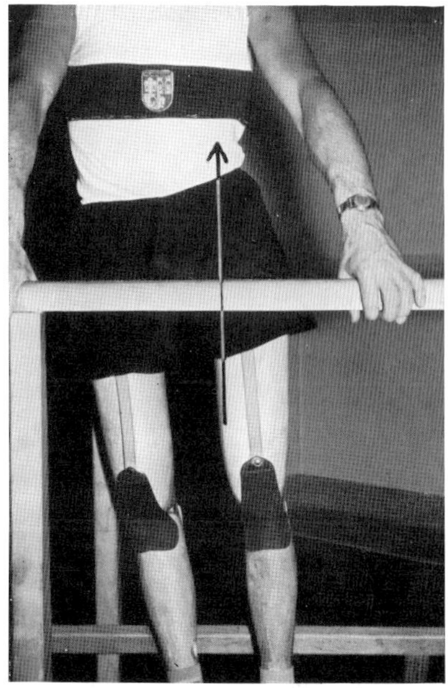

Abb. 80 Anheben des Beckens eines Doppeloberschenkelamputierten mit Aufgabenstellung wie bei Übung d) der Gewöhnungs- und Standsicherheitsübungen für Doppeloberschenkelamputierte.

fig in den ersten Übungstagen durch die rückhebelnde (redressierende) Wirkung der Prothesen verbessert, muß durch entsprechende Stellung des Prothesenschafts berücksichtigt werden. Der Amputierte hat bei dem geschilderten Vorgehen den Vorteil, sich allmählich an die beweglichen Kniegelenke und die normale Beinlänge gewöhnen zu können. Die Mühe des mehrmaligen, zeitlich unterbrochenen Aufbaus der Prothesen wird dabei durch eine schnell erreichte Sicherheit belohnt.

## Gewöhnungs- und Standsicherheitsübungen

Beim Üben im Stand ist durch die Lehrkraft oder ein Hilfsgerät (Gehbarren) für ständige Sicherheit zu sorgen. Beim Anfänger muß das Gefühl der Angst vor einem Sturz eingeschränkt werden.

a). Stehen mit gleichmäßiger Belastung beider Beine (Abb. 79).

Der Haltung des Oberkörpers ist hier besondere Aufmerksamkeit zu widmen (keine Hohlkreuzhaltung). Die Übung wird so lange durchgeführt, bis ein freies Stehen erreicht ist.

b) Bewegungen der Arme im Stand.

Seithalten, Vorwärtsführen und Hochheben der Arme über den Kopf schulen das Gleichgewichtsgefühl.

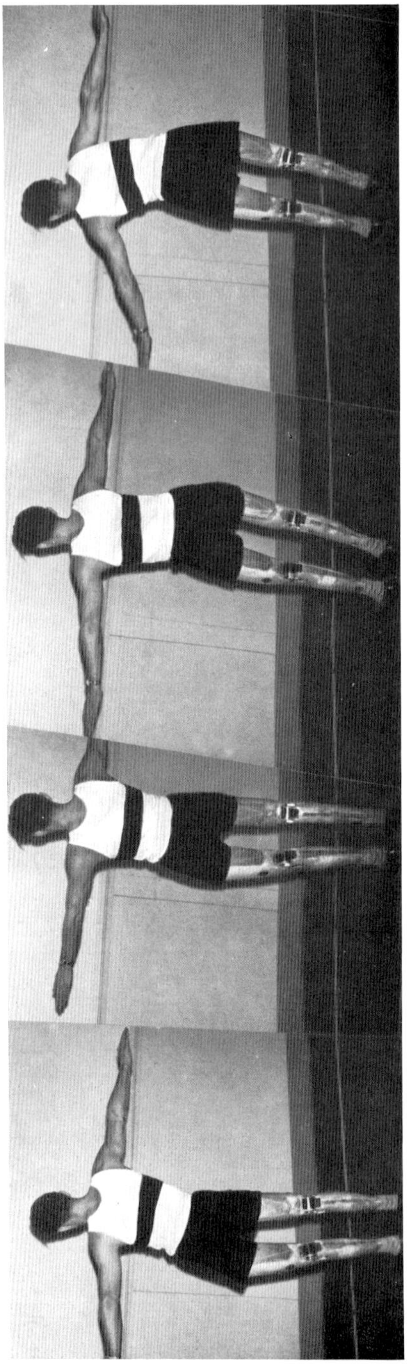

Abb. 81 Beckenkreisen eines Doppeloberschenkelamputierten, eine vorzügliche Übung, deren Beherrschunng die Voraussetzung für ein gutes, ausgeglichenes Gangbild ist. Übung e) der Gewöhnungs- und Standsicherheitsübungen für Doppeloberschenkelamputierte.

c) Wechselseitiges Anheben der Prothesen im Stand.

Der Amputierte steht mit jeder Prothese auf einem Zeitungsblatt und versucht, die Prothesen im Wechsel kurz anzuheben, so daß ein Helfer die Zeitungsblätter wegziehen kann. Es wird ihm damit eine Aufgabe gestellt, bei der er sich überzeugen kann, daß er, wenn auch nur für einen geringen Zeitraum, einseitig frei gestanden hat.

d) Anheben des Beckens links- und rechtsseitig.

In Erweiterung der vorhergehenden Übungen wird das Anheben einer Prothese mit Hilfe des Beckens geschult.

Man hebt mit einem kleinen Seitwärtsschritt die Prothese über eine Streichholzschachtel. Man beachte dabei die aufrechte Haltung des Rumpfs und vermeide ein Rumpfvorwärtsbeugen. Ausreichende Hilfestellung der Lehrkraft oder die Ausführung im Gehbarren erleichtert den Übungserfolg (Abb. 80).

e) Beckenkreisen rechts und links, zunächst mit Hilfestellung und anschließend ohne fremde Hilfe (Abb. 81).

f) Wendungen durch kleine Schritte auf der Stelle mit und ohne Hilfestellung.

## Erlernen des Gehens, der Gleichgewichts- und Ganghaltung

Das Erlernen des Gleichgewichtshaltens beim Gehen ist für jeden Doppelbeinamputierten zunächst mit besonderer Mühe verbunden. Durch Ausfall wesentlicher Teile der Bein- und Fußmuskulatur ist die Gleichgewichtshaltung nur durch die Sperrung der Kniegelenke, durch rückwärtigen Stumpfdruck bei ständiger Verlagerung des Körperschwerpunkts unter Mitarbeit des Beckens möglich. Deshalb ist für einen einwandfreien Gang in guter Haltung ein bewegliches Becken die Voraussetzung.

Bei der Erlernung der Gehbewegung leistet der Gehbarren wertvolle Hilfe. Auch hier sind die Seitwärtsschritte die ersten Gehübungen. Die Gleichgewichtshaltung wird in gleicher Weise wie bei der Gehschulung der einseitig Oberschenkelamputierten gelehrt und geübt (a. a. O.). Neben der Sicherung der Kniegelenke ist die aufrechte Körperhaltung und die volle Belastung des Tuberaufsitzes besonders zu beachten. Die Seitwärtsschritte werden zunächst durch Aufstützen beider Arme auf einen Holm des Gehbarrens erleichtert, mit zunehmendem Schwierigkeitsgrad mit nur einem aufgestützten Arm und später ohne Abstützung geübt. Ist dieser Leistungsstand erreicht, so wird der für den Doppeloberschenkelamputierten wesentlich schwierigere Vorwärtsschritt erlernt.

Rückwärtiger Stumpfdruck und Hinüberschieben des Schwerpunkts über den Auftrittspunkt der Prothese sind besonders beim Doppeloberschenkelamputierten bei dieser Bewegung scharf voneinander zu trennen.

Durch Anheben des Beckens wird dem gleichseitigen Prothesenfuß die genügende Bodenfreiheit gegeben, aus der Grundstellung einen fußlangen Schritt nach vorn auszuführen. Das Gewicht des Körpers wird danach auf die vorgestellte Prothese verlagert. Die in Schrittrücklage befindliche Prothese wird durch Vorbringen des Stumpfes unter gleichzeitigem Anheben der zugehörigen Beckenhälfte vorgeschwungen. Die geringe Bodenfreiheit, welche die vorschwingende Prothese dem Doppelbeinamputierten bei jedem Schritt gibt, würde bei einem Absinken des Beckens während der Schrittbewegung zugleich ein Hängenbleiben der Prothesenfußspitze am Boden zur Folge haben. Die Schrittlänge ist bei jedem Anfänger klein zu halten.

Die unteren Holme des abgebildeten Gehbarrens, die zunächst breit gestellt sind, werden täglich um einen Zentimeter enger gestellt. Der Übende wird damit zu einer schmaleren Schrittführung gezwungen (Abb. 82–84). Erfahrungsgemäß ist die Sicherheit nach drei bis vier Wochen so weit geschult, daß auf den Gehbarren verzichtet werden kann. Zwei Stockstützen, die im Wechsel rechtes Bein – linke Hand und umgekehrt benutzt werden, bieten nun die nötige Sicherheit.

Das Gehen außerhalb des Übungsbarrens bedeutet für den Übenden eine Umstellung, die sich auch in seinem Haltungsbild bemerkbar macht. Er neigt nun wie am Anfang dazu, den Oberkörper vorzubeugen und die aufrechte Haltung aus Angst vor dem Fall zu vernachlässigen. Die Lehrkraft soll in dieser Übungsphase hinter dem Übenden gehen und Haltungsmängel berichtigen. Sie hält die Bandage, um dem Übenden das Gefühl der Sicherheit zu geben. Dieser Sicherungsgriff darf nicht zur Gewohnheit werden, weil dadurch das Gleichgewichtsgefühl und die Standsicherheit des Übenden beeinträchtigt würden. Nach und nach soll der feste Griff gelockert werden. Zweckmäßig wird während dieses Übungsteils schon mit Seitwärtsschritten begonnen. Erst allmählich, wenn das Zutrauen zu den Prothesen und die Standsicherheit ausreichend vorhanden sind, soll der Übende die Zahl der Vorwärts- und Seitwärtsschritte steigern.

Eine weitere Schwierigkeit bereitet der Übergang zur Benutzung normaler Gehstöcke (Abb. 85). Das angestrebte Endziel ist das Gehen mit einem Stock (Abb. 86). Die systematische Leistungssteigerung vom Gehbarren über das Gehen mit Hilfe von zwei Stockstützen im Gehschulraum bis zur Benutzung eines Stocks oder gar zum völlig freien Gang ist ein weiter Weg. Vielen Amputierten dieser Schadensklasse sind dabei Grenzen gesetzt. Bei einigen ist es das höhere Lebensalter, das sie zur Benutzung von zwei Stockstützen zwingt, bei anderen sind es die ungünstigen Stumpfverhältnisse, die ein Gehen ohne doppelte Stockunterstützung nicht zulassen. Der freie Gang ohne Zuhilfenahme einer Stütze wird in vollendeter Form nur von wenigen Doppeloberschenkelamputierten erreicht. Voraussetzung dafür ist neben einwandfreien Stumpfverhältnissen hervorragende Körpergewandtheit.

## Erlernen von Gebrauchsbewegungen

### a) Aufheben eines Gegenstands vom Boden

Dem Ober-Unterschenkel-Amputierten (Abb. 87) bereitet diese Übung weniger Schwierigkeiten als dem Doppeloberschenkelamputierten. Letzterer wird durch Vorbeugen des Oberkörpers mit gleichzeitigem Abstützen eines Arms auf einen Stock die Bewegung ausführen können. Dabei wird das Hochkommen zum aufrechten Stand durch kräftigen Abdruck der Hand vom Boden und Nachfassen dieser Hand auf den gleichseitigen Oberschenkelschaft in Höhe des Kniegelenks erleichert (Abb. 88).

### b) Hinsitzen auf einen Stuhl

Der Amputierte stellt sich mit dem Gesicht zur Sitzfläche des Stuhls. Die linke Hand stützt auf der Sitzfläche ab, die rechte Hand erfaßt die Rücklehne. Durch Drehung des Körpers nach rechts und Entlasten der rechten Prothese erfolgt das Einknicken

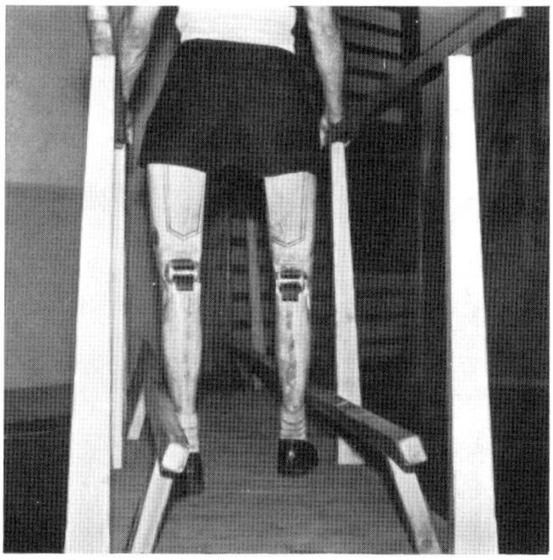

Abb. 82 Doppeloberschenkelamputierter im Gehbarren mit breit gestellten unteren Holmen.

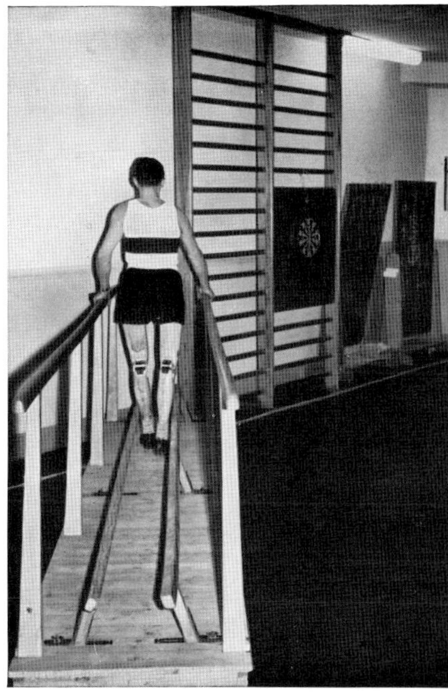

Abb. 83 Doppeloberschenkelamputierter im Gehbarren mit Holmen, die für eine normale Schrittbreite eingestellt sind.

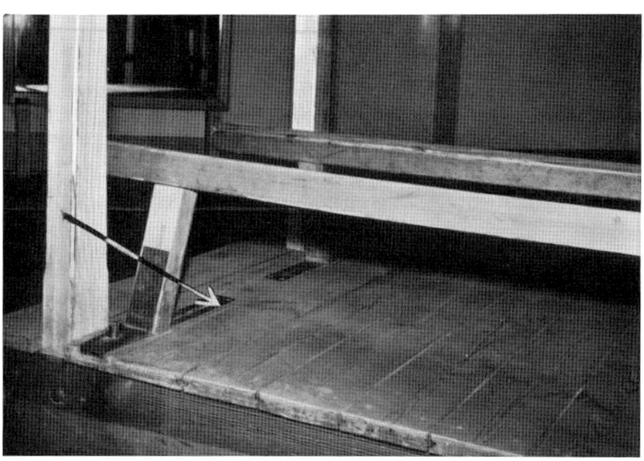

Abb. 84 Der Pfeil zeigt auf die Einstelleinrichtung mit Flügelschrauben der unteren Holme eines Gehbarrens.

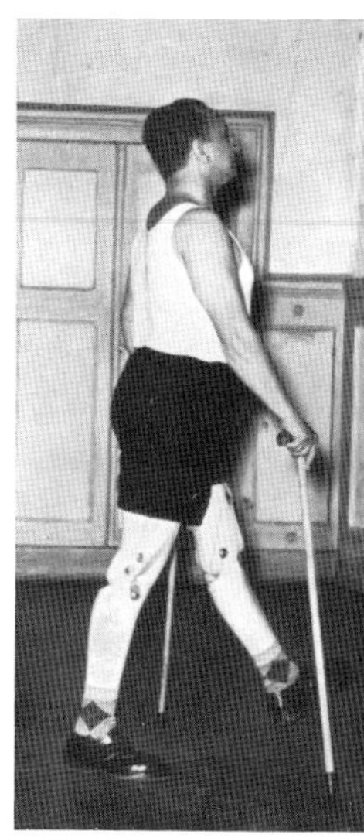

Abb. 85 Doppeloberschenkelamputierter bei ersten Gehversuchen mit zwei Stöcken.

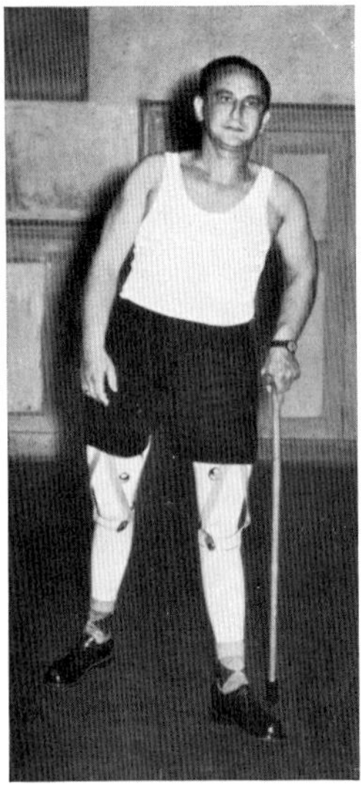

86

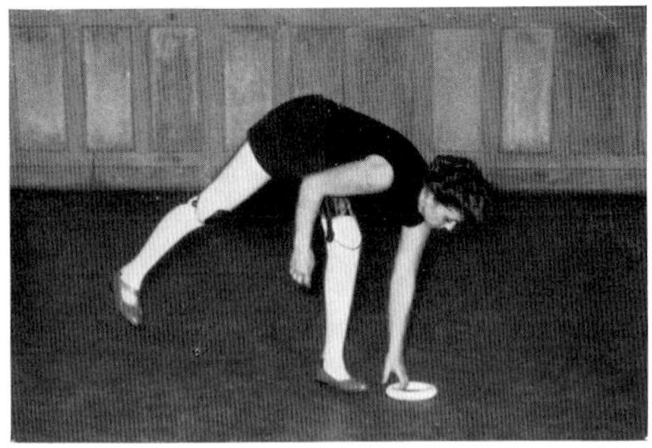

Abb. 87 Müheloses Aufheben eines Gegenstandes von einer Oberschenkel-Amputierten.

Abb. 86 Doppeloberschenkelamputierter bei ersten Gehversuchen mit einem Stock. Die Schulter des vorkommenden Beines wird hier noch angehoben, da der Stock gerade auf der entgegengesetzten Seite unterstützt. Beckenanheben hier zu gering, deshalb Schulterhochstand.

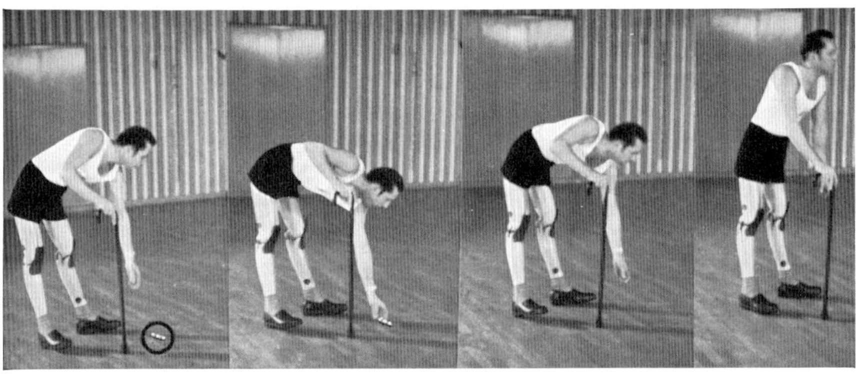

Abb. 88 Aufheben eines Gegenstands von einem Doppeloberschenkelamputierten. Übung a) der Gebrauchsbewegungen für Doppeloberschenkelamputierte.

des rechten Kniegelenks mit anschließendem Einknicken des linken Kniegelenks. Der rechte Oberschenkel setzt dabei zuerst auf die Sitzfläche auf, der linke Oberschenkel folgt nach (Abb. 89).

### c) Aufstehen von einem Stuhl

Aus der Sitzhaltung greift die rechte Hand mit seitlicher Rumpfdrehung rückwärts nach der Stuhllehne. Die Sitzfläche wird nach dieser Drehung nur noch vom rechten Oberschenkel berührt. Die linke Hand stützt auf der Sitzfläche neben dem rechten Oberschenkel ab. Die linke Prothese wird durch Stumpfstreckbewegung gerade gestellt und gesperrt. Die linke Hand drückt jetzt den Oberkörper aus der gebeugten Haltung hoch, die rechte Hand unterstützt die Bewegung. Der rechte Oberschenkel kommt

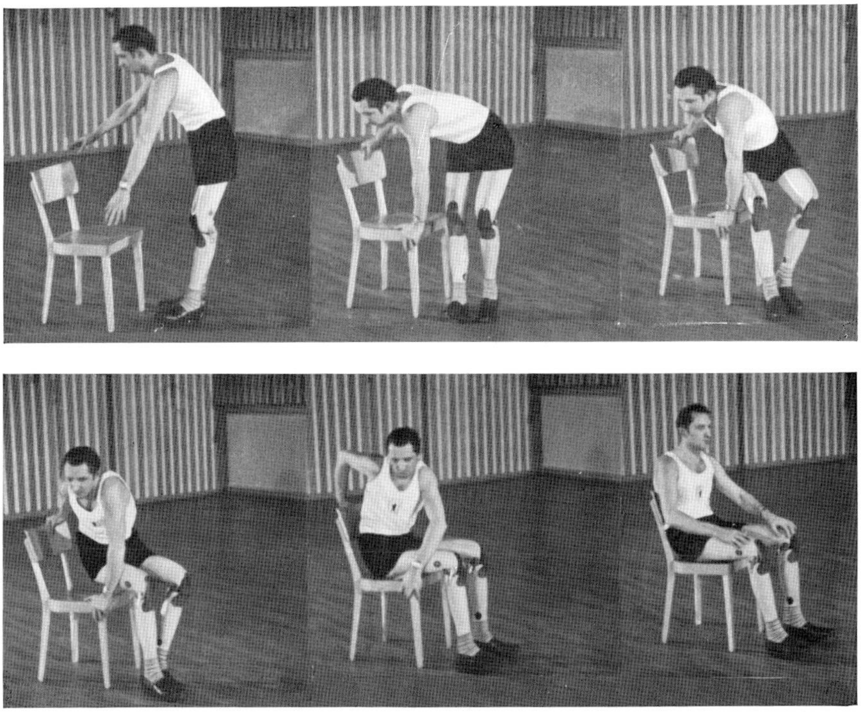

Abb. 89 Hinsetzen eines Doppeloberschenkelamputierten. Übung b) der Gebrauchsbewegungen für Doppeloberschenkelamputierte.

vom Sitz los, wird durch eine gleichzeitige Stumpfstreckbewegung geradegestellt, und das Kniegelenk wird gesperrt. Die Körperlast ruht auf dem linken Bein und beiden abstützenden Händen. Der rechte Oberschenkel wird neben den linken gestellt; die rechte Hand drückt von der Rücklehne des Stuhls ab. Anschließend drückt die linke Hand den Oberkörper von der Sitzfläche zur aufrechten Haltung (Abb. 90).

Grundsätzlich läßt die Hand auf der Sitzfläche den Stuhl als letzte los, da sonst die Gefahr des Stuhlkippens und des Stürzens besteht. Das Aufstehen kann auch mit der rechten Hand begonnen werden. Der Bewegungsablauf ist dann umgekehrt.

## d) Hinsetzen auf den Boden

Für Doppelbeinamputierte wird das Hinsitzen auf den Boden ohne Hilfestellung immer ein schwieriges Unterfangen sein. Eine gute körperliche Gewandtheit ist Voraussetzung. Durch Vorbeugen des Oberkörpers und Abstützen der Hände in weitem Abstand von den Füßen bei gesicherten Kniegelenken wird bei Drehung des Körpers zu einem Stützarm (meistens dem rechten) das Gewicht des Körpers bei gleichzeitiger Anbeugung und bei Einknicken der Prothesenkniegelenke durch den gebeugten Arm aufgefangen und der Körper seitlich zum Sitzen auf den Boden gebracht (Abb. 91 u. 92).

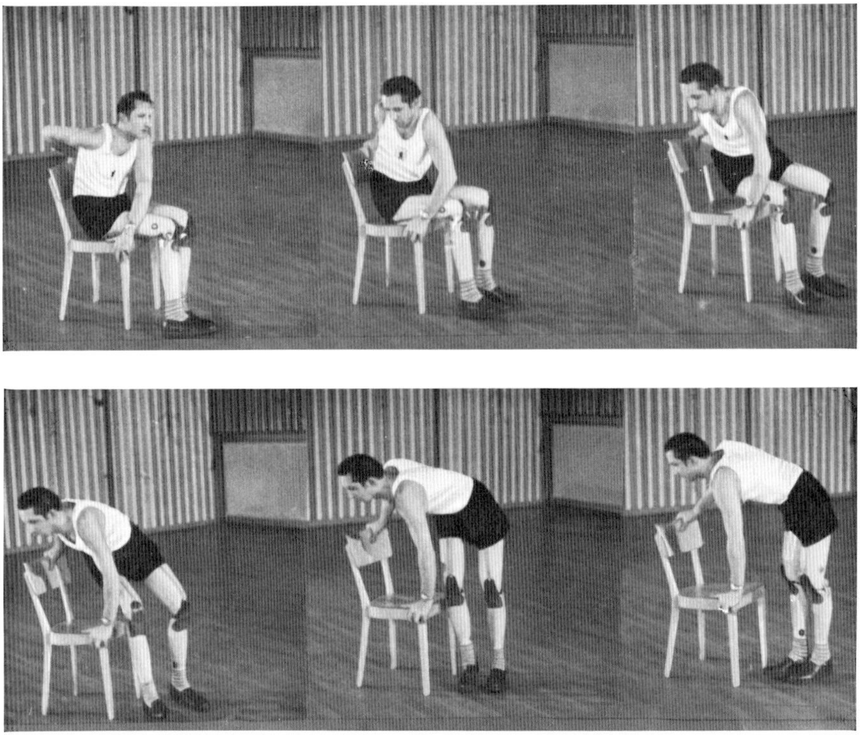

Abb. 90 Aufstehen eines Doppeloberschenkelamputierten. Übung c) der Gebrauchsbewegungen für Doppeloberschenkelamputierte.

### e) Aufstehen vom Boden

Der Ober-Unterschenkel-Amputierte steht wie der einseitig Oberschenkelamputierte mit kräftigem Abdruck beider Hände vom Boden auf (Abb. 93). Der Doppeloberschenkelamputierte muß zunächst ebenfalls in den Kniestand. In dieser Stellung stellt er durch weite Vorlage des Oberkörpers auf die stützenden Hände die Prothesen durch rückwärtigen Stumpfdruck gerade; die Innenkante des einen Prothesenfußes stemmt dabei gegen den Boden. Dieser Vorgang des Abstemmens wird auch beim Hinsitzen auf den Boden beachtet. Die stützenden Hände werden nacheinander durch Zurücksetzen zu den Fußspitzen der Prothesen gebracht. Mit Hilfe des Stocks und kräftigem Abdruck vom Boden wird der aufrechte Stand erreicht (Abb. 94). Bei glattem Fußboden ist dieser Bewegungsablauf schwierig, da die Fußspitzen der Prothesen an der Bodenfläche keine genügende Haftung finden.

Hinsitzen und Aufstehen vom Boden wird von einem Doppelbeinamputierten nur selten ohne Hilfeleistung ausgeführt werden. Es sollte auch nur im Notfall allein versucht werden.

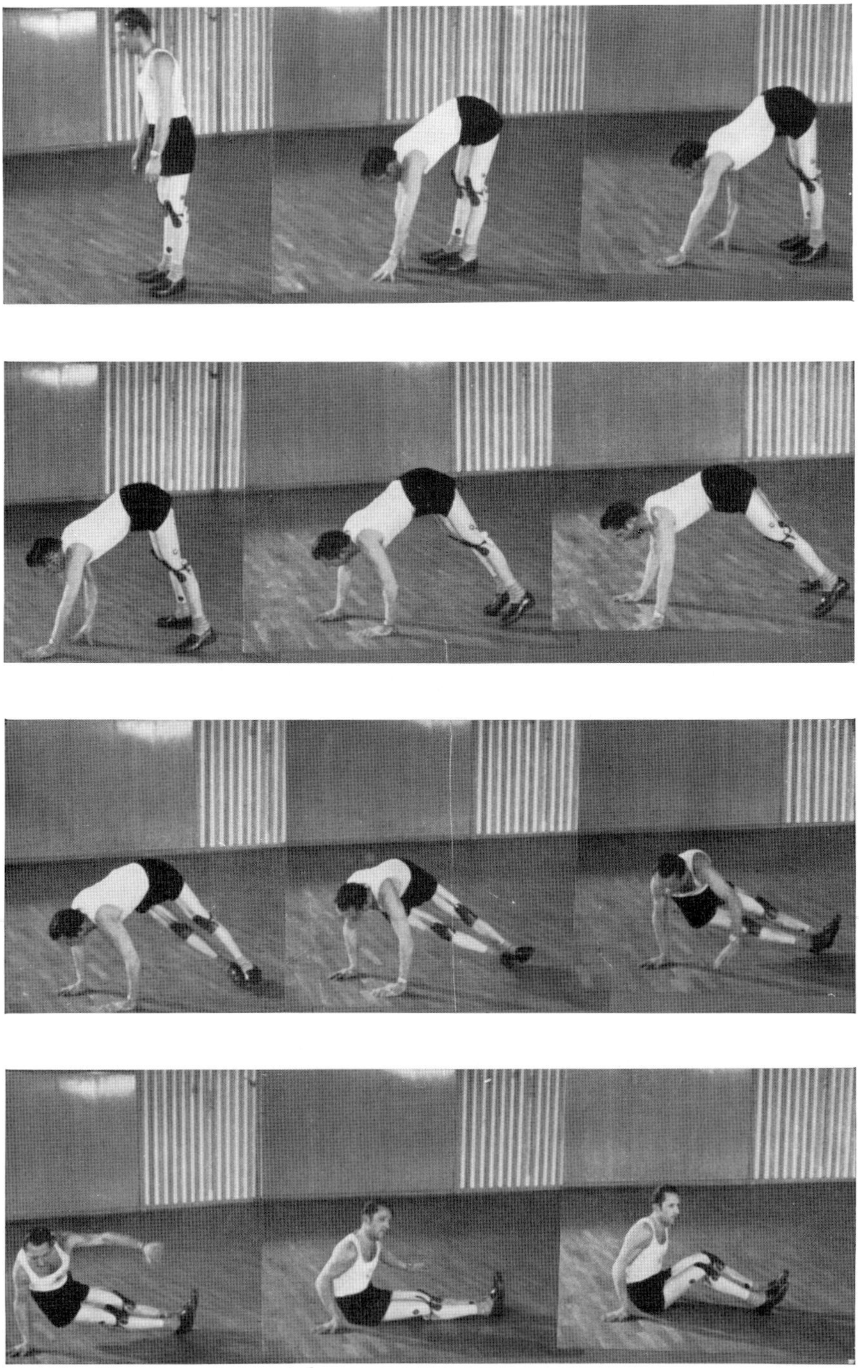

Abb. 91 Hinsitzen eines Doppeloberschenkelamputierten auf den Boden. Übung d) der Gebrauchsbewegungen für Doppeloberschenkelamputierte.

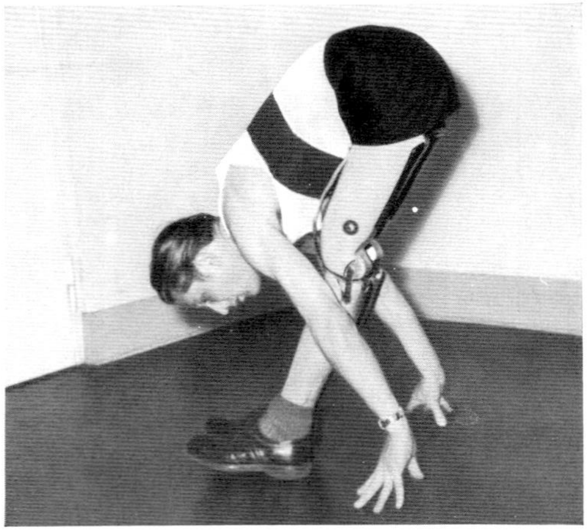

Abb. 92 Hinsitzen eines Doppeloberschenkelamputierten auf den Boden in einer sonst nicht üblichen Form, die eine hohe Körperbeherrschung und Geschicklichkeit voraussetzt. Dieser Doppeloberschenkelamputierte steht auch in der gleichen Form vom Boden wieder auf.

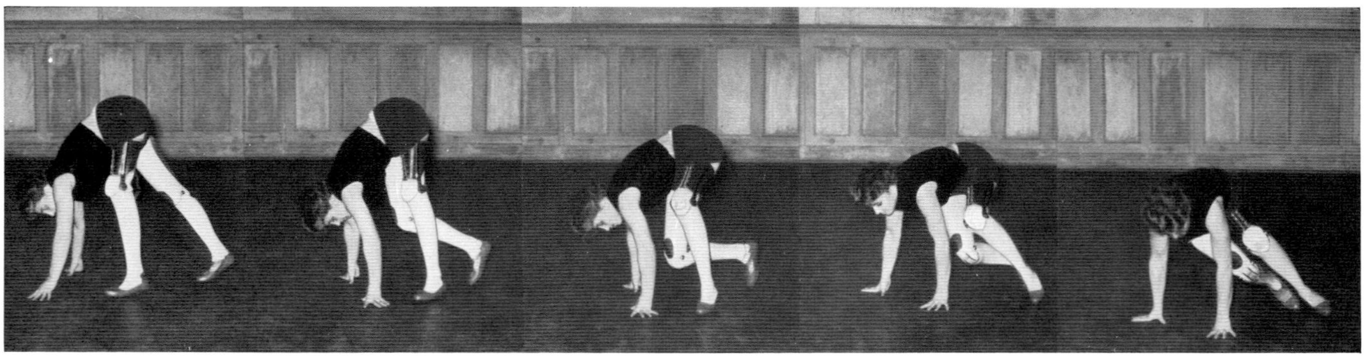

Abb. 93 Aufstehen einer Ober-Unterschenkel-Amputierten vom Boden. Das Hinsitzen wird in umgekehrter Reihenfolge ausgeführt.

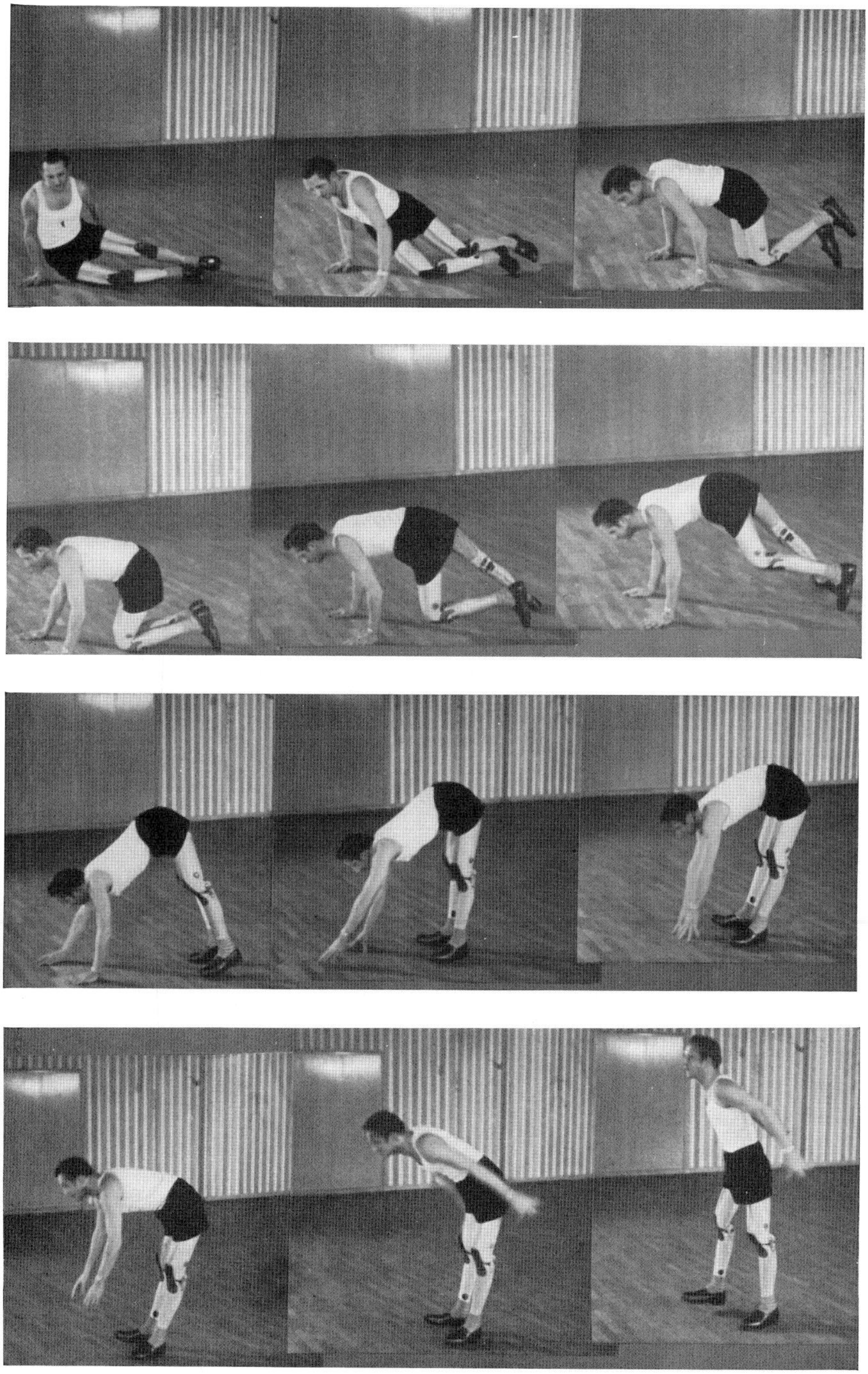

Abb. 94 Aufstehen eines Doppeloberschenkelamputierten vom Boden. Übung e) der Gebrauchsbewegungen für Doppeloberschenkelamputierte.

### f) Treppengehen aufwärts

Für den Ober-Unterschenkel-Amputierten ist die Übung durch das erhaltene Kniegelenk weniger schwierig als für den Doppeloberschenkelamputierten. Ersterer kann wie der Oberschenkelamputierte mit einem Nachstellschritt die Treppe hinaufgehen und das Treppengehen durch die Stockbenutzung und die Hilfe eines Geländers erleichtern. Für den Doppeloberschenkelamputierten ist das Treppengehen aufwärts immer mühsam. Eine Prothese wird durch seitliches Vorschwingen auf die nächst höhere Treppenkante mit dem Sohlenrist aufgesetzt. Der Stumpf sperrt das Prothesenkniegelenk, und durch gleichzeitiges Hinaufziehen mit einer Hand am Geländer und Abdrükken mit der Stockhand wird die zweite Prothese auf die gleiche oder bei großer Geschicklichkeit auf die nächst höher gelegene Stufe gesetzt (Abb. 120, S. 106).

### g) Treppengehen abwärts

Der Ober-Unterschenkel-Amputierte geht die Treppe eine Stufe nach der anderen hinunter. Er setzt die Unterschenkelprothese mit dem halben Fuß an der Treppenkante auf und geht bei gleichzeitiger Beugung des erhaltenen Kniegelenks mit gut gesicherter Oberschenkelprothese eine Stufe tiefer. Die Unterschenkelprothese wird danach auf die gleiche Stufe gestellt. Stockbenutzung und eine Hand, sichernd am Geländer gehalten, erleichtern das Heruntergehen.

Der Doppeloberschenkelamputierte stellt das zur Treppenmitte weisende Bein je nach Kniegelenksystem (s. Treppengehen für Oberschenkelamputierte, S. 55, Abb. 55) an die Treppenkante. Eine Hand stützt am Geländer ab, die andere setzt den Stock auf die zu erreichende Treppenstufe (Abb. 119, S. 106). Durch genügendes Abstützen mit beiden Händen soll das harte Aufsetzen der auftretenden Prothese nach dem Einknikken des einen Prothesenkniegelenks abgemildert werden. Beide Prothesen stehen danach auf der gleichen Treppenstufe für den nächsten Schritt abwärts.

### h) Treppengehen ohne Geländer auf- und abwärts

Bei guter körperlicher Gewandtheit und bei guten Stumpfverhältnissen kann der Ober-Unterschenkel-Amputierte diese Übung ausführen. Der Doppeloberschenkelamputierte sollte jedoch Treppenstufen ohne Geländer nur mit Hilfe einer Begleitperson gehen. Die Verletzungsgefahr durch den harten stauchenden Auftritt der aufsetzenden Prothese, die durch ein Abstützen an einem Geländer nicht eingeschränkt wird, wäre zu groß.

### i) Gehen über eine Bordsteinkante aufwärts

Der Ober-Unterschenkel-Amputierte setzt die Unterschenkelprothese auf die Bordsteinkante und drückt mit Hilfe des Stocks den Körper nach oben. Die Oberschenkelprothese wird nachgezogen.

Der Doppeloberschenkelamputierte setzt eine Prothese auf die Bordsteinkante und drückt sich mit dem Stock unter Ausnutzung des Gehschwungs nach oben. Die Hand der Körperseite der oben aufgesetzten Prothese kann dabei das Kniegelenk durch Druck von vorn sichern helfen (Abb. 95).

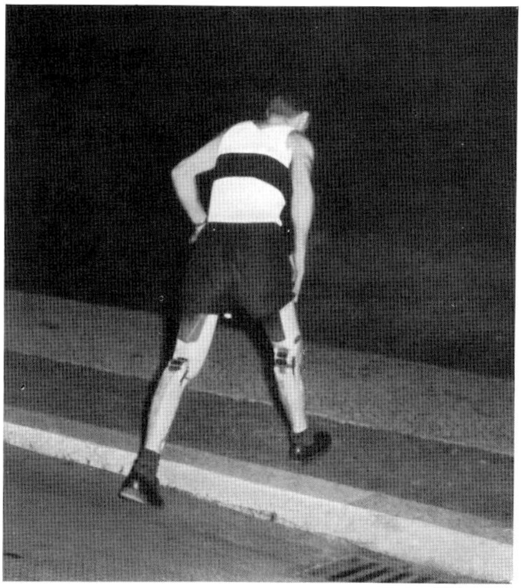

Abb. 95 Gehen eines Doppeloberschenkelamputierten über eine Bordsteinkante aufwärts. Die Hand hilft bei der oben aufgesetzten Prothese dem Stumpf in seiner Hebelbewegung nach, die Stockhand drückt kräftig vom Boden ab. Übung i) der Gebrauchsbewegungen für Doppeloberschenkelamputierte.

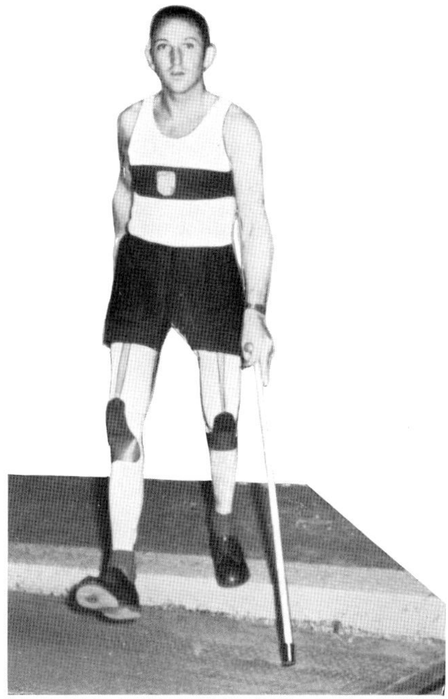

Abb. 96 Gehen eines Doppeloberschenkelamputierten über eine Bordsteinkante abwärts. Der vorgesetzte Stock kommt zuerst auf den Fahrdamm auf und mildert dabei den harten Auftritt der herunterkommenden Prothese ab.

### k) Gehen über eine Bordsteinkante abwärts

Für den Ober-Unterschenkel-Amputierten bedeutet diese Übung bei genügender Sicherung des Prothesenkniegelenks keine besondere Schwierigkeit. Die Oberschenkelprothese geht als erste abwärts.

Der Doppeloberschenkelamputierte stellt sich, ähnlich wie beim Treppengehen abwärts, mit dem Prothesenfuß des besseren Stumpfes an die Bordsteinkante. Der Stock (die Stöcke) setzt neben der Bordsteinkante auf den rechten Fahrdamm auf. Das Kniegelenk wird wie beim Treppengehen eingeknickt und die andere Prothese auf den Fahrdamm aufgesetzt (Abb. 96). Der Stock (die Stöcke) mildert durch kräftiges Abstützen den harten Auftritt. Ältere Doppelbeinamputierte oder diejenigen, die sich auf ihren Prothesen noch nicht völlig sicher fühlen, sollten beim Gehen über eine Bordsteinkante auf- und abwärts stets eine Hilfeleistung in Anspruch nehmen.

## Geschicklichkeitsübungen

a) Halten und Hochhalten eines Balls über dem Kopf im Stand.

b) Halten und Hochhalten eines Balls über dem Kopf beim Gehen.

c) Zielwerfen im Stand ohne Hilfestellung mit kleinen Bällen oder Pfeilen.

d) Ball fangen und werfen als Partnerübung. Diese Übung schult die Standsicherheit besonders, wenn das Fangen eines nicht ganz genau zugeworfenen Balles durch entsprechende reaktionsschnelle Körperbewegung erzwungen wird.

e) Hochwerfen und Fangen des Balls im Stand.

f) Hochwerfen und Fangen des Balls beim Gehen.

g) Zielwerfen des Balls (Hohlball) über mindestens 6 Meter.

h) Weitwerfen des Balls oder Werfen des Balls gegen eine Wand.

i) Seitwärtsschritte nach Musik. Der Rhythmus darf nicht zu schnell gewählt werden und muß dem Gehvermögen des Übenden angepaßt sein.

k) Eine vorzügliche Schulung der Standsicherheit und der Beweglichkeit beim Gehen und Stehen ist das Tischtennisspiel (Abb. 97 u. 98).

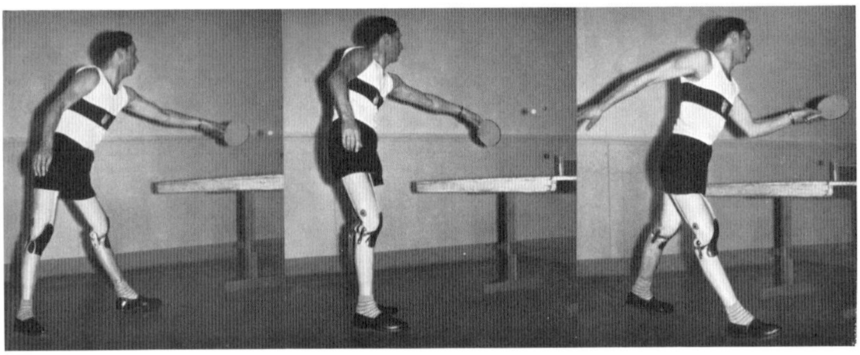

Abb. 97 Tischtennisspielen eines Doppeloberschenkelamputierten, eine vorzügliche Schulung der Standsicherheit und Beweglichkeit.

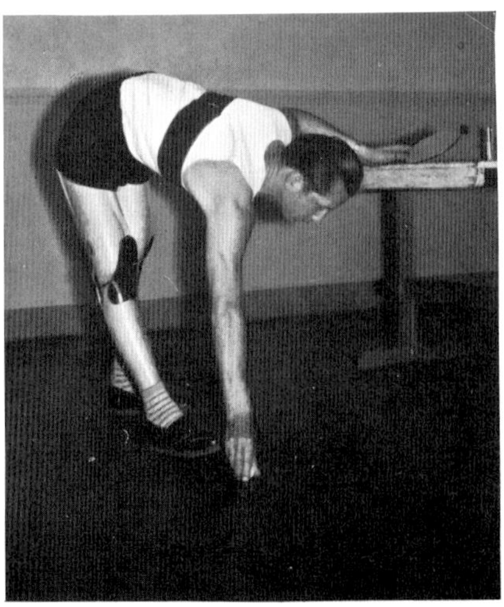

Abb. 98 Aufheben eines Tischtennisballs von einem Doppeloberschenkelamputierten.

## Gehen im Straßenverkehr und im Gelände

Das Gehen im Straßenverkehr und im Gelände bedeutet für den Doppelbeinamputierten in größerem Maße als für den einseitig Oberschenkelamputierten eine Umstellung gegenüber den Verhältnissen im geschlossenen Raum. Das Zutrauen zur Standsicherheit mit der Prothese wird beim ersten Ausgang einer harten Probe unterworfen. Schon geringe Bodenunebenheiten bereiten fast unüberwindlich scheinende Schwierigkeiten. Angstgefühl und Beklemmungen vergrößern den Kraftaufwand jeder Bewegung.

Nur langsam wird sich der Doppeloberschenkelamputierte an die veränderten Verhältnisse gewöhnen. Der erste Ausgang außerhalb des Gehschulraums soll daher nur nach gründlicher Vorbereitung durchgeführt werden. Es erweist sich als vorteilhaft, wenn man zuvor über die Hemmungen spricht, die sich bei diesem Ausgang ergeben können, und darauf aufmerksam macht, wie verändert sich jeder Doppelbeinamputierte anfangs während des Aufenthalts in neuer Umgebung verhält. Der erste Ausgang soll daher nicht sofort auf die Straße führen, da dort die Unruhe des Verkehrs störend wirkt. Günstig für erste Gehversuche im Freien sind ruhige Parkanlagen. Diese bieten durch ebene Wege und durch Bänke, die eine Gelegenheit zum Ausruhen geben, gute Übungsmöglichkeiten. Bei älteren Amputierten ist es ratsam, einen Rollstuhl mitzunehmen, um damit Übermüdungen, die sich zuweilen auch in krampfartigen Spannungen der Stümpfe auswirken, zu vermeiden. Oft kann dieser Rollstuhl auch als stützende Hilfe für den Doppeloberschenkelamputierten Verwendung finden. Durch die Belastung des darin sitzenden Kameraden bietet der Rollstuhl die Möglichkeit, bei seinem Vorwärtsschieben den erhöhten Stumpfeinsatz zu trainieren. Ruhepausen sind bei den ersten Gehversuchen im Freien in kürzeren Zeitabständen einzulegen, und erst nach mehreren Ausgängen ist eine Leistungssteigerung zu erwarten. Nachdem der Doppeloberschenkelamputierte das Zutrauen zu den Prothesen und die Sicherheit wiedergefunden hat, wird er mit dem Willen zur Selbständigkeit bald schwierigere Übungen verlangen.

Der Gehschullehrer muß jetzt bei der Auswahl der Aufgaben von der Person des Doppeloberschenkelamputierten ausgehen. Es bleibt seinem Geschick überlassen, den Fortgeschrittenen als Vorbild für den Zaghafteren auf Wege mit größeren Schwierigkeiten zu führen.

Das Gehen auf der Rasenfläche ist eine solche Schwierigkeit. Der weichere Boden zwingt zu erhöhtem Stumpfeinsatz, der geringe Widerstand des Grases und die kleinen Unebenheiten der Rasenwurzeln verlangen eine besonders gute Gleichgewichtshaltung und Aufmerksamkeit beim Gehen. Ein Hinfallen auf der Rasenfläche ist dabei ungefährlicher als auf dem Straßenpflaster oder dem Kiesweg.

Geht ein Doppeloberschenkelamputierter zunächst auf dem Rasen und kommt anschließend auf eine normale Wegstrecke zurück, dann ist der Unterschied in der Sicherheit und in der Haltung gegenüber dem vorhergegangenen Gehen auf der gleichen Wegstrecke oft wesentlich verbessert. Der Schüler hat bei den schwierigeren Bodenverhältnissen mit aller ihm zur Verfügung stehenden Aufmerksamkeit sein Können verbessert und geht nach diesem Erfolg jetzt auf ebenem Weg müheloser und leichter.

Bei allen Übungen soll der Gehschullehrer helfen, beraten und in ständiger Bereitschaft sein. Auch auf dem Rasen kann sich der Doppeloberschenkelamputierte beim Hinfallen Verletzungen zuziehen, ganz abgesehen davon, daß er bei einem Sturz einen großen Teil seines bereits erworbenen Sicherheitsgefühls einbüßt. Die Nähe des Gehschullehrers, das Vertrauen auf eine sofortige Hilfeleistung und ein ermunterndes Wort helfen bei den ersten Gehversuchen im Freien entscheidend mit.

Bei diesen ersten Ausgängen bedient sich der Doppeloberschenkelamputierte zweier Stockstützen. Diese sollten jedoch nach Möglichkeit gegen zwei Stöcke ausgetauscht werden, sobald es die Verhältnisse im Einzelfalle zulassen. Es ist davon abzuraten, in kurzer Zeit zum Gehen mit nur einem Stock überzugehen. Das Gangbild würde darunter leiden. Es wird sehr viele Doppeloberschenkelamputierte geben, die ständig zwei Stöcke als Hilfe benutzen werden, und nur in Ausnahmefällen wird man ein sicheres, ungehemmtes Gehen im Freien mit nur einem Stock im Verlaufe des Lehrgangs erreichen können. Die meisten Doppeloberschenkelamputierten finden ihr Maß selbst. Von vielen Doppeloberschenkelamputierten werden zwei Stockstützen sogar als unbedingt notwendige Hilfsmittel beim Gehen im Freien gefordert. Diese Notwendigkeit ist jedoch nur unter bestimmten Voraussetzungen gegeben. Oft ist es auch nur die Angst, die diesen Wunsch bedingt. Das Gehen mit zwei Stockstützen erfolgt häufig durch Vorschwingen beider Beine. Diese Form des Gehens hat aber für den Amputierten, ganz abgesehen von dem unschönen Gangbild, einen großen Kräfteverbrauch zur Folge. Häufig muß der Doppeloberschenkelamputierte energisch davon überzeugt werden, daß er bei genügendem Üben nach einiger Zeit auf die Hilfe zweier Stockstützen beim Gehen verzichten und diese mit normalen Stöcken vertauschen kann.

Für Ober-Unterschenkel-Amputierte sind die Umstände beim Gehen außerhalb des Gehschulraums nicht ganz so schwierig. Die Schüler werden meist schon nach kurzer Zeit ihre Stockstützen gegen zwei normale Stöcke austauschen. Auch auf leicht unebenem Gelände werden Personen dieses Schadenkreises bald ihr gesteigertes Gehvermögen zeigen und in einigen Fällen nach Abschluß des Lehrgangs mit einem Stock auf der Straße gehen können.

# Wertung für das Schulgehen Beinamputierter

## Einleitung

Das bewertete Schulgehen Beinamputierter (Wertungsgehen) hat sich als Übung bei der Durchführung sowohl von Mehrkämpfen im Versehrtensport als auch im Einzelkampf durchgesetzt. Es erscheint daher notwendig, eine Wertung zu schaffen, die eine einheitliche Beurteilung der gezeigten Leistungen gewährleistet. Während der Gehschulung kann das Wertungsgehen Ansporn zur Leistungssteigerung sein. Weiterhin können die dabei schriftlich niedergelegten Beurteilungen immer wieder zu Vergleichen in bezug auf die Leistungssteigerung oder die Leistungsminderung herangezogen werden.

Leicht ist es, einen guten „Geher" von einem schlechten zu unterscheiden. Zwei annähernd gleichwertige „Geher" können nach dem allgemeinen Gesamteindruck nicht mehr beurteilt werden. Feine Unterschiede werden nur erkannt, wenn das Gangbild in seinen einzelnen Bewegungsabläufen beobachtet, von verschiedenen Gesichtspunkten aus betrachtet und richtig gedeutet wird. Der Schiedsrichter muß daher anhand einer Wertungskarte (S. 100) die bestimmten Bewegungsphasen aufzeigen und die von ihm beobachteten Ausführungen einzeln beurteilen und bewerten.

### Wertungsgehen Oberschenkelamputierter

Als Wertungsgrundlage für das Schulgehen gelten vier Gesichtspunkte:

a) Schadenslage I: gut (ohne Gutpunkte),
   Schadenslage II: mittel (5 Gutpunkte),
   Schadenslage III: schlecht (10 Gutpunkte),
b) Gesamteindruck,
c) Sicherheit,
d) Schnelligkeit.

Vor Beginn eines Wettkampfes wird von einem Arzt die Schadenslage festgestellt. Teilnehmer mit kurzen oder ungünstigeren Stümpfen können durch diese Einstufungen im Wettbewerb mit anderen Oberschenkelamputierten mitwirken.

*Schadensregel I:* ein guter, mittellanger Stumpf ohne Funktionsbehinderung.

*Schadenslage II:* Versehrter mit mittellangem, ungünstigem Stumpf oder mit anderen, das Bewegungsbild störenden Verletzungen, störende Narbenbildungen, Fehlstellungen durch Kontrakturen, Bewegungseinschränkungen und stärkere Muskelatrophie des Stumpfes. Auf der Wertungskarte erhalten diese Teilnehmer 5 Gutpunkte zugeschrieben.

Wertungskarte A für das Schulgehen einseitig Oberschenkelamputierter

| | | | | | | | | | | | |
|---|---|---|---|---|---|---|---|---|---|---|---|
| ............................................................ (Name des Wertungsrichters) | Namen der Teilnehmer | | | | | | | | | | |
| | Schadenslage: I – II – III: | | | | | | | | | | |
| | Pluspunkte: | | | | | | | | | | |
| 1. | Stellung beider Beine beim Stehen und Gehen (seitl. Abstellen, bogenförmiges Vorwärtsbewegen des Kunstbeines oder des erhaltenen Beines) | | | | | | | | | | |
| 2. | Anheben der Ferse des erhaltenen Beines | | | | | | | | | | |
| 3. | Schrittlänge (gleichmäßig oder ungleichmäßig in Zeit- und Längenmaß) | | | | | | | | | | |
| 4. | Haltung des Oberkörpers (Abkippen zur Prothesenseite) | | | | | | | | | | |
| 5. | Schulterlage (Hochziehen) | | | | | | | | | | |
| 6. | Körperhaltung (Steifhalten der Arme oder des Rumpfes – verkrampfte Haltung) | | | | | | | | | | |
| 7. | Treppengehen auf- und abwärts (Sicherheit) | | | | | | | | | | |
| 8. | Gehen auf unebenem Gelände – Bergauf und bergab (Sicherheit) | | | | | | | | | | |
| 9. | Gehen nach Musik (Gegebenenfalls in wechselnder Schrittfolge, rhythmisch betont [Rhythmus]) | | | | | | | | | | |
| 10. | Schnelligkeitsgehen (schnelles Gehen in guter Haltung, Stockbenutzung ist erlaubt. Keine Zeitabnahme!) | | | | | | | | | | |
| | Ergebnis: | | | | | | | | | | |

Eine gleiche Karte muß für die Doppelbeinamputierten als Wertungskarte B mit dem entsprechenden Text für die 10 Punkte vorhanden sein.

*Schadenslage III:* Versehrte mit sehr kurzen Stümpfen (unter 10 cm Länge, gemessen vom Sitzhöcker bei einer Körpergröße bis zu 1,80 m), ferner sehr stark zernarbte mittellange Stümpfe, schwere Muskelatrophie, schwere Beugekontrakturen, sehr mangelhaft bedeckte Stümpfe, ungünstig liegende Granatsplitter oder andere schwere, das Bewegungsbild störende Schädigungen.

Auf der Wertungskarte erhält dieser Teilnehmer 10 Gutpunkte zugeschrieben.

*Gesamteindruck* und *Sicherheit* werden in neun Wertungsgruppen aufgeteilt. Der zehnte Punkt der Wertungskarte bezieht sich auf die *Schnelligkeit.* Bei diesem Punkt ist schnelles Gehen in guter Haltung mit Benutzung eines Stocks erlaubt, wobei der gute Ablauf der Bewegung, auf keinen Fall jedoch die Zeit – gemessen in Sekunden – maßgebend ist.

Bei den Punkten 1–9 sind folgende Bewegungsphasen zu beachten:

1. Stellung beider Beine beim Stehen und Gehen (seitliches Abstellen, bogenförmiges Vorwärtsbewegen des Kunstbeins oder des erhaltenen Beins) (Abb. 99–101).
2. Anheben der Ferse des erhaltenen Beins (Abb. 102).
3. Schrittlänge, ungleichmäßig oder gleichmäßig in Zeit- und Längenmaß.
4. Haltung des Oberkörpers (Abkippen zur Prothesenseite) (Abb. 103–105).
5. Schulterlage (Hochziehen) (Abb. 106 u. 107).
6. Körperhaltung (Steifhalten der Arme oder des Rumpfes – verkrampfte Haltung) (Abb. 108 u. 109).

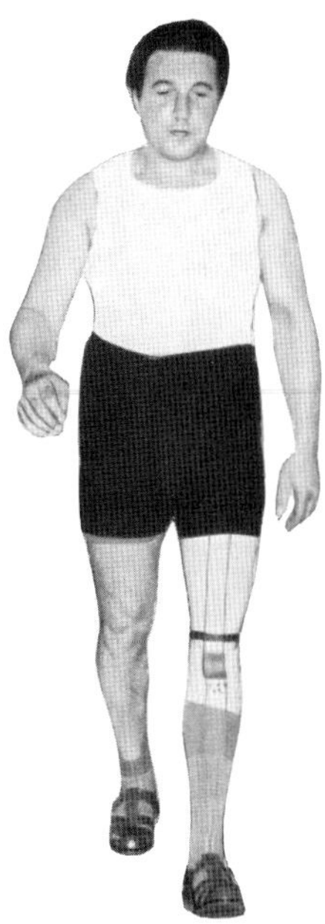

Abb. 99 Schulgehen: gute Beinstellung beim Gehen, Haltung gelöst; 10 Punkte.

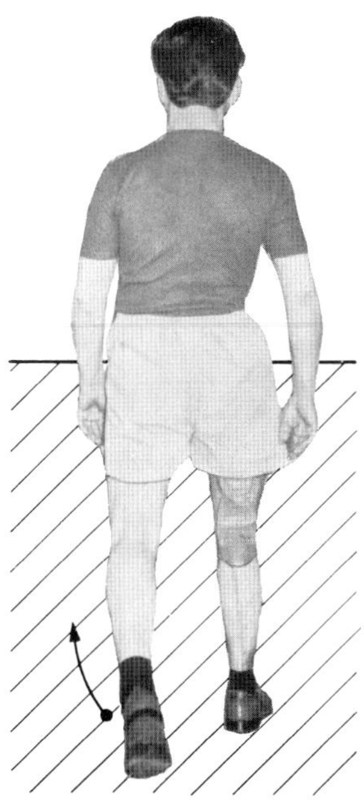

Abb. 100 Schulgehen: Beinstellung zu weit auseinander, erhaltenes Bein kommt bogenförmig nach vorn; 6 Punkte.

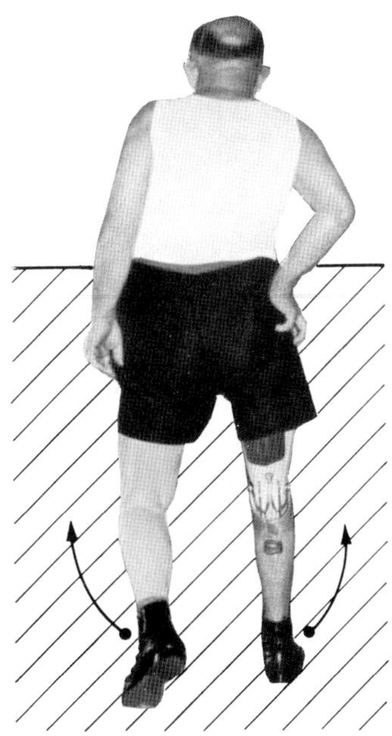

Abb. 101 Schulgehen: breitbeiniges Gehen, Prothese und erhaltenes Bein kommen bogenförmig nach vorn; 3 Punkte.

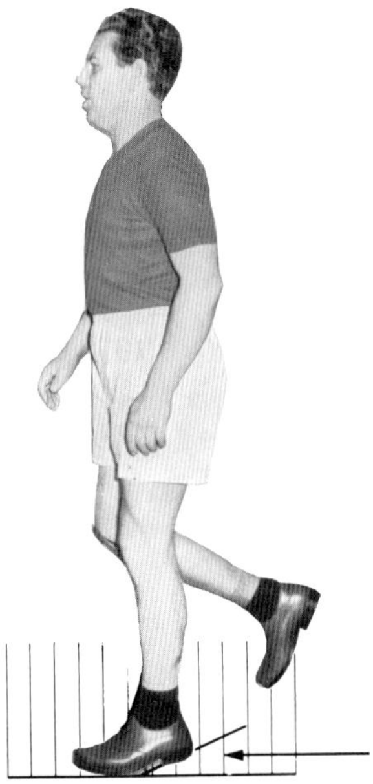

Abb. 102 Schulgehen: Anheben der Ferse beim Gehen; 5 Punkte.

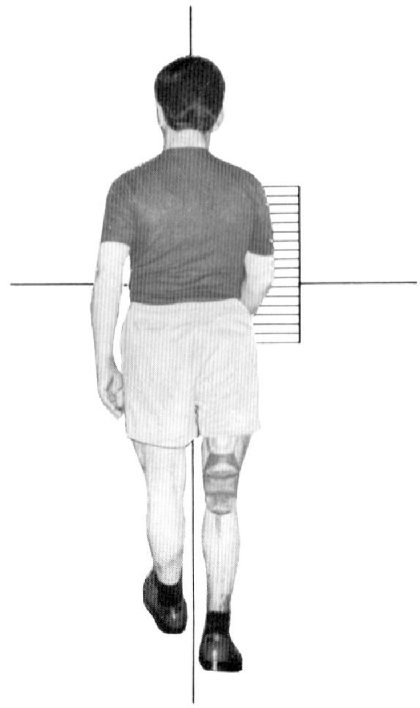

Abb. 103 Schulgehen: Haltung bis auf ein geringes Einsinken des Oberkörpers auf der Prothesenseite gut; 9 Punkte.

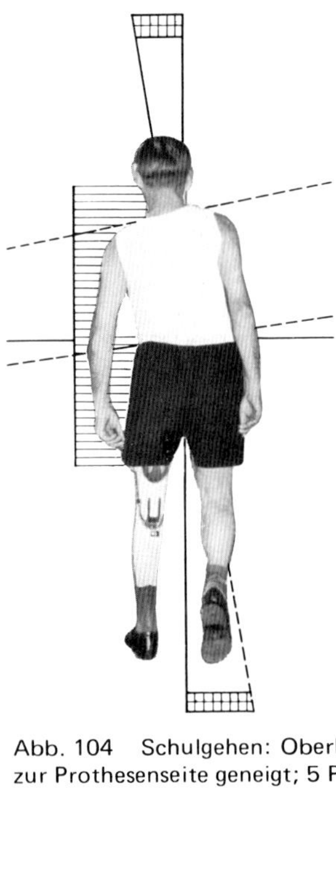

Abb. 104 Schulgehen: Oberkörperhaltung zur Prothesenseite geneigt; 5 Punkte.

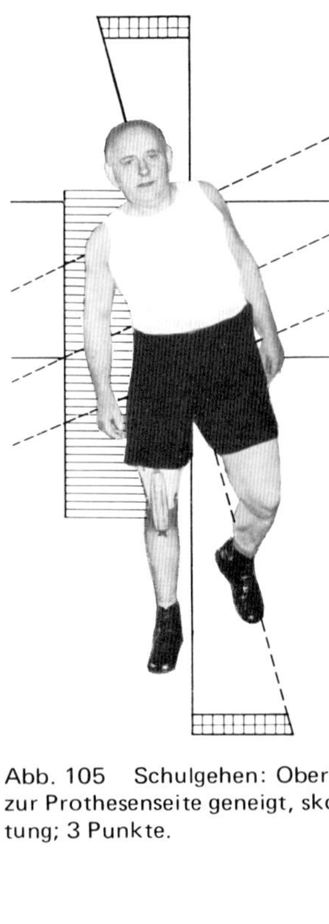

Abb. 105 Schulgehen: Oberkörper stark zur Prothesenseite geneigt, skoliotische Haltung; 3 Punkte.

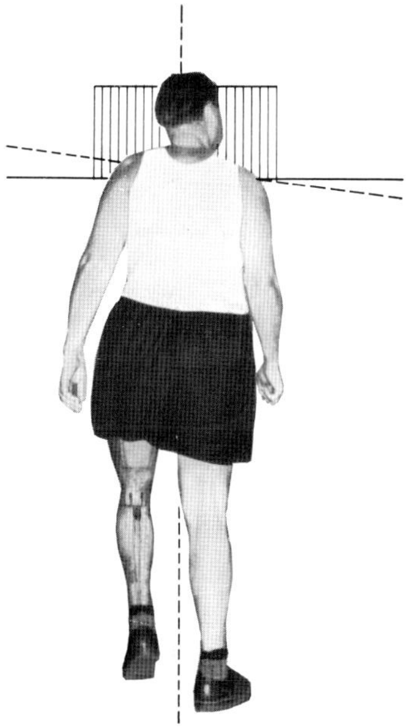

Abb. 106 Schulgehen: Schulterhochstand beim Prothesenschritt, Körperhaltung verkrampft; 4 Punkte.

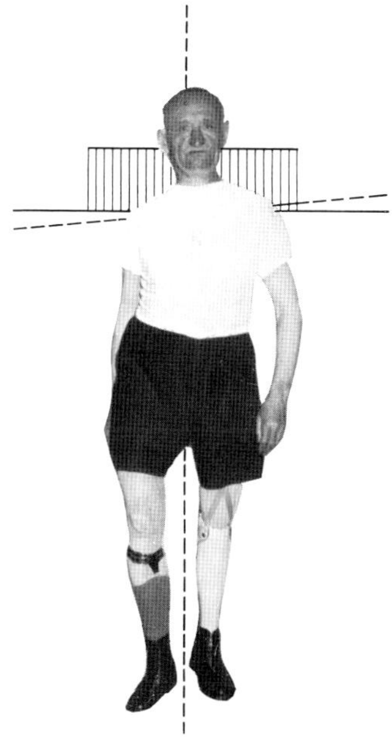

Abb. 107 Schulgehen: Hochziehen der Schulter beim Prothesenschritt, Körperhaltung verkrampft; 5 Punkte.

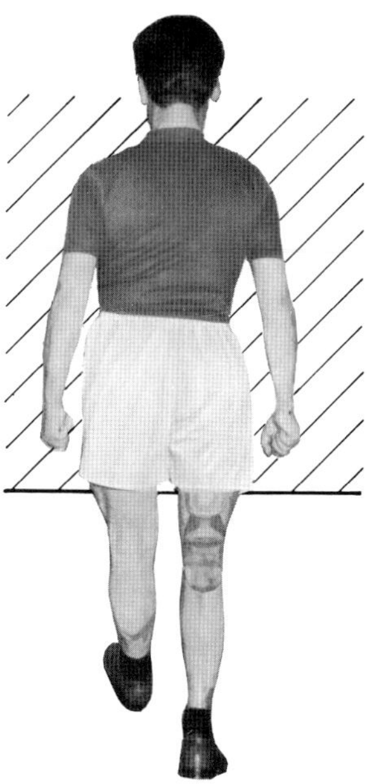

Abb. 108 Schulgehen: steif gehaltene, verkrampfte Arme beim Gehen; 6 Punkte.

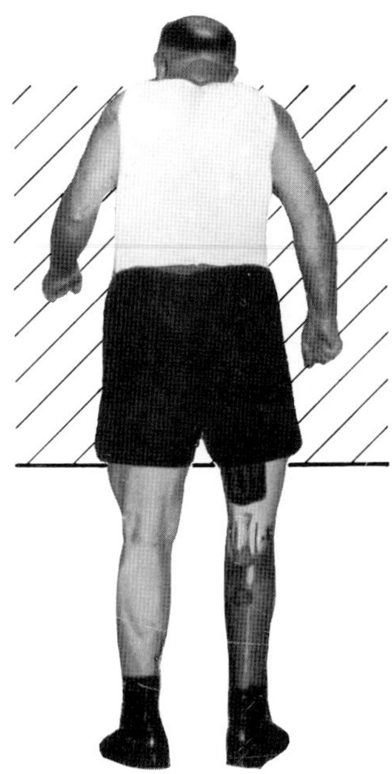

Abb. 109 Schulgehen: verkrampfte Haltung des Körpers und der Arme beim Gehen; 3 Punkte.

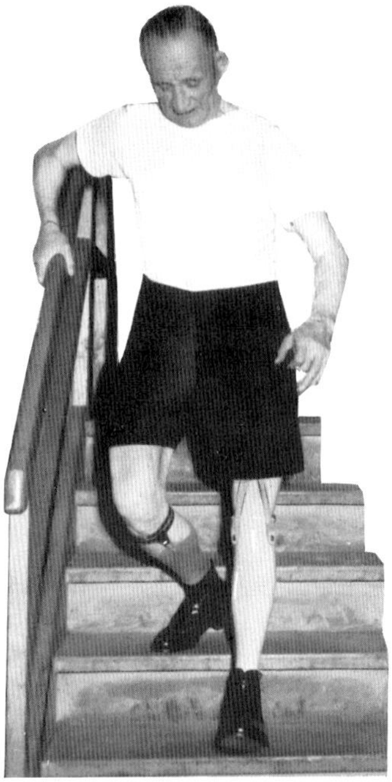

Abb. 110 Schulgehen: Unsicherheit beim Treppengehen, Haltung nicht gelöst; 6 Punkte.

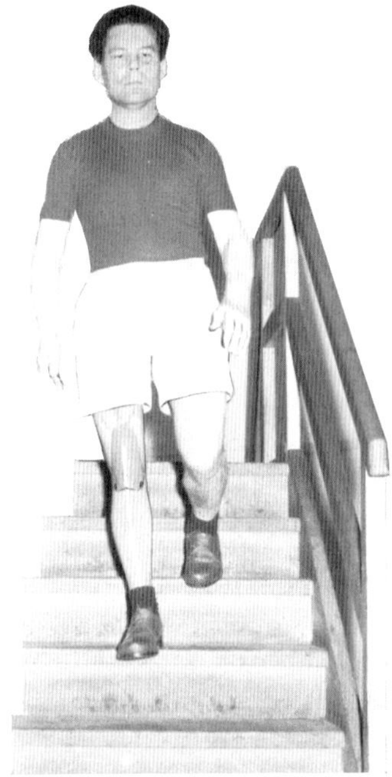

Abb. 111 Schulgehen: Bewegungsablauf gut, Haltung gut, ohne Stockhilfe; 9 Punkte.

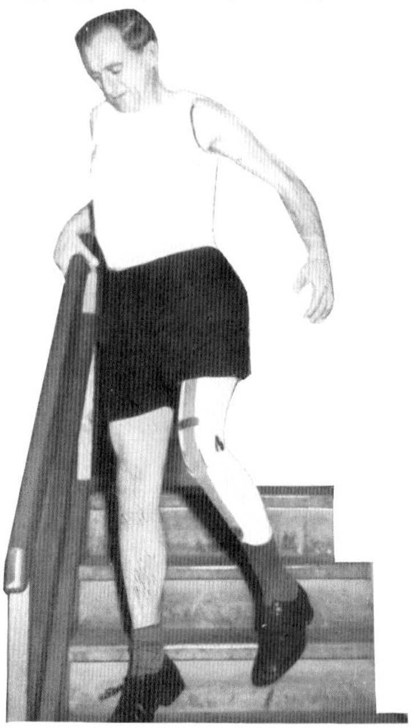

Abb. 112 Schulgehen: große Unsicherheit beim Treppengehen, Haltung sehr verkrampft, Bewegungsablauf nicht frontal; 4 Punkte.

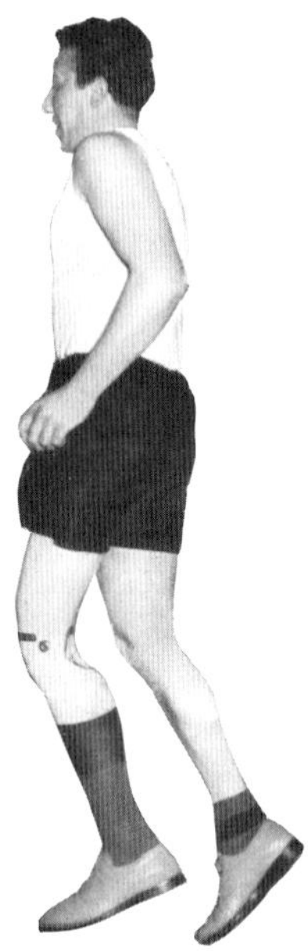

Abb. 113 Schulgehen: Laufschritt oder „Hopserschritt", Haltung locker, Bewegung sicher, in der Beurteilung des Schnellgehens werten; 10 Punkte.

7. Treppengehen auf- und abwärts (Sicherheit) (Abb. 110–112).
8. Gehen auf unebenem Gelände bergauf und bergab (Sicherheit).
9. Gehen nach Musik, gegebenenfalls in wechselnder Schrittfolge, rhythmisch betont (Rhythmus).
10. Schnelligkeitsgehen (schnelles Gehen in guter Haltung) (Abb. 113). Stockbenutzung ist erlaubt; keine Zeitnahme.

## Wertungsgehen Doppelbeinamputierter

Nach ähnlichen Gesichtspunkten wie das einseitig Amputierter wird das Gehen Doppelbeinamputierter gewertet. Es ist selbstverständlich, daß nur gleichartig Beschädigte in ihrer Leistung miteinander verglichen werden können. Deshalb ist es zweckmäßig, die Doppelbeinamputierten je nach ihren Amputationsfolgen am Wertungsgehen teilnehmen zu lassen. Die Schadenslage wird vor Beginn der Wettkämpfe vom Arzt festgelegt.

*Schadenslage I:* zwei funktionstüchtige, mittellange, gut bedeckte Stümpfe.

*Schadenslage II:* ein funktionstüchtiger und ein funktionsgeminderter, ungünstiger oder sehr kurzer Stumpf (siehe Schadenslage II der Oberschenkelwertung).

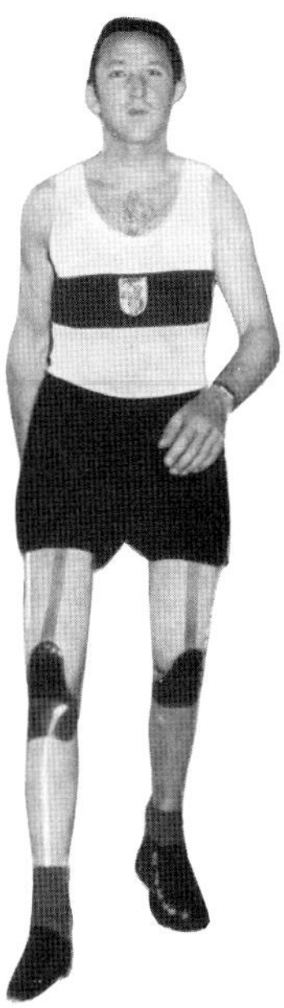

Abb. 114 Schulgehen: Doppeloberschenkelamputierter, Haltung gut, Beinstellung gut, Gesamteindruck sicher; 10 Punkte

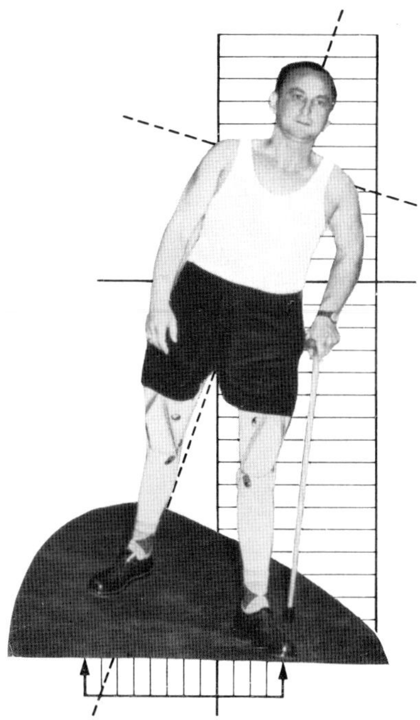

Abb. 115 Schulgehen: Doppeloberschenkelamputierter, Beinstellung breitbeinig, Oberkörper verkrampft, Abkippen des Rumpfes beim Gehen; 3 Punkte.

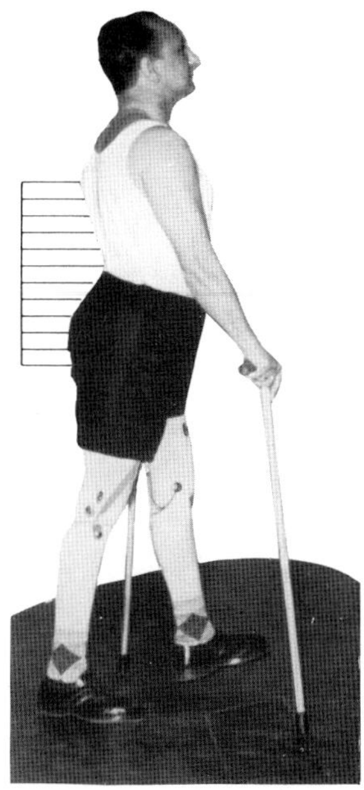

Abb. 116 Schulgehen: Doppeloberschenkelamputierter, Hohlkreuzhaltung beim Gehen; 5 Punkte

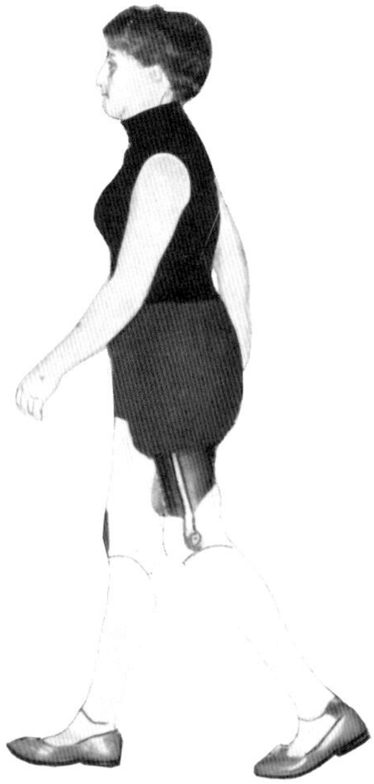

Abb. 117 Schulgehen: Ober-Unterschenkel-Amputierte, gelöster natürlicher Gang, gute Vorlage des Oberkörpers bei aufrechter Haltung; 10 Punkte

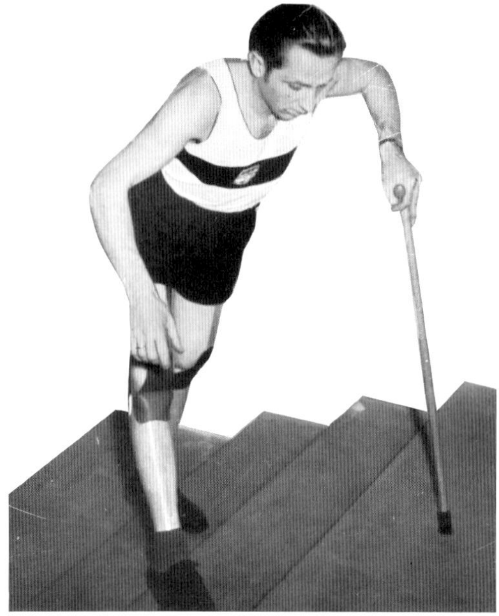

Abb. 118 Schulgehen: Doppeloberschenklamputierter, Heraufgehen einer Treppe ohne Geländer, hervorragende Leistung; 10 Punkte.

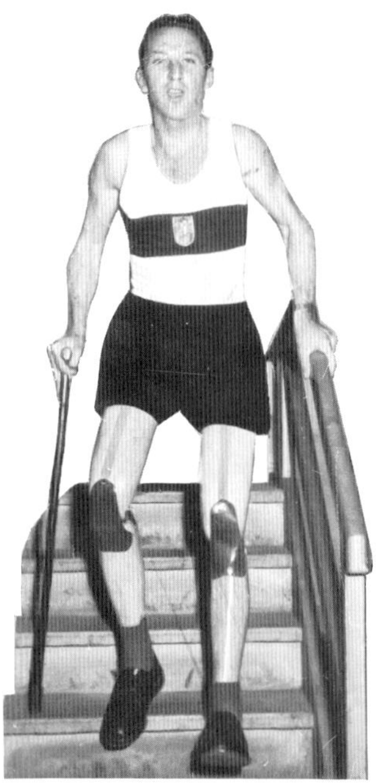

Abb. 119 Schulgehen: Doppeloberschenkelamputierter, Heruntergehen einer Treppe, Sicherheit und Haltung sehr gut; 10 Punkte

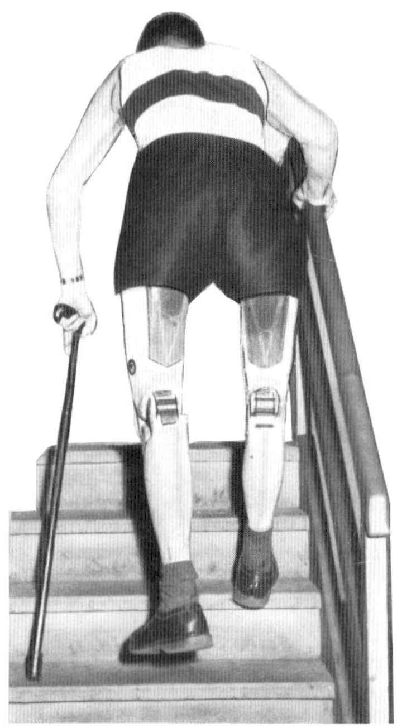

Abb. 120 Schulgehen: Doppeloberschenkelamputierter, Heraufgehen einer Treppe, Sicherheit und Haltung sehr gut; 10 Punkte

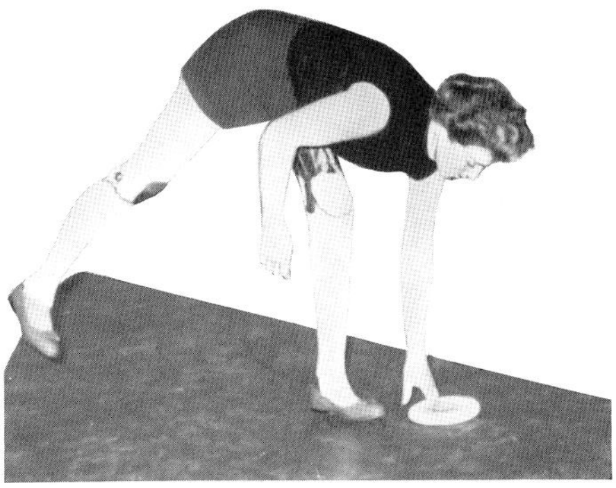

Abb. 121 Schulgehen: Ober-Unterschenkel-Amputierte, sicheres Aufheben eines Gegenstands vom Boden; 10 Punkte.

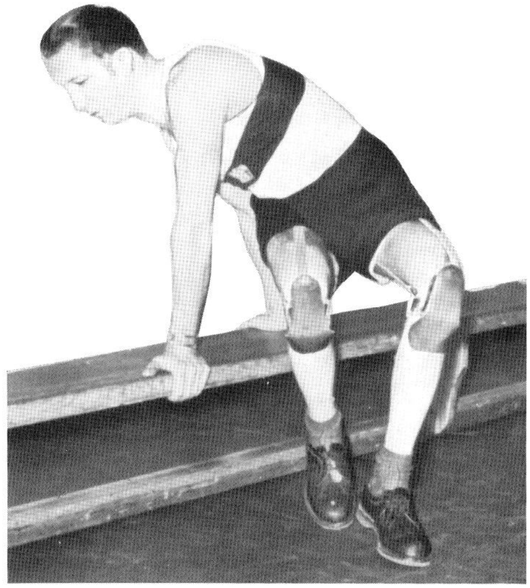

Abb. 122 Schulgehen: Doppeloberschenkelamputierter, Hinsitzen auf eine Gymnastikbank und Aufstehen mit gutem Bewegungsablauf und guter Sicherheit; 10 Punkte.

*Schadenslage III:* beiderseits funktionsgeminderte oder sehr kurze, ungünstige Stümpfe (siehe Schadenslage III der Oberschenkelwertung).

Die Teilnehmer am Wertungsgehen erhalten auch hier gemäß ihrer Schadenslage null, fünf oder zehn Gutpunkte.

Auf folgende Bewegungsphasen bzw. Fehler ist bei der Bewertung zu achten:

1. Stellung beider Beine beim Stehen und Gehen (breitspuriges Gehen, bogenförmiges Vorwärtsbewegen der Kunstbeine) (Abb. 114).
2. Schrittlänge (ungleichmäßig oder gleichmäßig in Zeit- und Längenmaß).
3. Haltung des Oberkörpers (Abkippen des Rumpfes nach rechts und links) (Abb. 115).
4. Hohlkreuzhaltung (Abb. 116).
5. Gesamte Körperhaltung (verkrampfte Schultern, Arme oder Rumpf) (Abb. 117).
6. Gehen über eine Bordsteinkante auf- und abwärts (Sicherheit) (Abb. 96, S. 95).
7. Treppengehen auf- und abwärts (Sicherheit) (Abb. 118–120).
8. Gehen auf unebenem Gelände bergauf und bergab (Sicherheit).
9. Aufheben eines Gegenstands vom Boden (Sicherheit) (Abb. 121 u. 88).
10. Hinsetzen auf eine Gymnastikbank (Sicherheit) (Abb. 122).

Bei den Wertungsübungen 6 bis 9 ist die Benutzung eines Stockes vorgeschrieben.

## Auswertung des Gehens nach Punkten

Für jeden Wertungsteil werden eins bis zehn Punkte vergeben. Da zehn Wertungsteile beobachtet werden müssen, kann die Höchstzahl von hundert Punkten erreicht werden. Die drei Wertungsrichter, die sich zweckmäßigerweise in einem Dreieck aufstellen und dabei den Teilnehmer von vorn, von der Seite und von rückwärts sehen, müssen ihre Wertungen nach einheitlichen Gesichtspunkten geben können. Die Wertungsspanne von 1 bis 10 muß daher in feststehende Leistungsstufen eingeteilt sein. Sie beginnt bei einem völligen Unvermögen (gleich einem Wertungspunkt) und endet bei einer Bestleistung (gleich zehn Wertungspunkten), die nicht mehr zu verbessern ist. Zur Erläuterung sind nachstehende Richtlinien aufgeführt:

| | |
|---|---|
| 1 bis 2 Punkte: | Unvermögen im Gehen mit der Prothese bis zu sehr mangelhafter Bewegung. |
| 3 bis 4 Punkte: | schlecht aussehendes Bewegungsbild. |
| 5 bis 7 Punkte: | Bewegungsbild mit Fehlern, das aber in der oberen Bewertung Ausgegeglichenheit zeigt. |
| 8 bis 9 Punkte: | gutes Bewegungsbild ohne Fehler. |
| 10 Punkte: | hervorragendes Bewegungsbild, das nicht mehr zu verbessern ist. |

Es ist verständlich, daß die einzelnen Bewegungsbilder nicht genau abgegrenzt werden können und die Wertungen ineinander übergehen werden. Der Ausgleich wird dadurch geschaffen, daß drei Wertungsrichter unabhängig werten, deren Durchschnittsergebnis das endgültige Wertungsergebnis ausmacht.

Abweichend von der Bewertung Oberschenkelamputierter ist bei Doppelbeinamputierten folgendes zu beachten:

Für die Wertungsteile 1 bis 5 werden bei Benutzung von 2 Stockstützen 20 Punkte und bei Benutzung von 2 Handstöcken oder einer Stockstütze 10 Punkte abgezogen.

Das Gehen mit einer Stockhilfe wird normal bewertet, das Gehen ohne Zuhilfenahme eines Stocks bei den Wertungsteilen 1 bis 5 wird mit 10 Gutpunkten, die der Gesamtwertung hinzuzurechnen sind, bedacht.

Beim *Treppengehen* ist anzuraten, eine Übungstreppe mit Geländer zu verwenden; der Teilnehmer soll bei ausreichender Hilfestellung einen Stock benutzen, da sich im Wettkampf erfahrungsgemäß mancher mehr zumutet, als er leisten kann.

*Unebenes Gelände* ist auf dem Sportplatz nicht immer vorhanden. Ersatz bietet das Gehen über Hindernisse, die auf der Wegstrecke, die vorgeschrieben ist, aufgebaut werden können (Medizinball, Kastendeckel oder sonstige Sportgeräte, Dreieckwürfel, Rechtecke und Rollen aus Schaumgummi sind besonders gut geeignet).

Als Ersatz für das Gehen auf unebenem Gelände ist als weiteres Hilfsmittel der Schwebebalken gut zu verwenden. Auch dabei sollte ausreichende Hilfestellung geleistet werden. Der Gang über den Schwebebalken, der bei jedem Fehlgehen (Heruntertreten vom Schwebebalken) 0,5 Minuspunkten entspricht, bietet eine gute Gelegenheit zur Beurteilung. Beim Gehen über die Hindernisse ist darauf zu achten, daß die Ferse des erhaltenen Beins und die Schulter der Prothesenseite nicht angehoben werden.

Das *Gehen bergauf und bergab* läßt sich ebenfalls auf einem Sportplatz durchführen. Die Teilnehmer können steilere Böschungen schräg und seitlich hinaufgehen. Hierbei kommt es nicht auf das Maß der Schrittlänge, sondern auf die Sicherheit und Gewandtheit der Ausführungen an.

Das *rhythmische Gehen nach Musik* ist ein Teil der Wertung, der Aufschluß geben soll, inwieweit der Teilnehmer mit seiner Prothese völlig vertraut geworden ist. Es ist dabei nicht Voraussetzung, daß der Teilnehmer vor seiner Amputation tanzen konnte, vielmehr, daß er neben der Beherrschung der Prothese ein Gefühl für den rhythmischen Einsatz seines Kunstbeins hat. Der Konstitutionstyp des Teilnehmers muß hier berücksichtigt werden. Ein von Natur aus behäbiger Teilnehmer wird in seinem Bewegungsablauf zu ruhig wirken und leicht einen langweiligen Eindruck erwecken, während ein temperamentvoller Teilnehmer ein Haltungs- und Bewegungsbild zeigt, das durch die Schnelligkeit der Bewegungen den Wertungsrichter von rhythmischen Fehlern und schlechter Körperhaltung ablenken kann. Passende, rhythmisch betonte Musik ist für diesen Übungsteil zu wählen.

Bei der Beurteilung des *Schnellgehens* soll der Wertungsrichter davon ausgehen, daß der Teilnehmer nur schneller gehen soll, soweit er seine gute Haltung auf ebenem Gelände nicht vernachlässigt. Es darf ein Stock benutzt werden. Es handelt sich hierbei ausschließlich um das Bewerten einer beschleunigten Gangart, nicht um ein Wettgehen nach Zeit. Die Stoppuhr ist bei der Beurteilung für diesen Bewertungsteil nicht zu benutzen. Das letzte Drittel der Wegstrecke soll nach Möglichkeit mit einem „Hopserschritt" des erhaltenen Beines gelaufen werden, das wird jeoch nicht zur Bedingung gemacht.

Durch drei Wertungsrichter wird somit eine annähernd gerechte Wertung beim Schulgehen erreicht werden können. Jeder Wertungsrichter trägt für jeden einzelnen Wertungsteil seine Punktzahl in die Wertungskarte ein, wonach die Gesamtpunktzahl aller drei Wertungsrichter durch drei dividiert wird. Dadurch ergibt sich ein Durchschnittswert, der zu einer objektiven Bewertung des Teilnehmers führt.

Beispiel: Für einen gewerteten Teilnehmer gaben

Wertungsrichter 1 = 60 Punkte,
Wertungsrichter 2 = 70 Punkte,
Wertungsrichter 3 = 65 Punkte,

zusammen 195 Punkte : 3 = 65 Punkte (Wertungsmaß).

Wird die Wertung im Rahmen eines Mehrkampfes durchgeführt, dann kann sie unter Anlehnung an gültige Mehrkampfwertung nach LORENZEN und MARTEN (1958) mit 10 multipliziert werden, so daß sie sich mit 650 Punkten auch in die 1000-Punkte-Wertung eingliedern läßt.

# Rhythmische Gehschulung

Wie in den vorhergehenden Abschnitten bereits erwähnt, ist die rhythmische Gehschulung geeignet, die starre Form des Übens aufzulockern. Diese Gehschulmethode ist nicht allein ein Mittel, das Tanzen zu erlernen; sie zwingt vielmehr den Amputierten, sich mit dem fein differenzierten Gegenstand „Prothese" auseinanderzusetzen und aus ihr ein Instrument seines Willens zu machen.

Der Anfänger, der Ungeübte, oft aber auch der langjährige Prothesenträger hat sich der Eigenbewegung der Prothese, ihren mechanischen Verhältnissen – ihrer Eigengesetzlichkeit – unterworfen. Das Kunstbein hat den Gang bestimmt. Der Anfänger hat diese Nachteile zwar bemerkt, war aber zu nachlässig, etwas dagegen zu tun. Er hat sein ungleichmäßiges Gehen schließlich nicht mehr als störend empfunden.

Der Takt eines Lieds oder dem Gehen im Rhythmus angepaßte Musik, selbst nur das gleichmäßige Schlagen auf einem Tamburin bringen die fehlende Harmonie in der Schrittbewegung zum Bewußtsein.

Die Erfahrung lehrt, daß viel mehr Menschen den Takt in der Musik halten können, als allgemein angenommen wird. Dem Einwand vieler, sie seien unmusikalisch, kann entgegengehalten werden, daß Takt und Melodie der Musik getrennt wahrgenommen werden können. Dem Unmusikalischen fällt zwar die Wiedergabe einer Melodie schwer, er wird sich jedoch gut dem richtigen Takt beim Gehen unterwerfen können.

Grundvoraussetzung ist dabei das Empfinden des Takts und die entsprechende Einstellung der Gehbewegung beider Beine. Darauf aufbauend, werden Bewegungs- und Zeitformen verändert. Hier hat sich die Übungsgruppe zunächst mit der gestellten Aufgabe auseinanderzusetzen. Rhythmisches Händeklatschen, z. B. lang, lang, kurz, kurz (— — **u u**), vermittelt das Gefühl für den veränderten Rhythmus. Der zweite und schwierigere Teil der Aufgabe ist es, die Gehbewegung darauf einzustellen. Auch hier empfiehlt sich der Seitwärtsschritt als erste Bewegungsform.

Zwischen dem Erfassen der Rhythmik und ihrer Ausführung in der Bewegung liegt bei jedem Beinamputierten ein langer Weg. Psychische Hemmungen und physische Unsicherheit erzeugen Vorurteile, die von rhythmischen Gehbewegungen und demzufolge auch vom Tanzen abhalten.

Das erste Ziel eines Unterrichts, der die rhythmische Gehschulung zur Grundlage hat, ist die Überwindung dieser Hemmungen.

Die Vielfalt der Bewegungsformen mit der Prothese wird dem Gehschüler durch die unbewußte Anpassung an den Rhythmus aufgeschlossen, und er erzielt dadurch eine Vervollkommnung der Gehtechnik. Darüber hinaus wird die Musik in solchem Maße als bewegungsanregend wahrgenommen, daß die geleistete Arbeit in der Bewegung mit der Prothese dem Übenden weit geringer erscheint, als sie tatsächlich ist.

Aus den vorstehend beschriebenen Gründen wird die rhythmische Gehschulung vom Verfasser nicht als Erweiterung bekannter Gehschulmethoden oder als zusätzliche Tanzschule betrachtet, sondern in ihrem Aufbau als Grundlage einer modernen Unterrichtsmethode angesehen.

Im nachfolgenden Teil sollen einige Bewegungsformen angegeben werden.

## Musik: langsamer Foxtrott, Foxtrott, Marschfox

a) *Bewegungsform:* Seitwärtsschritte im Zweivierteltakt.

*Ausführungsangabe:* und eins und zwei und eins usw. (Abb. 123).

Auf jedes Viertel einen Seitwärtsschritt. Die Übung beginnt mit einem Auftakt, gezählt wird: und (Auftakt) eins und zwei oder: und (Auftakt) rechts und rechts.

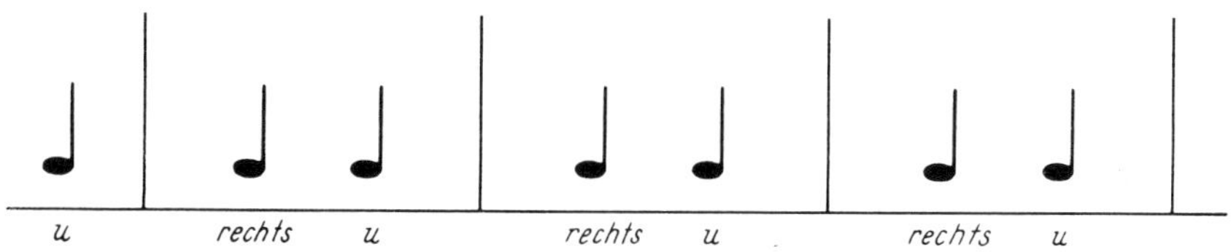


Abb. 123 Rhythmische Notenskizze zur Übung a); Musik: langsamer Fox, Foxtrott, Marschfox.

b) *Bewegungsform:* Seitwärtsschritte mit Verdoppelung der Schritte.

*Ausführungsangabe:* wie a), jedoch auf jedes Achtel ein Schritt (Abb. 124).

Die Schrittfolge ist hier kleiner zu setzen.

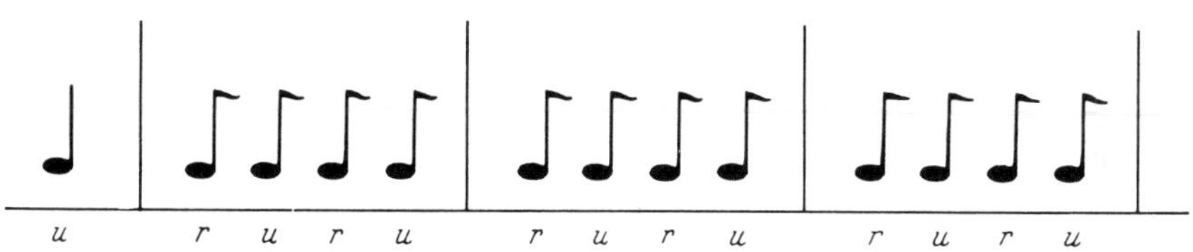


Abb. 124 Rhythmische Notenskizze zur Übung b); Musik: langsamer Fox, Foxtrott, Marschfox.

c) *Bewegungsform:* Seitwärtsschritte, bei denen jeder zweite Schritt im Tempo doppelt so schnell gegangen wird (Übungen a) und b) verbunden).

*Ausführungsangabe:* wie a) (Abb. 125).

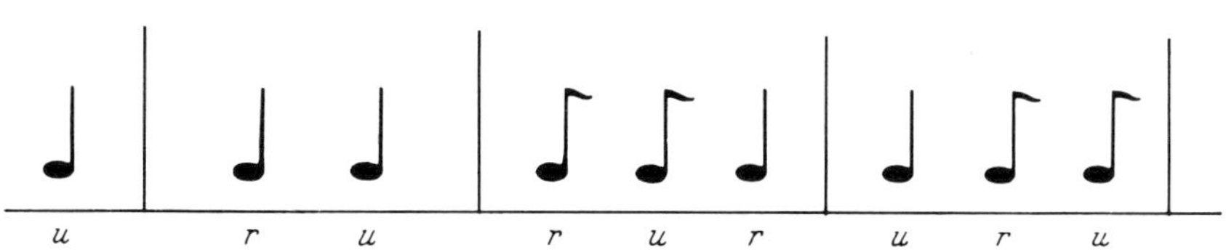


Abb. 125 Rhythmische Notenskizzen zur Übung c); Musik: langsamer Fox, Foxtrott, Marschfox.

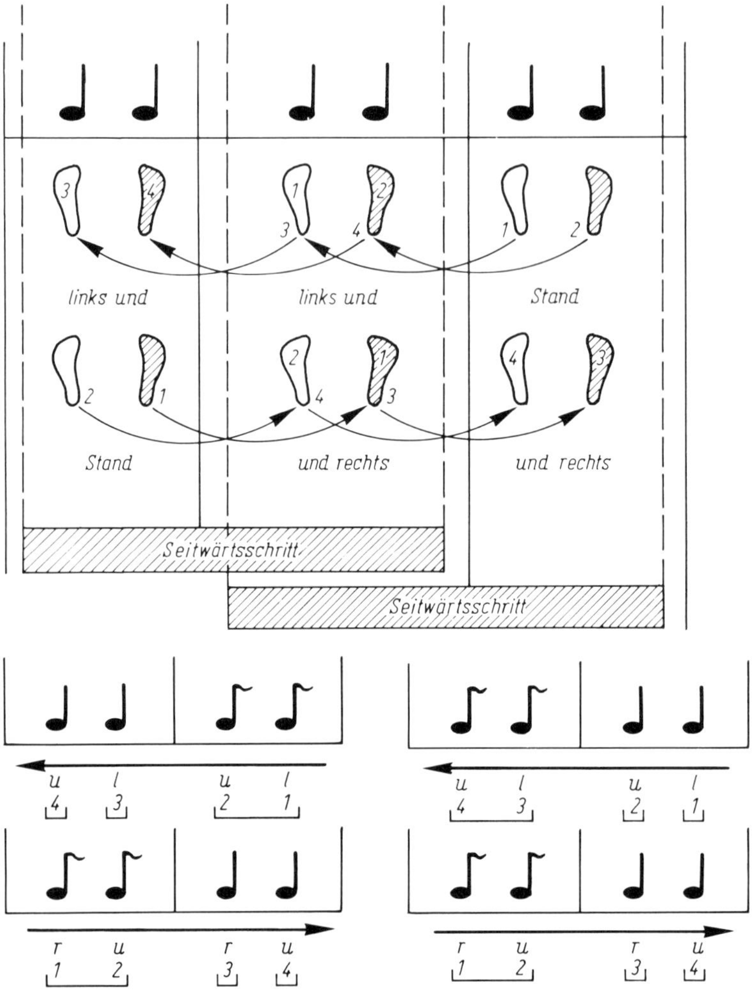


Abb. 126 Rhythmische Notenskizze und Fußbewegung zur Übung d); Musik: langsamer Fox, Foxtrott, Marschfox.
a) Version I, b) Version II, c) Version III.

Die Seitwärtsschritte sollen durch die Lehrkraft durch Tempoangabe unterstützt werden. Zweckmäßigerweise werden die Schritte zunächst immer zur Seite der Prothese hin geübt, da hierbei die Ausführung durch das Wegsetzen der Prothese erleichtert wird. Der Rechtsamputierte übt also zunächst den Seitwärtsschritt nach rechts, der Linksamputierte den Seitwärtsschritt nach links.

Hat man eine Gruppe von 8 Rechts- und 8 Linksamputierten, so kann diese Übung gut in zwei Gruppen nacheinander geübt werden. Sind in der Gruppe dagegen 10 Rechtsamputierte und 3 Linksamputierte, so stellt man die Gruppe so auf, daß die 10 Rechtsamputierten die Lehrkraft anschauen und die 3 Linksamputierten der Lehrkraft mit dem Rücken zugewandt stehen. In diesem Falle stehen die Prothesen in einer Bewegungsrichtung; man kann die Gruppe zugleich üben lassen. Jetzt soll aber als Ausführungsangabe nicht „und rechts und rechts", sondern „und eins und zwei" Anwendung finden.

Zu beachten ist, daß die Fußspitzen „auf gleicher Höhe" bleiben und der Rumpf genau seitlich zur Bewegungsrichtung gehalten wird. Es muß weiterhin ein auffälliger Unterschied in der jeweiligen Schrittlänge der in der Zeit voneinander abweichenden Seitwärtsschritte zu erkennen sein. Die Bewegung wird dadurch exakter und der Rhythmuswechsel der Seitwärtsschritte in seiner Ausführung erleichtert.

d) *Bewegungsform (Version I):* 4 Seitwärtsschritte nach links, 4 Seitwärtsschritte nach rechts.

Bei der Richtungsänderung darf keine Pause entstehen.

*Ausführungsangabe 1:* links ran, links ran, rechts ran, rechts ran (Abb. 126 a).

In vielen Fällen werden bei der Richtungsänderung von 4 zu 1 und umgekehrt Schwierigkeiten auftreten. Man vereinfacht dann diese Übung und übt zunächst nur die Phase der Richtungsänderung (4–1), indem man in langsamer Form zunächst das linke Bein seitwärts stellt und das rechte heranführt und ohne Tempoverlust das rechte Bein seitwärts stellt und das linke heranführt.

*Ausführungsangabe 2:* links ran, rechts ran.

Eine Steigerung der Übung wird durch eine rhythmische Veränderung erreicht:

*Bewegungsform (Version II):* Die ersten zwei Seitwärtsschritte sind doppelt so schnell wie die darauffolgenden Schritte drei und vier (Abb. 126 b).

*Bewegungsform (Version III):* Eine weitere Steigerung der Übung wird bewirkt, wenn die rhythmische Veränderung mit der Richtungsänderung zusammenfällt (Abb. 126 c).

Es bedarf einiger Übung, bis diese drei Formen beherrscht werden. Wenn der Amputierte so sicher ist, daß er mühelos von der Form II zu Form III oder Form I „umschalten" kann, dann ist er ein gutes Stück auf dem Weg zum Gebrauch seiner Prothese vorangekommen. Man achte bei dieser Übung auf eine gute aufrechte Körperhaltung. Die Hände können in den ersten Tagen am Holm des Gehbarrens, an einem Stuhl oder Tisch abstützen.

e) *Die gleiche Übung wie d).*

Es kommt bei beiden Übungen zu keiner Grundstellung, sondern die Ausführungsangabe „stehen" bezeichnet den herannehmenden Schritt, der danach sofort zum nächsten Schritt nach der anderen Seite ansetzt. Bei der Übung e) (Abb. 127) setzt das je-

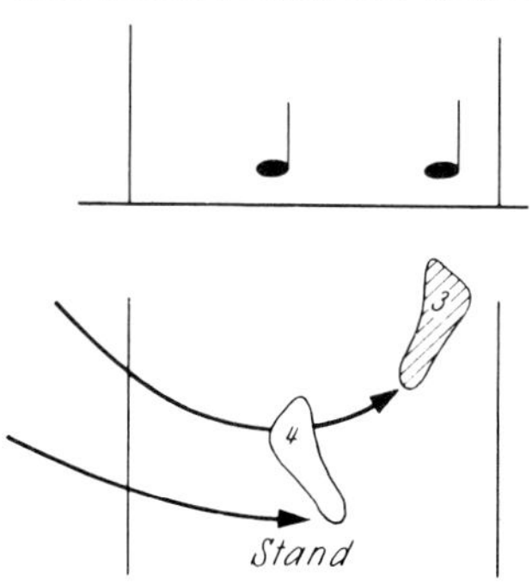


Abb. 127 Rhythmische Notenskizze und Fußbewegung zur Übung e); Musik: langsamer Fox, Foxtrott, Marschfox.

weilig herangenommene Bein hinter dem Standbein andeutungsweise auf den Boden auf. Der Körper wird dabei in einer Achteldrehung nach rechts bzw. links gebracht. Diese Übung zeigt besonders bei dem Geübteren eine flüssige, für das Auge ansprechende Bewegungsform, die als Vorübung für den „Rheinländer" verwandt werden kann.

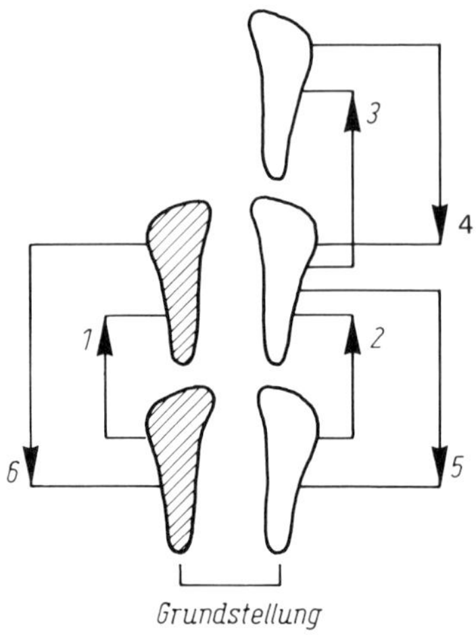


Abb. 128 Skizze der Fußbewegung zur Übung f); Musik: langsamer Fox, Foxtrott, Marschfox.

f) Wie S. 36 bei den ersten Gehübungen beschrieben, ist die Vorwärtsbewegung für den Anfänger besonders problematisch. Die am Ende dieses Kapitels beschriebenen Aufgaben können auch in rhythmischer Form mit entsprechend langsamer Musik geübt werden. Nachstehend wird eine Übung beschrieben, die in ihrem Aufbau für den Anfänger und in gesteigerter und verfeinerter Form für den Fortgeschrittenen gleichermaßen zur Schulung geeignet ist. Sie ist rhythmisch zu verändern und kann von sicher gehenden Beinamputierten auch mit Rückwärtsschritten geübt werden. Sie ist neben den am Anfang stehenden Seitwärtsschritten *die* Grundübung für ein sicheres Vorwärtsgehen mit dem Kunstbein.

*Bewegungsform:* Aus dem Stand fußlanges Vorgehen der Prothese (1. Schritt). Es folgt das erhaltene Bein auf die gleiche Höhe (2. Schritt). Danach geht das erhaltene Bein noch eine Fußlänge vor (3. Schritt). Im Anschluß geht das erhaltene Bein eine Fußlänge zurück, steht mit der Prothese wieder auf gleicher Höhe (4. Schritt). Das erhaltene Bein geht noch einen fußlangen Schritt zurück (5. Schritt). Als letzte Schrittbewegung folgt die Prothese zur Grundstellung (6. Schritt). Die Prothese führt nur den ersten und sechsten Schritt aus, das erhaltene Bein die Schritte zwei bis fünf.

*Ausführungsangabe:* Man kann zu der Schrittfolge von 1 bis 6 zählen. Für den Übenden ist die Angabe des ersten Schritts bequemer. Je nachdem ob wir mit rechts oder links Amputierten üben, ob wir mit der Prothese oder dem erhaltenen Bein beginnen lassen, die günstigste Ausführungsangabe ist: links, zwei, drei, vier, fünf, sechs oder rechts, zwei, drei, vier, fünf, sechs (Abb. 128).

Die Übung ist einfacher und weniger ermüdend, wenn sie mit dem erhaltenen Bein begonnen wird und die Prothese die Schrittbewegungen 2 bis 5 ausführt. Auch die Forderung, den Schwerpunkt und das Becken in die Bewegung mit einzubeziehen, wird leichter erfüllt werden können.

Bei genügender Erholungszeit soll zunächst jede der beiden Formen mehrere Male hintereinander für sich geübt werden. Beide Formen – erhaltenes Bein und Prothese – abwechselnd an den Anfang der Schrittfolge zu setzen gelingt immer erst nach einigen Tagen.

Bei ausreichendem Können läßt sich die Übung auch rhythmisch in drei Formen verändern (Abb. 129).

Die Form III ist schwerer, da sie die rhythmische Veränderung und den Fußwechsel beinhaltet. Eine beträchtliche Steigerung erfährt die Übung, wenn sie mit Rückwärtsschritten ausgeführt wird. Diese zusätzliche Steigerung kann nur von jemandem bewältigt werden, der mit seiner Prothese sehr sicher ist. Jetzt bieten sich Bewegungsformen an, die nicht nur zwischen den Formen I, II oder III wechseln, sondern auch die Rückwärtsschritte können einen Kontrast zu der Vorwärtsbewegung im „Sechserschritt" bilden.

*a) Form I*
*b) Form II*
*c) Form III*

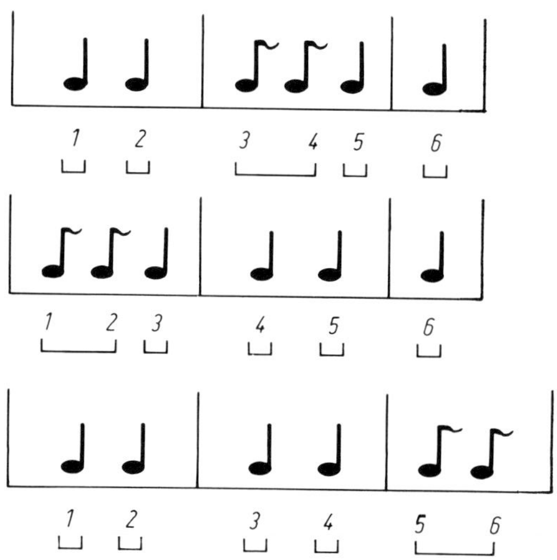


Abb. 129 Rhythmische Notenskizze zur Übung f); Musik: langsamer Fox, Foxtrott, Marschfox. a) Form I, b) Form II, c) Form III.

g) *Bewegungsform:* 5 Schritte vorwärts und anschließend 5 Schritte rückwärts, wobei der 5. Schritt keine Grundstellung hat.

*Ausführungsangabe:* eins, zwei, drei, vier, fünf (vorwärts), eins, zwei, drei, vier, fünf (rückwärts) (Abb. 130).

Die Angabe „fünf" soll in der Ansage der Lehrkraft hervorgehoben werden. Der erste Schritt wird mit der Prothese getan, der fünfte Schritt ist demnach ebenfalls ein Prothesenschritt, der zugleich den Schritt „eins" der 5 Rückschritte darstellt.

h) *Wie Übung g).*

Der erste Schritt wird jetzt mit dem erhaltenen Bein ausgeführt. Diese Übung ist in ihrer Ausführung bedeutend schwieriger; das Schrittmaß ist demzufolge wesentlich kleiner zu halten. Die Übenden sind auf die Sicherung ihrer Prothesenkniegelenke beim Wechsel von der Vorwärts- in die Rückwärtsbewegung aufmerksam zu machen.

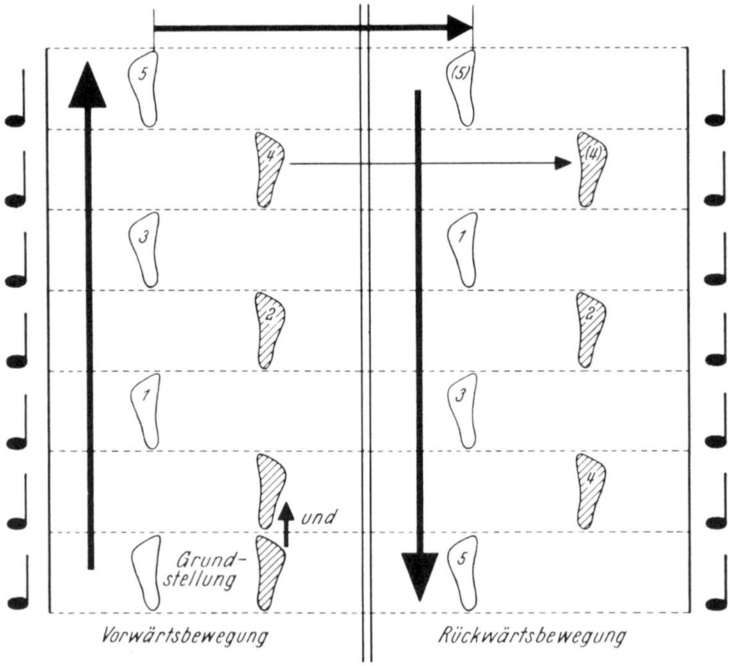


Abb. 130 Rhytmische Notenskizze und Fußbewegung zur Übung g); Musik: langsamer Fox, Foxtrott, Marschfox.

i) *Bewegungsform:* Vorwärtsschritte und Seitwärtsschritte verbunden. Der Vorwärtsschritt ist fußlang, der Seitwärtsschritt hat die gleiche Länge (Abb. 131).

*Ausführungsangabe:* vor, vor, seit, Schluß (Abb. 132).

Jede Zeiteinheit ist gleich lang, jeweils eine Viertelnote. Es ist darauf zu achten, daß nach den zwei Vorwärtsschritten der folgende Seitwärtsschritt im rechten Winkel gesetzt wird. Die Bezeichnung „Schluß" bei der Ausführungsangabe ist gleichbedeutend mit der Grund- oder Ausgangsstellung. Es muß danach sofort der nächste Vorwärtsschritt erfolgen.

k) *Wie Übung i),* jedoch mit Rhythmuswechsel des Seitwärtsschritts.

*Ausführungsangabe:* vor, vor, seit, Schluß (Abb. 133).

Die beiden ersten Tempi „vor, vor" sind je eine gleiche Zeiteinheit von einer Viertelnote, die beiden letzten Tempi „seit, Schluß" sind zusammen eine Zeiteinheit von einer Viertelnote, jedes für sich also eine Zeiteinheit von einer Achtelnote.

l) *Bewegungsform:* Rückwärtsschritte und Seitwärtsschritte verbunden. Der Rückwärtsschritt ist fußlang, der Seitwärtsschritt hat die gleiche Länge.

*Ausführungsangabe:* rück, rück, seit, Schluß (Abb. 134).

Beim Zurücksetzen des Prothesenfußes kann in diesem Falle die Ferse des erhaltenen Beins ausnahmsweise angehoben werden, um dem Prothesenfuß die genügende Bodenfreiheit zu geben. Beim Rückwärtsschritt des erhaltenen Beins ist auf die Kniegelenkssicherung der Prothese besonders zu achten.

m) *Wie Übung l),* jedoch mit Rhythmusänderung des Seitwärtsschritts.

*Bewegungsform* und *Ausführungsangabe* wie Übung l.

Abb. 131 Bewegungsablauf zur Übung i; Musik: langsamer Fox, Foxtrott, Marschfox.

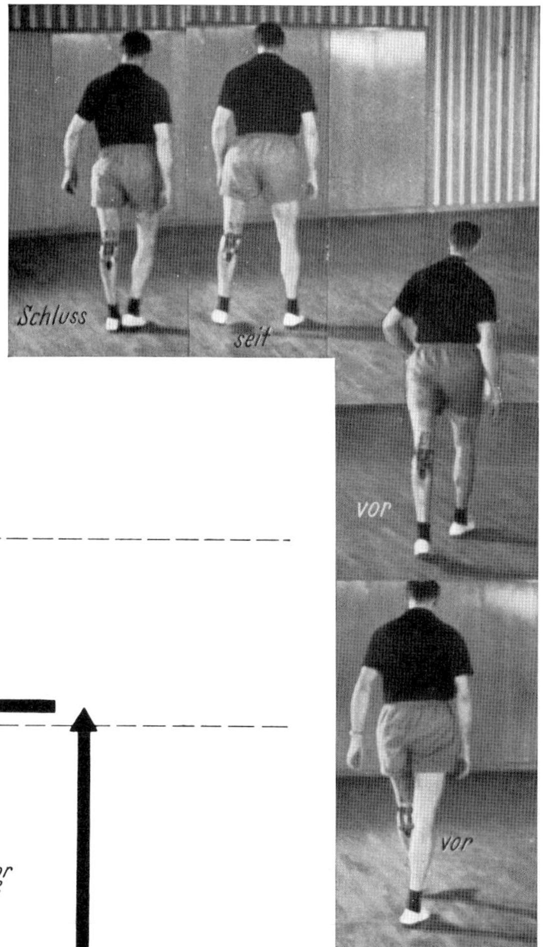


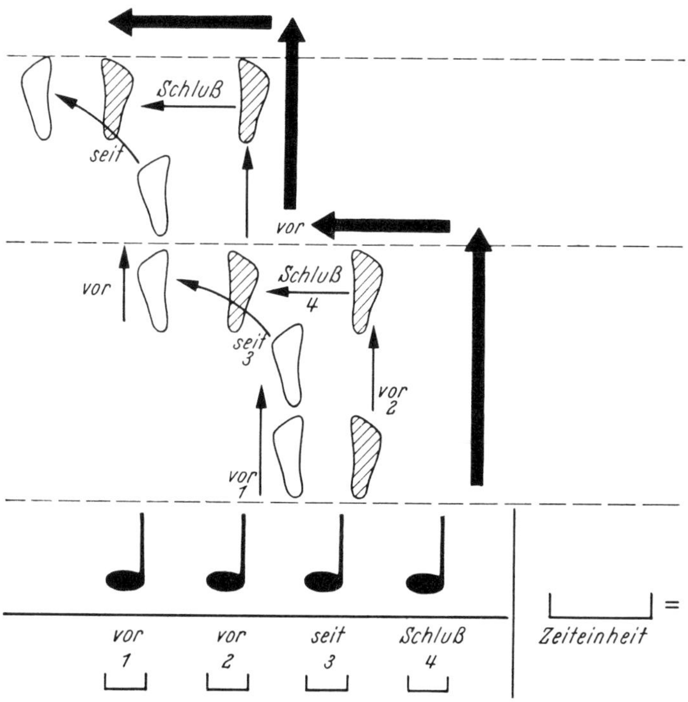


Abb. 132 Rhythmische Notenskizze und Fußbewegung zur Übung i; Musik: langsamer Fox, Foxtrott, Marschfox.

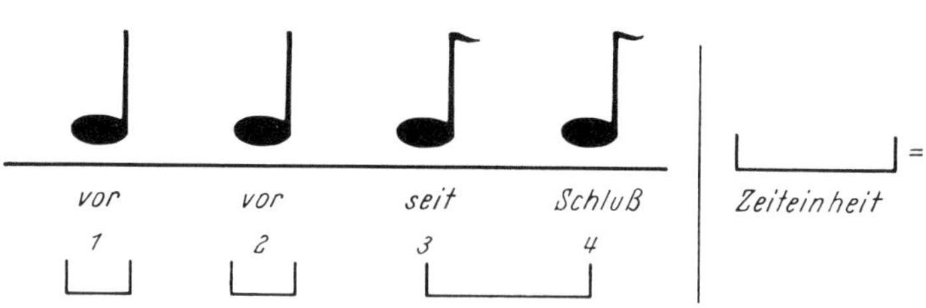


Abb. 133 Rhythmische Notenskizze zur Übung k).

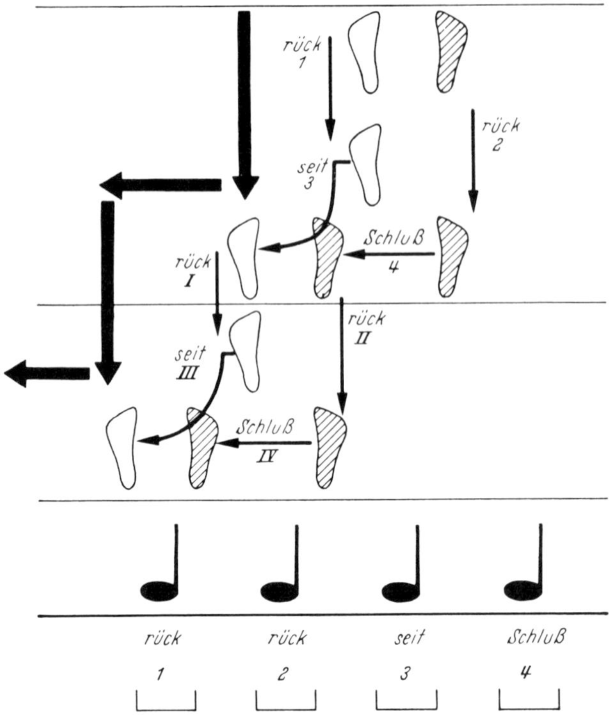


Abb. 134 Rhythmische Notenskizze und Fußbewegung zur Übung l); Musik: langsamer Fox, Foxtrott, Marschfox.

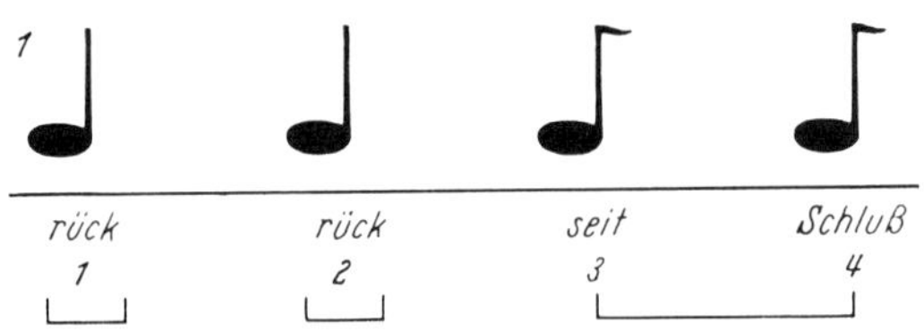


Abb. 135 Rhythmische Notenskizze zur Übung m); Musik: langsamer Fox, Foxtrott, Marschfox.

Die Zeiteinheit der beiden letzten Tempi (seit, Schluß) beträgt hier die Hälfte der vorangegangenen Rückwärtsschritte (Abb. 135).

n) *Zusammensetzung der Übungen i) und l), danach der Übungen k) und m)* (Abb. 136).

o) *Bewegungsform:* Drehung. Aus der Grundstellung ein fußlanger Rückwärtsschritt mit der Prothese, danach folgt ein fußlanger Vorwärtsschritt des erhaltenen Beins. Bei diesem Schritt zeigt die Fußspitze beim Vorwärtsgehen im Uhrzeigersinn auf 3 Uhr. Der Prothesenfuß wird im dritten Tempo seitlich neben das erhaltene Bein gesetzt. Im vierten Tempo wird das erhaltene Bein an die Prothese herangestellt. Der Übende muß nach diesen vier Tempi eine Vierteldrehung erreicht haben. Der Anfänger orientiert sich dabei gut an den vier Wänden eines Raums.

*Ausführungsangabe:* rück, vor, seit, Schluß.

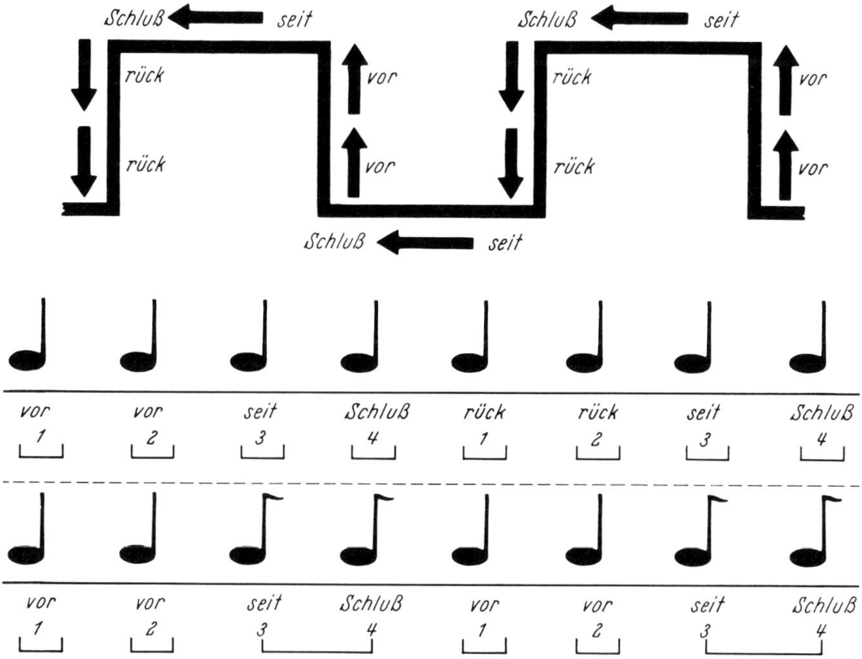


Abb. 136 Rhythmische Notenskizze und Richtungsskizze der Bewegung zur Übung n); Musik: langsamer Fox, Foxtrott, Marschfox.

Es ist zweckmäßig, diese Übungen in der Zusammensetzung zunächst ohne Rhythmusänderung ausführen zu lassen, um den Bewegungsablauf vorwärts – seitwärts und rückwärts – seitwärts mit gleichen Zeiteinheiten erlernen zu lassen. Erst danach sollte die Schwierigkeit, die die Veränderung der Zeiteinheiten mit sich bringt, in die Übung mit aufgenommen werden. Die Übung wird so zunächst vereinfacht, damit die Bewegungsformen sich dem Übenden einprägen.

## Musik: Walzer

a) *Bewegungsform:* Vorwärtsgehen (Abb. 137).

Die Übungsgruppe soll durch das Gehen nach den Takten des Walzers (je Takt einen Schritt) den Dreierrhythmus auf sich einwirken lassen. Alle späteren Übungen nach dieser Taktart werden erfahrungsgemäß anschließend leichter erlernt.

b) *Bewegungsform:* Rückwärtsschritt und Vorwärtsschritt aus der Grundstellung.

*Ausführungsangabe:* „rück / vor“ (Abb. 138).

Jeder Schritt ist einen Takt lang, die Schrittgröße ist fußlang (Abb. 139).

c) *Bewegungsform:* Aus der Grundstellung Rückwärtsschritt und Vorwärtsschritt mit Herannehmen und Vorwärtssetzen des erhaltenen Beins (die Prothese wird dabei rückwärts gesetzt).

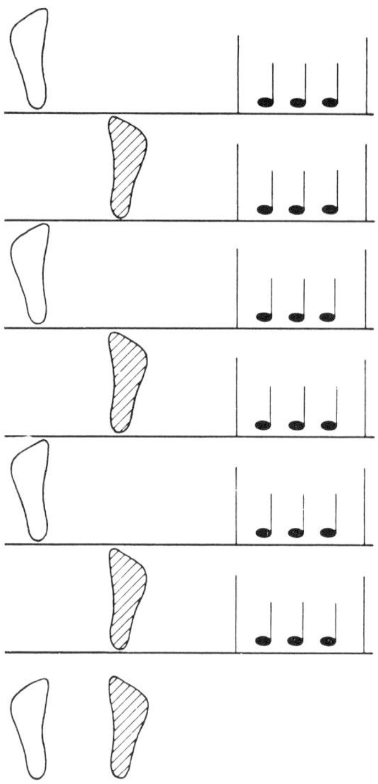

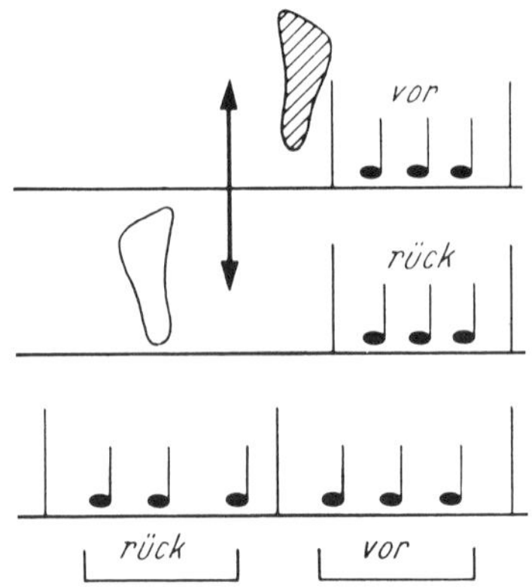


Abb. 138 Rhythmische Notenskizze und Fußbewegung zur Übung b); Musik: Walzer.

Abb. 137 Rhythmische Notenskizze und Fußbewegung zur Übung a); Musik: Walzer.

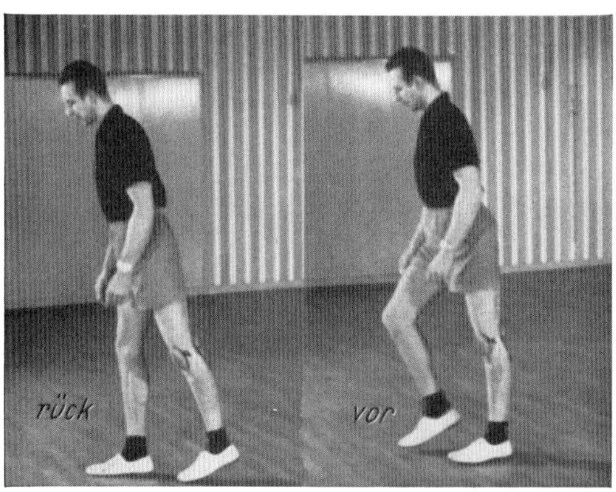


Abb. 139 Bewegungsablauf der Übung b); Rückwärtsschritt – Vorwärtsschritt; Musik: Walzer.

*Ausführungsangabe:* (zu) - *rück, ran* / vor - set - zen oder: rück, ran / vor (Abb. 140).

Zurücknehmen der Prothese, Herannehmen und Vorsetzen des erhaltenen Beins. Die Angabe „rück" besteht aus zwei Viertelnoten, das Herannehmen des erhaltenen Beins ist eine Viertelnote, das Vorsetzen des erhaltenen Beins hat die Länge eines ganzen Takts von drei Viertelnoten.

Der Dreivierteltakt wird jedoch erst völlig zur Wirkung kommen, wenn er so ausgeführt wird, wie es die nachfolgende Übung angibt.

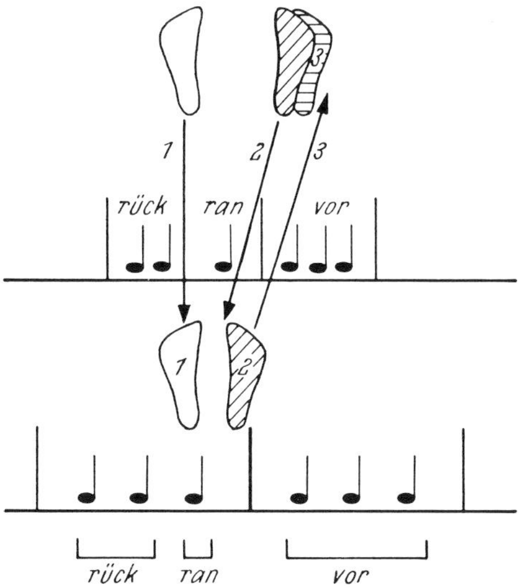


Abb. 140 Rhythmische Notenskizze und Fußbewegung zur Übung c); Musik: Walzer.

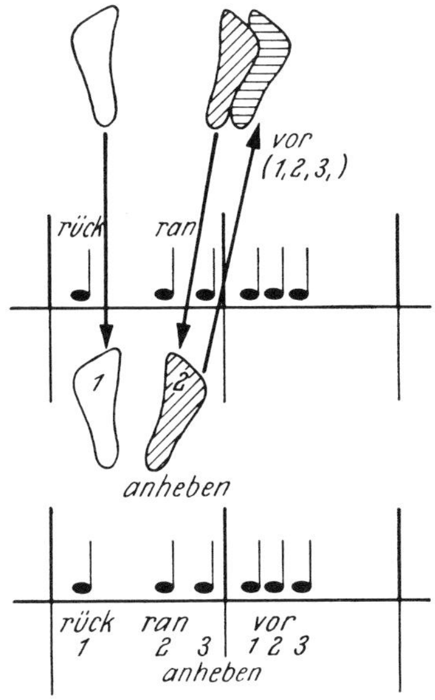


Abb. 141 Rhythmische Notenskizze und Fußbewegung zur Übung d); Musik: Walzer.

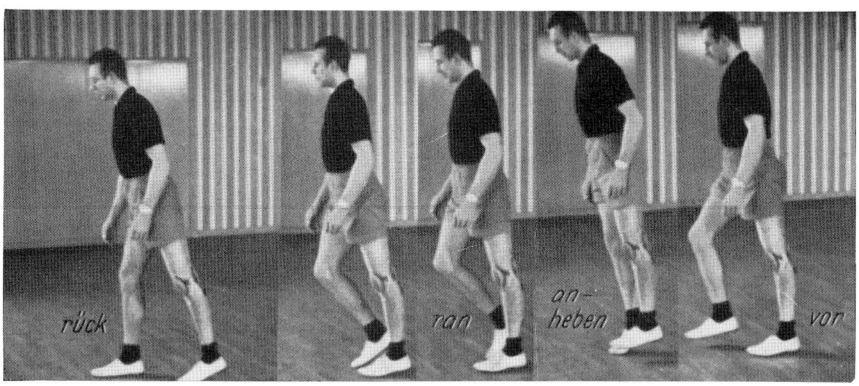


Abb. 142 Bewegungsablauf der Übung d); rück, ran, anheben, vor; Musik: Walzer.

d) *Bewegungsform:* Rückwärtsschritt, Herannehmen des erhaltenen Beins mit Schrittwechsel zur Prothese in der Grundstellung und anschließendem Vorsetzen des erhaltenen Beins.

*Ausführungsangabe:* rück, zwei, drei / vor oder rück, ran, anheben / vor (Abb. 141 u. 142).

Rückwärtsstellen der Prothese, Herannehmen des erhaltenen Beins, abhebender Schritt der Prothese auf der Stelle, Vorsetzen des erhaltenen Beins.

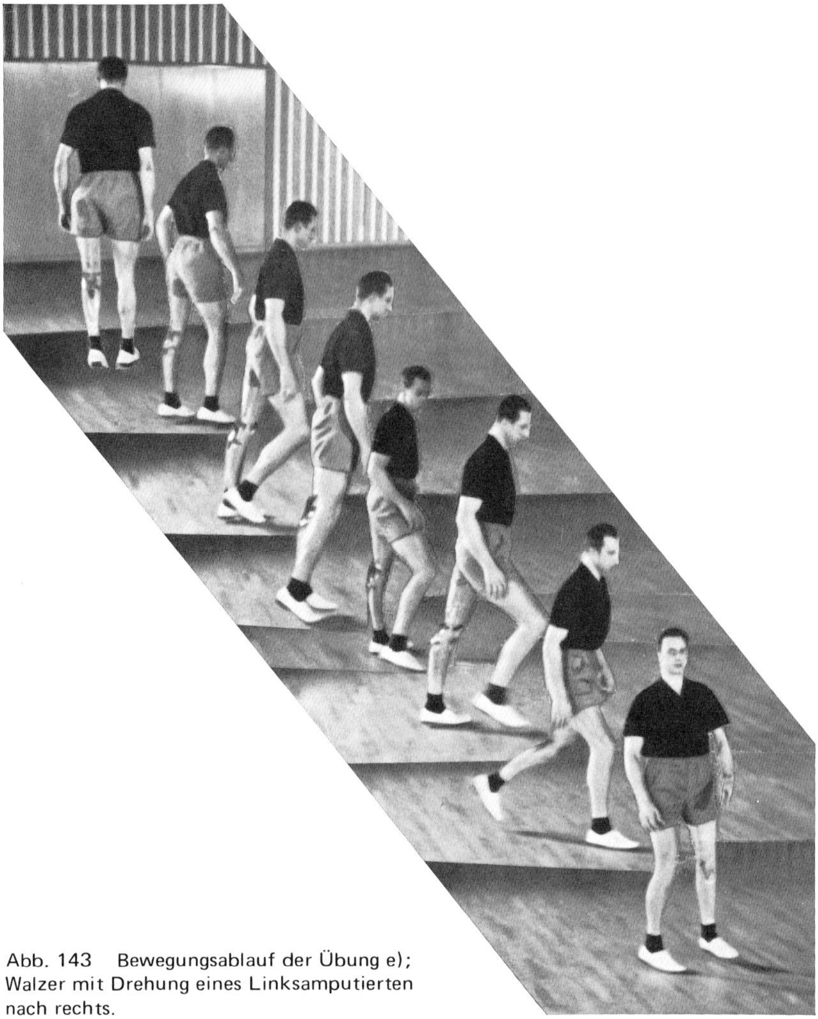

Abb. 143 Bewegungsablauf der Übung e); Walzer mit Drehung eines Linksamputierten nach rechts.

„Rück" ist eine Viertelnote, das Herannehmen des erhaltenen Beins ist gleichfalls eine Viertelnote. Der abhebende Schritt der Prothese ist ebenfalls eine Viertelnote. Das anschließende Vorsetzen des erhaltenen Beins hat die Länge eines ganzen Takts (drei Viertelnoten).

e) Wie Übung d), jedoch mit Drehung des Linksamputierten nach rechts herum (Abb. 143) und des Rechtsamputierten nach links herum. Die Drehung wird bei den letzten Takt (dem Vorsetzen des erhaltenen Beins) ausgeführt.

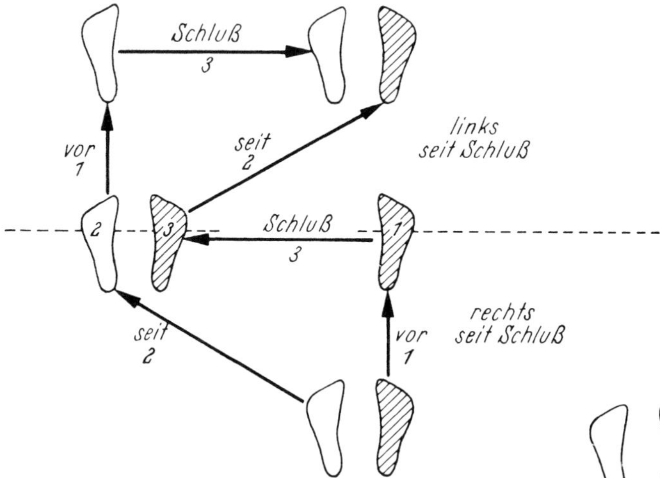


Abb. 144 Skizze der Fußbewegung zur Übung a); Musik: langsamer Walzer.

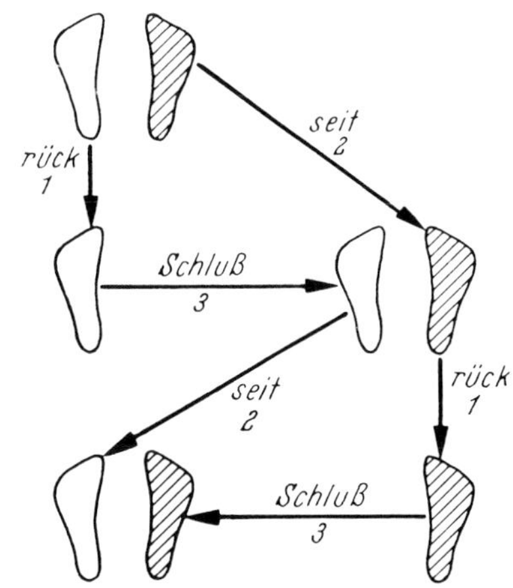


Abb. 145 Skizze der Fußbewegung zur Übung b); Musik: langsamer Walzer.

## Musik: langsamer Walzer

a) *Bewegungsform:* Vorwärtsschritt, Seitwärtsschritt, Grundstellung. Der Vorwärtsschritt ist fußlang, der anschließende Seitwärtsschritt wird weit seitlich geführt.

*Ausführungsangabe:* vor, *seit,* Schluß oder rechts, *seit,* Schluß, links, *seit,* Schluß (Abb. 144).

Es wird mit dem rechten Bein vorwärts, mit dem linken Bein seitwärts und mit dem rechten Bein zur Grundstellung gegangen. Danach wird mit dem linken Bein vorwärts, mit dem rechten Bein seitwärts und mit dem linken Bein zur Grundstellung gegangen. Die Betonung der Bewegung liegt auf dem Seitwärtsschritt, der entsprechend größer ausgeführt wird.

b) *Bewegungsform:* Rückwärtsschritt, Seitwärtsschritt, Grundstellung. Der Rückwärtsschritt ist fußlang, der Seitwärtsschritt wird weit zur Seite geführt.

*Ausführungsangabe:* rück, *seit,* Schluß oder links, *seit,* Schluß, rechts, *seit,* Schluß (Abb. 145).

c) *Bewegungsform:* Vorwärtsschritt, Seitwärtsschritt, Grundstellung. Rückwärtsschritt, Seitwärtsschritt, Grundstellung.

Diese Übung ist eine Verbindung der Übungen a) und b). Die Bewegungsform der Füße ist mit einem Rechteck zu vergleichen.

*Ausführungsangabe:* vor, seit, Schluß – rück, seit, Schluß (Abb. 146).

d) *Bewegungsform:* Aus der Grundstellung kurzer Vorwärtsschritt mit dem erhaltenen Bein, das bei der Vorwärtsbewegung mit der Fußspitze im Uhrzeigersinn auf 3 gerichtet aufsetzt. Danach erfolgt ein weiter weich aufsetzender Prothesenschritt seitlich neben das erhaltene Bein. Mit dem dritten Schritt wird das erhaltene Bein an die Prothese zur Grundstellung herangeführt (Vierteldrehung). Danach setzt die Prothese um eine kurze Schrittlänge so zurück, daß die Ferse im Uhrzeigersinn auf 9 gerichtet aufsetzt. In der weiteren Schrittfolge folgt das erhaltene Bein nach und setzt in größerem Abstand seitlich neben der Prothese auf. Mit dem dritten Schritt wird die Prothese zur Grundstellung an das erhaltene Bein herangeführt.

Der Übende muß jetzt bei korrekter Ausführung eine halbe Körperdrehung vollzogen haben. Linksseitig Amputierte werden die Drehung nach rechts besser beherrschen (Abb. 147), da bei dem Zurücksetzen der Prothese in der zweiten Vierteldrehung die Prothesenbewegung kurz und sicher ist.

*Ausführungsangabe:* Wie Übung c).

Auch hier ist die Bewegungsform der Füße mit einem Viereck zu vergleichen. Dieses Viereck löst sich jedoch bei der Bewegung in einen großen Kreis auf. Bei dem jeweiligen Vorwärts- oder Rückwärtsschritt erfolgt eine Vierteldrehung des Körpers.

e) *Bewegungsform:* Vorwärtsgehen im Rhythmus des langsamen Walzers. Die Betonung liegt bei dieser Übung auf dem *ersten Schritt.*

*Ausführungsangabe: lang,* kurz, kurz / *lang,* kurz, kurz

oder: *links,* zwei, drei / *rechts,* zwei, drei.

Es sei nochmals darauf hingewiesen, daß diese Übung nur aus Vorwärtsschritten besteht, die besonders gut die Technik des Tubersitzgangs schulen. Wenn ein linksseitig Amputierter die Übung mit der Prothese beginnt, wird bei Tubersitzgang bei der zweiten Bewegungsfolge, also bei *rechts,* zwei, drei, einen langen betonten Schritt mit dem erhaltenen Bein ausführen und bei guter Belastung der Prothese die Technik des Tubersitzgangs zwangsläufig anwenden müssen. Der notwendige Tuberdruck ergibt sich von selbst. (S. 13)

## Musik: langsamer Foxtrott, langsame Rumba

a) *Bewegungsform:* mit dem erhaltenen Bein über die Prothese im Stand hin- und zurück kreuzen.

*Ausführungsangabe:* Kreuzen, Schlußstellung (Abb. 148).

b) *Bewegungsform:* Seitwärtsschritt und Kreuzschritt. Seitwärtsschritt der Prothese, Grundstellung des erhaltenen Beins, Seitwärtsschritt der Prothese mit anschließendem kreuzendem Vorsetzen des erhaltenen Beins über die Prothese.

*Ausführungsangabe:* seit, Schluß, seit, kreuz (Abb. 149 u. 150).

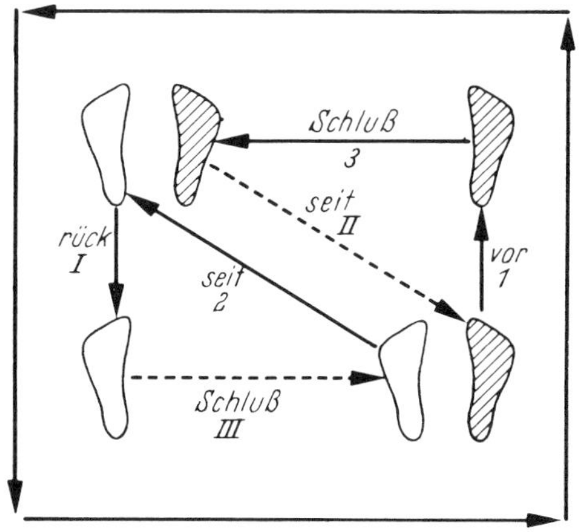


Abb. 146 Skizze der Fußbewegung zur Übung c); Musik: langsamer Walzer.

Abb. 147 Bewegungsablauf der Übung d); Drehung beim langsamen Walzer eines Linksamputierten nach rechts.

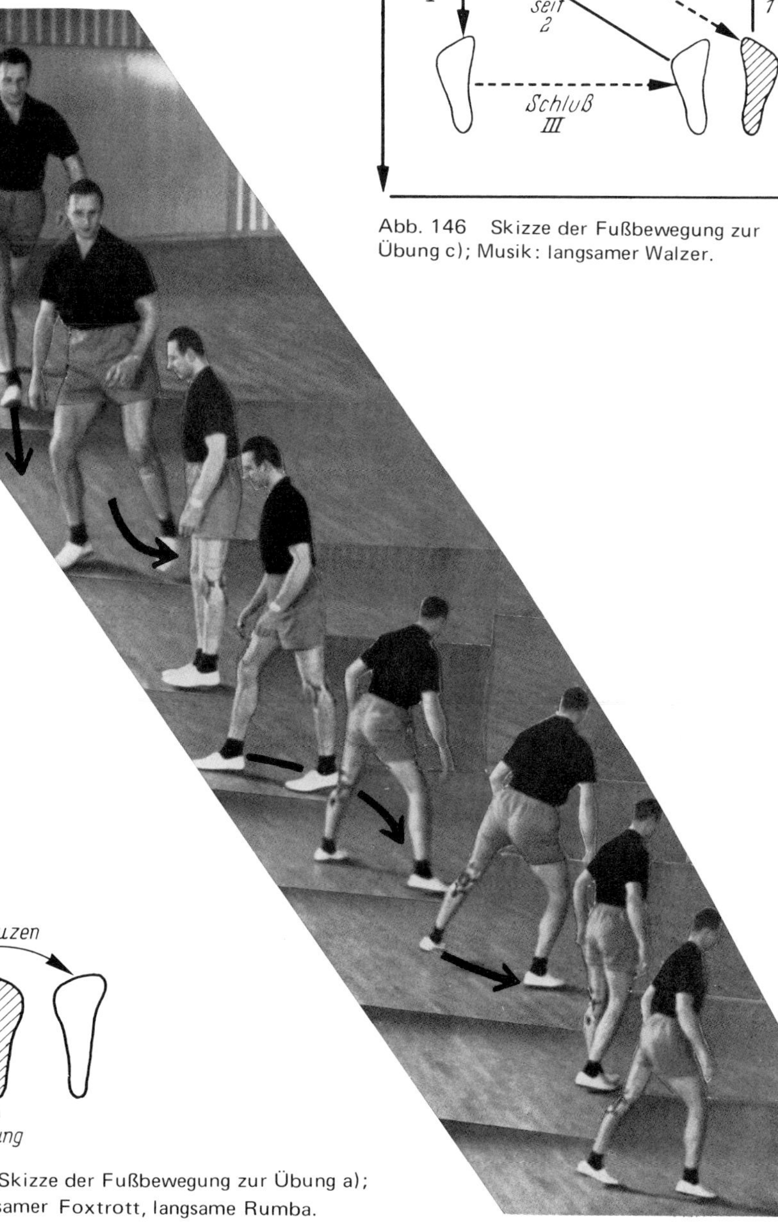

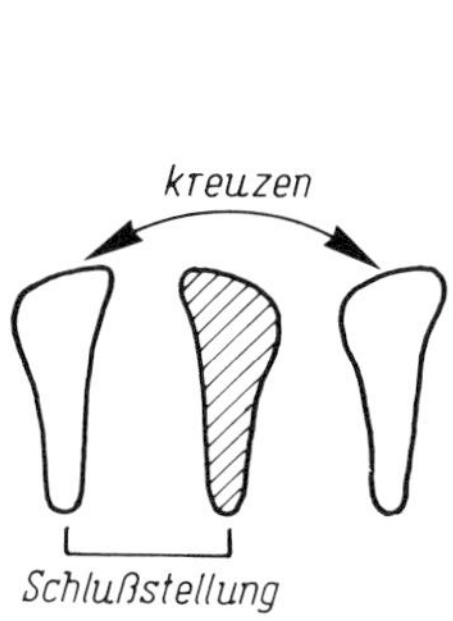


Abb. 148 Skizze der Fußbewegung zur Übung a); Musik: langsamer Foxtrott, langsame Rumba.

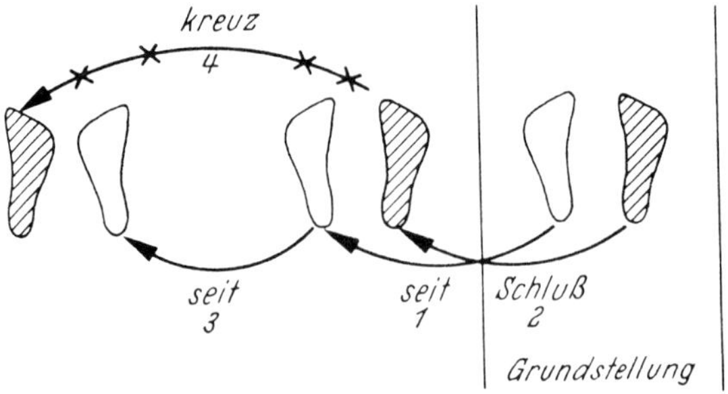


Abb. 149 Skizze der Fußbewegung zur Übung b); Musik: langsamer Foxtrott, langsame Rumba.

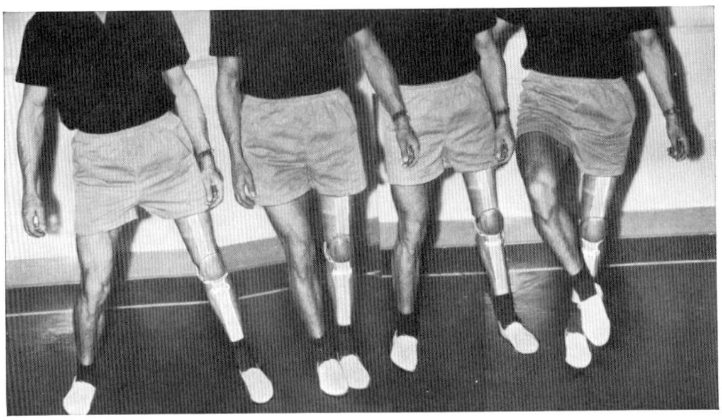

Abb. 150 Bewegungsablauf der Übung a); Ausführungsangabe: seit, Schluß, seit, kreuz; Musik: langsamer Foxtrott, langsame Rumba.

c) Wie Übung b), jedoch kreuzt das erhaltene Bein rückwärts.

d) Seitwärtsschritt zur Seite des erhaltenen Beins. *Bewegungsform* und *Ausführungsangabe* wie bei Übung a). Die Prothese führt dabei einen Kreuzschritt über das erhaltene Bein aus.

e) Wie Übung b) mit Tempowechsel des Seitwärtsschritts.

*Ausführungsangabe* wie Übung b).

Die ersten Tempi „seit, Schluß" sind eine Zeiteinheit von einer Viertelnote, der anschließende Seitwärtsschritt ist eine Viertelnote, und der darauffolgende Kreuzschritt ist ebenfalls eine Viertelnote.

f) *Bewegungsform:* Seitwärtsschritt mit anschließendem Kreuzschritt nach vorwärts.

Seitwärtsschritt zur Prothesenseite, Grundstellung des erhaltenen Beins mit anschließendem Kreuzschritt der Prothese über das erhaltene Bein nach vorn.

*Ausführungsangabe:* seit, Schluß, kreu - zen (Abb. 151).

Jedes dieser vier Tempi ist eine gleiche Zeiteinheit von einer Viertelnote.

g) Wie Übung f), jedoch mit Tempoänderung des Seitwärtsschritts.

*Ausführungsangabe:* wie Übung f).

Die Tempi „seit, Schluß" sind jetzt zusammen eine Viertelnote, die Tempi „kreu - zen" je eine Viertelnote.

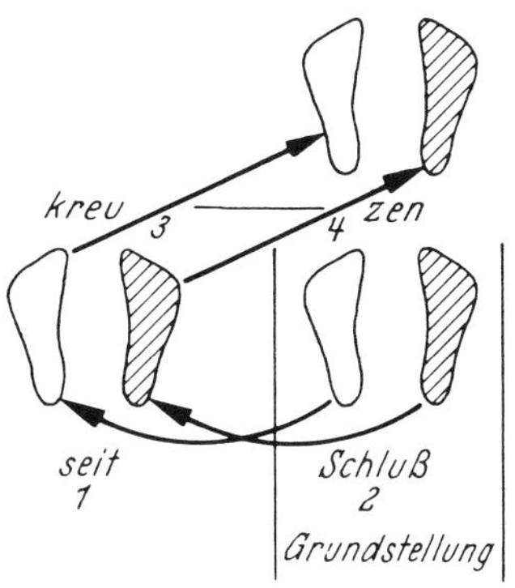


Abb. 151 Skizze der Fußbewegung zur Übung f); Musik: langsamer Fox, langsame Rumba.

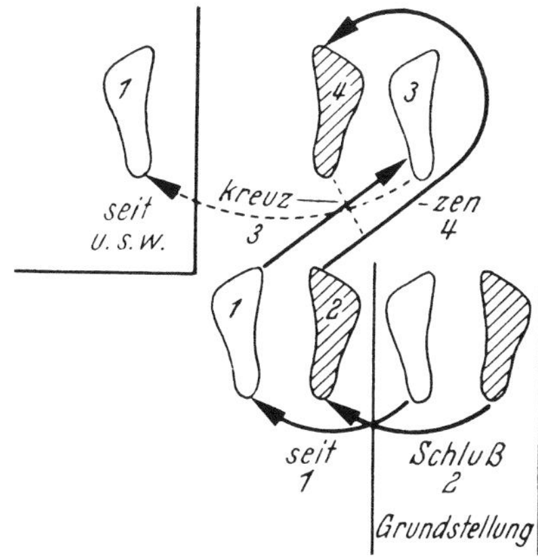


Abb. 152 Skizze der Fußbewegung zur Übung h); Musik: langsamer Fox, langsame Rumba.

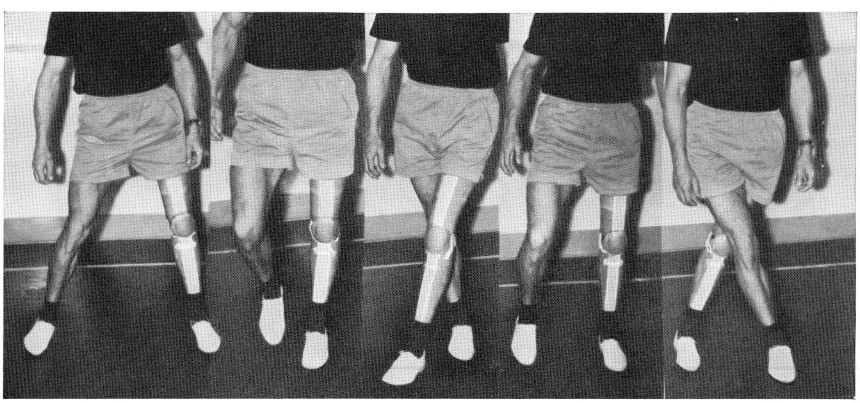

Abb. 153 Bewegungsablauf der Übung g); Bewegungsform: Seitwärtsschritt der Prothese mit anschließendem Kreuzschritt rechts und links vorwärts; Ausführungsangabe: seit, Schluß, kreuzen; Musik: langsamer Fox, langsame Rumba.

h) *Bewegungsform:* Seitwärtsschritt mit anschließendem Kreuzschritt rechts und links vorwärts.

Seitwärtsschritt der Prothese, Grundstellung des erhaltenen Beins, Kreuzen des Prothesenschritts über das erhaltene Bein vorwärts mit anschließendem Kreuzen des erhaltenen Beins über die Prothese vorwärts.

*Ausführungsangabe:* seit, Schluß, kreu - zen (Abb. 152 u. 153).

Die Seitwärtsschritte und die Kreuzschritte sind gleiche Zeiteinheiten von je einer Viertelnote.

i) Wie Übung h), jedoch mit Tempowechsel des Seitwärtsschritts, der doppelt so schnell wie die Kreuzschritte ausgeführt wird.

## Musik: Polka (Zweivierteltakt)

a) *Bewegungsform:* Seitwärtsschritt links und rechts abwechselnd.

Seitwärtsschritt linkes Bein, Grundstellung rechtes Bein, Seitwärtsschritt linkes Bein, Herannehmen des rechten Beins ohne Grundstellungsschritt mit sofortigem Absetzen zum Seitwärtsschritt des rechten Beins, Grundstellung linkes Bein, Seitwärtsschritt rechtes Bein, Herannehmen des linken Beins und sofortiges Wegsetzen des linken Beins wie zu Beginn.

*Ausführungsangabe:* links und links und rechts und rechts und oder: links, zwei, drei und rechts, zwei, drei und.

Links ist die Schrittfolge, das erste „und" ist die Grundstellung, das zweite „und" die angedeutete Grundstellung, die sofort wieder zum ersten „links" bzw. „rechts" führt.

b) Wie Übung a), jedoch mit Drehung beim dritten Takt nach rechts für Linksamputierte und nach links für Rechtsamputierte.

## Musik: Rheinländer

a) *Bewegungsform:* zwei Seitwärtsschritte nach rechts mit anschließenden zwei Seitwärtsschritten nach links.

*Ausführungsangabe:* links, zwei, drei, vier – rechts, zwei, drei, vier oder: eins und zwei und.

Die Ausführungsangabe „vier" ist dabei kein Schritt, das erhaltene Bein bzw. die Prothese wird dabei nicht auf den Boden aufgesetzt.

b) Wie Übung a), jedoch mit Drehung bei der Zeiteinheit „vier" für den Linksamputierten nach rechts, für den Rechtsamputierten nach links.

## Musik: langsamer Foxtrott oder Blues

a) Nach dem Rhythmus der Musik in leichter Grätschstellung Verlagern des Körpergewichts abwechselnd von einem Bein auf das andere. Der Körper vollführt dabei eine leichte, wiegende Bewegung.

b) Wie Übung a), jedoch mit leichtem Anheben des jeweils nicht belasteten Beins vom Boden (Abb. 154).

c) Wie Übung b), jedoch mit leichtem Zurücksetzen des angehobenen Beins hinter das jeweilige Standbein (Abb. 155).

d) Wie Übung c), jedoch mit einer leichten Drehung um die Längsachse des Körpers, für den Linksamputierten nach rechts herum und für den Rechtsamputierten nach links herum.

e) *Bewegungsform:* Vorwärtsgehen mit kurzer Unterbrechung in der Schrittmitte.

Die Prothese beginnt den ersten Schritt, das erhaltene Bein unterbricht durch kurze Bodenberührung (Tippen) in der Schrittmitte und geht weiter vor. Der Prothesenschritt führt die gleiche Bewegung aus. Die Bodenberührung erfolgt mit der Ferse – Schritte „schwingend" unterbrechen!

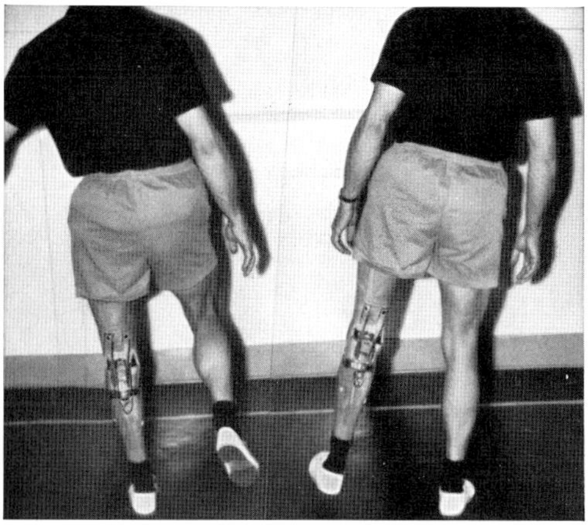

Abb. 154 Bewegungsablauf zur Übung b); Musik: langsamer Fox, Blues.

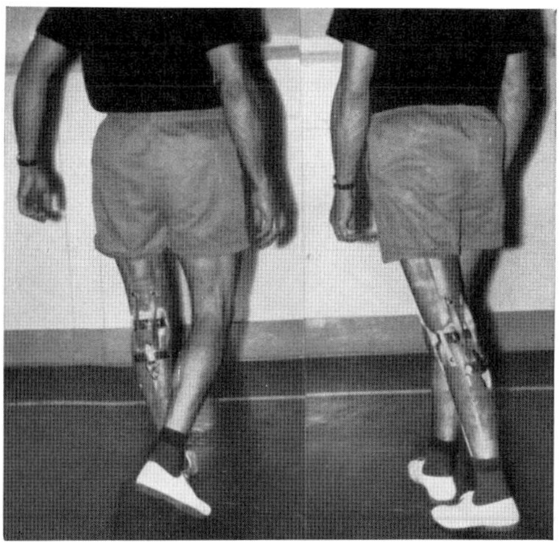

Abb. 155 Bewegungsablauf zur Übung c); Musik: langsamer Fox, Blues.

*Ausführungsangabe:* vor, tipp, vor, tipp.

Mit „tipp" ist die Bodenberührung bezeichnet, bei der der jeweilige Fuß, der den Boden kurz berührt hat, den Schritt rhythmisch zu Ende führt.

f) Wie Übung e).

Bei dieser Übung ist die Bodenberührung jedoch nur andeutungsweise auszuführen. Bei guter Beherrschung der Prothese und einem entsprechenden Einfühlungsvermögen in die Musik wird mit dieser Übung ein schwingender, rhythmischer Gang erzielt werden.

g) *Bewegungsform:* Seitwärtsschritte mit einem Kreuzschritt. Vier Schritte nach links und vier Schritte nach rechts (S. 112). Die drei nachfolgenden Übungen sind in ihrem Schwierigkeitsgrad gesteigert.

*Ausführungsangabe* Form I: seit, kreuz, seit, Schluß.

Die Übung beginnt mit einem Seitwärtsschritt des linken Beins; das rechte Bein kreuzt vorn, das linke Bein geht seitwärts, und das rechte Bein führt zur Grundstellung heran.
*Ohne Tempoverlust die gleiche Bewegungsfolge nach rechts.*

*Ausführungsangabe* Form II: seit, Schluß, kreuz, Schluß.

Seitwärtsschritt, Schlußschritt (Grundstellung), Kreuzschritt vorn, Schlußschritt (Grundstellung).

*Ausführungsangabe* Form III: seit, Schluß, kreuz, kreuz.

Seitwärtsschritt, Schlußschritt (Grundstellung), Kreuzschritt vorn, Kreuzschritt vorn. Beim zweiten „Kreuzschritt vorn“ ergibt sich eine geringe Vorwärtsbewegung.

Eine weitere Steigerung der Übungen erreicht man, wenn die Kreuzschritte hinter dem Standbein ausgeführt werden. Dabei ist auf eine genügende Sicherung des Prothesenkniegelenks zu achten. Alle oben beschriebenen Übungsformen können nur mit sicher gehenden Patienten geübt werden. Sie steigern die Geschicklichkeit und das Zutrauen zur Prothese.

# Gymnastik, Sport und Spiel während der Gehschulung

Müheloses Gehen mit dem Kunstbein setzt eine gute Körperbeherrschung voraus. Gymnastik, Schwimmen und sportliche Spiele, die den Schädigungen angepaßt sind, helfen die Beweglichkeit und Körpergewandtheit zu verbessern. Diese für viele Beinamputierte ungewohnten Betätigungen führen zu einer gesunden Reduzierung des Körpergewichts und bei regelmäßigem Training zu einer Steigerung der Organkraft. Hier bietet der Versehrtensport über den Rahmen der Gehschule hinaus die Möglichkeit einer sportbetonten Freizeitgestaltung.

Gesteigerte Kondition in geeignetem Maß erleichtert das Tragen des Kunstbeins. Wer sich vor der Amputation sportlich betätigt hat, wird sich deshalb auffallend aus der Gruppe der „Gelegenheitssportler“ herausheben. Aber auch der sportlich Ungeübte kann nach der Amputation seine für ihn geeignete Bewegungsform seinen Fähigkeiten und seinem Temperament anpassen und damit seine Leistungen steigern.

Beweglichkeit und Reaktionsschnelligkeit können durch Gymnastik und Spiel geschult und gesteigert werden. Darüber hinaus wird das Selbstwertgefühl des einzelnen in hohem Maße durch die leibliche Funktion, Leistungsfähigkeit und Geschicklichkeit mitbestimmt. Im Augenblick des Spielgeschehens macht er sich frei von seinen Sorgen – er geht auf im gegenwärtigen Spiel. Ungezwungenheit, Einsatz und manchmal auch Wagnis erschließen ihm das Bewußtsein seiner Kräfte. Dieses durch das sportliche Tun erreichte Selbstwertgefühl ist eine gute Voraussetzung für das Leben in der Gemeinschaft.

Beim Schwimmen wird das Gemeinschaftserlebnis noch bedeutsamer. Hier tritt der einzelne mit seinem Stumpf in den Blickwinkel der Öffentlichkeit. Die Hemmungen vieler Beinamputierter, allein ein Schwimmbad zu besuchen, werden durch die Gemeinschaft des Lehrgangskreises wesentlich verringert, und nicht selten entschließt sich mancher bisher Außenstehende zu selbständigen Übungsversuchen. Das Bewegen und Schwimmen im Wasser löst Muskelgruppen, die zum Teil so stark verspannt sind, daß sie Haltungsfehler bedingen. Das Schwimmen wird aus diesem Grunde als Bewegungstherapie im Rahmen der orthopädischen Maßnahmen immer einen bedeutenden Platz einnehmen.

Hier sollen noch zwei Formen der Fortbewegung mit der Prothese erwähnt werden, die zwar mit der Gehschulung nicht direkt in Zusammenhang stehen, die aber eine Höchstleistung im Gebrauch des Kunstbeins darstellen: das Radfahren und das Skiwandern. Eine gute Konstitution und eine sehr gute Beherrschung des Kunstbeins sind dafür die notwendigen Voraussetzungen. Beide Bewegungsarten sollen an dieser Stelle nicht aus der Sicht des Versehrtensports betrachtet werden; sie sollen nur für diejenigen, die ihr Können im Gebrauch der Prothese steigern wollen, ein Hinweis sein.

# Gymnastik ohne Prothese

In hohem Maße hängt das Gehvermögen von der Beschaffenheit des Stumpfes ab. Stumpfbeschwerden haben ihre Ursache in dem Mangel an funktionstüchtiger Muskulatur. Selbst gute Amputationsstümpfe werden bei Vernachlässigung in ihrem Gebrauchswert gemindert. Es kann mit ihnen kein befriedigendes Gehen erreicht werden.

Bei keinem Amputierten fehlt das Erlebnis des „Fühlens" des amputierten Glieds. Im Unterbewußtsein verfügen wir über ein „Körperschema", über eine Ganzheit, in der jeder Körperteil seinen Platz hat. Jeder Schmerz oder Muskeldruck am Amputationsstumpf wird vom Gehirn in das „Körperschema eingegliedert" und vom Amputierten im nicht vorhandenen Körperteil gespürt.

Besonders deutlich wird uns das Vorhandensein verlorengegangener Gliedmaßen vorgetäuscht, wenn die Stumpfmuskulatur angespannt ist. Vielen Amputierten ist das Erlebnis ungewohnt, unangenehm, schmerzend und schmerzlich zugleich. Sie weichen diesem „Fühlen" aus und zwingen ihren Stumpf bewußt zur Ruhigstellung.

Die Funktion der Stumpfmuskulatur, die ihren Ansatz verloren hat, muß erhalten bleiben. Das ist aber nur möglich, wenn Arbeit im Sinne der Bewegung geleistet werden muß. Der Oberschenkelamputierte z. B. soll nicht nur die zum Becken in Beziehung stehende Muskulatur durch Beugen, Strecken, An- und Abspreizen und Drehen des Stumpfes im Hüftgelenk üben, sondern er muß unter Ausnutzung seines „Fernempfindens" oder „Phantomgefühls" versuchen, das fehlende Kniegelenk zu beugen und zu strecken. Unterschenkelamputierte üben in gleicher Weise das Heben, Senken und Kreisen ihres nicht vorhandenen Fußes.

Diese Übungen sind unter dem Begriff „Ferngymnastik" oder „Phantomgymnastik" bekannt. Eine Übungsfolge dafür anzugeben erübrigt sich. Es sollte jeder Amputierte jedoch versuchen, sich so viel Muskelspiel durch eine derartige Fern- oder Phantomgymnastik in seinem Stumpf zu erarbeiten, wie seine Stumpfverhältnisse es zulassen. Es wird letzten Endes nur eine „erahnte" Bewegung sein, die sich im Beugen, Strekken, Greifen des amputierten Teils erschöpft. Der Grad des Beugens oder Streckens kann vergrößert werden, und man kann damit zwar keinen „sichtbaren", jedoch einen „spürbaren" Erfolg erzielen.

Als Erweiterung der eben beschriebenen Gymnastik ist die Stumpfgymnastik anzusehen. Sie stellt bei ihren größeren Übungsmöglichkeiten eine wertvolle Ergänzung zur Gymnastik dar und kann in Verbindung mit ihr wesentlich zur Erhaltung eines funktionstüchtigen Stumpfes beitragen.

## Übungen für Oberschenkelamputierte

### Stumpfübungen

a) Heben und Senken des Stumpfes im Sitzen und in Rückenlage in Verbindung mit Beugen und Strecken des amputierten Teils (unter Ausnutzung des Phantomgefühls).

b) Wie Übung a), in Bauchlage.

c) Stumpfkreisen im Sitzen, in Rücken- und Bauchlage mit Beugen und Strecken des amputierten Teils unter Ausnutzung des Phantomgefühls.

d) Rumpf-(Dreh-)Beugen im Sitzen über den Stumpf.

### Widerstandsübungen

a) Heben und Senken des Stumpfes gegen Widerstand im Sitzen.

b) Wie Übung a), in Rücken- und Bauchlage.

c) Stumpfkreisen gegen nachgebenden Widerstand.

d) Mit angezogenem Knie des erhaltenen Beins aus der Rückenlage zum Sitzen kommen; Partner gibt am Stumpf Widerstand.

e) In Sitz- und Rückenlage Spreizen und Schließen des Stumpfes gegen nachgebenden Widerstand.

f) Befreiungsversuch des durch den Partner festgehaltenen Stumpfes (von der Rücken- in die Bauchlage kommen).

### Stumpfübungen mit Gerät

a) Selbständiges Wegschieben einer Turnmatte mit dem Stumpf.

b) Selbständiges, stoßartiges Wegschieben eines Medizinballs mit dem Stumpf.

c) Aus dem Liegestütz Stumpfstoß gegen den Hohlball nach vorn.

d) Leitersteigen (Sprossenwand, Gitterleiter) aufwärts und abwärts. Aufsetzen des Stumpfes auf die Sprossenwand.

## Übungen für Unterschenkelamputierte

### Stumpfübungen

a) Auf den Stumpf sitzen.

b) Kriechen.

c) Im Kniestand kräftiges Armschwingen.

d) Dehnung der Schritte.

e) Heben des erhaltenen, entspannten bzw. gegendrückenden Beins im Sitzen durch untergeschobenen Stumpf.

f) Kniebeugen und -strecken mit Anhocken gegen nachgebenden Widerstand.

### Übungen am Gerät

a) Grätschsitz im Barren.

b) Knieliegehang an den Ringen oder am Reck mit Stumpf.

c) Kniewellenaufschwung an brusthohem Reck mit beiden Beinen im Wechsel.

d) Reiterkampf zu zweien auf dem Pferd (Gerät niedrig gestellt, zu beiden Seiten Matten).

# Stufenplan zur Leistungssteigerung für einseitig beinamputierte Männer und Frauen

(die Übungen werden ohne Prothese ausgeführt)

Dieses Übungsprogramm (modifiziert nach dem 5BX- bzw. XBX-Plan) soll dem Amputierten helfen, seinen körperlichen Zustand zu verbessern. Es steigert sich und führt nach Erreichen der dem Alter entsprechenden Zielstufe bei regelmäßigem Üben zu körperlichem Wohlbefinden und größerer Leistungsfähigkeit, die das Tragen des Kunstbeins erleichtert und auch auf das unerläßliche Hüpfen vorbereitet. Durch die Übungen wird die Muskulatur des Rumpfes und des verbliebenen Beins gekräftigt und die allgemeine Elastizität gefördert.

Jede Übungsstufe setzt sich aus 7 Übungen zusammen, die in einer vorgeschriebenen Zeit auszuführen sind. Die 12 Stufen in den Tab. 1, 4 und 7 sind von allen Altersgruppen auszuführen. In den Tab. 2, 3, 5, 6, 8 und 9 sind die Zielstufen für die entsprechenden Altersgruppen mit den Buchstaben A bis G gekennzeichnet. Aus den Zahlen in den Horizontalspalten ist die Übungsanzahl ersichtlich.

Beispiel: Ein 42jähriger Mann gehört in die Altersgruppe D. Seine Übungsdauer für jede der 12 Anfangsstufen in Tab. 1 beträgt 6 Tage. Für diese Tabelle braucht er 72 Tage. Die Zielstufe für D liegt bei der 28. Übungsstufe. Er wird voraussichtlich jede Stufe der Tab. 2 und 3 in 4 Tagen erarbeiten können, also noch 64 Tage brauchen und sein Ziel in 136 Tagen (4 1/2 Monaten) erreichen.

Das Maß der körperlichen Leistungsfähigkeit richtet sich nach dem Alter. Es wird Übende geben, die über die in Frage kommende Zielstufe hinauszugehen vermögen, während andere ihre Zielstufe nur mit Mühe oder gar nicht erreichen können. Die angegebenen Ziele stellen nur Anhaltspunkte dar.

Es ist nicht notwendig, die Übungen gleich beim ersten Versuch richtig und mit ganzer Kraft auszuführen, vielmehr sollte man sich ohne allzu große Anstrengung in den Bewegungsablauf hineinfinden. Erst nach mehrmaligem Üben ist der Versuch so zu steigern, daß er in der angegebenen Zeit ausgeführt werden kann.

Bei Kurzatmigkeit ist das Tempo sofort zu mäßigen. Das bezieht sich vor allem auf die älteren Jahrgänge. Wer sich schon bei den ersten Übungen überfordert fühlt, sollte sich nicht von der Anzahl und der Übungszeit getrieben fühlen. Eine gewisse Anstrengung ist normal! Sehr wichtig ist beim Üben gutes Atmen bei frischer Luft und kleine Erholungspausen zwischen den Übungen. Wer sich auch dann noch überfordert fühlt, muß seinen Arzt zu Rate ziehen.

Einige Hinweise:

1. Übungsbeginn für alle mit der 1. Übung in Tab. 1, 4 oder 7.
2. Nicht übertreiben, kein höheres Tempo einschlagen, auch wenn man sich dazu in der Lage fühlt.

3. Die Atmung beim Üben nicht vernachlässigen.
4. Bei Muskelkater oder Kurzatmigkeit das Tempo mäßigen und langsamer üben. Das bezieht sich vor allem auf die älteren Jahrgänge.
5. Erst wenn jede Übung in der vorgeschriebenen Zeit mühelos ausgeführt wird, kann zur nächsten Übungsstufe weitergegangen werden.
6. Es kann mehrere Monate dauern, bis die entsprechende Zielstufe erreicht wird.
7. Täglich zur gleichen Zeit üben.
8. Möglichst keinen Tag auslassen.
9. Wird durch Krankheit oder aus anderen Gründen das Übungsprogramm unterbrochen, soll bei Wiederaufnahme des Trainings bei einer leichteren Übungsstufe begonnen werden. Beträgt die Unterbrechung mehr als zwei Monate, beginnt man wieder mit der Übungsstufe 1 in den Tab. 1, 4 oder 7.
10. Wenn die dem Alter entsprechende Zielstufe erreicht ist, genügen drei Übungszeiten in der Woche, um die körperliche Leistungsfähigkeit zu erhalten.

**Altersgruppeneinteilung bei einseitig beinamputierten Männern**

| Altersgruppen | Übungsdauer für jede der 12 Anfangsstufen |
|---|---|
| A 60 Jahre und darüber | 10 Tage |
| B 50–60 Jahre | 8 Tage |
| C 45–50 Jahre | 7 Tage |
| D 40–45 Jahre | 6 Tage |
| E 30–40 Jahre | 5 Tage |
| F 25–30 Jahre | 4 Tage |
| G bis 25 Jahre | 3 Tage |

**Tabelle 1. Anfangsstufen für alle Altersgruppen einseitig beinamputierter Männer**

| Übungsstufe | 1 | 2 | 3 | 4 | 5 | 6 | 7 | 8 | 9 | 10 | 11 | 12 | Übungszeit |
|---|---|---|---|---|---|---|---|---|---|---|---|---|---|
| 1. Übung Übungsanzahl | 8 | 8 | 9 | 9 | 10 | 10 | 11 | 12 | 14 | 16 | 18 | 20 | in 2 Minuten |
| 2. Übung Übungsanzahl | 5 | 6 | 6 | 6 | 7 | 8 | 10 | 11 | 12 | 13 | 14 | 15 | in 2 Minuten |
| 3. Übung Übungsanzahl | 4 | 5 | 5 | 7 | 8 | 9 | 11 | 12 | 13 | 15 | 17 | 18 | in 1 Minute |
| 4. Übung Übungsanzahl | 5 | 6 | 7 | 8 | 9 | 10 | 11 | 12 | 14 | 16 | 18 | 20 | in 1 Minute |
| 5. Übung Übungsanzahl | 3 | 4 | 5 | 6 | 7 | 7 | 8 | 8 | 9 | 10 | 11 | 12 | in 1 Minute |
| 6. Übung Übungsanzahl | 4 | 4 | 4 | 5 | 5 | 5 | 6 | 6 | 7 | 8 | 9 | 10 | in 2 Minuten |
| 7. Übung Übungsanzahl | 5 | 6 | 6 | 7 | 8 | 9 | 10 | 11 | 12 | 13 | 14 | 15 | in 2 Minuten |

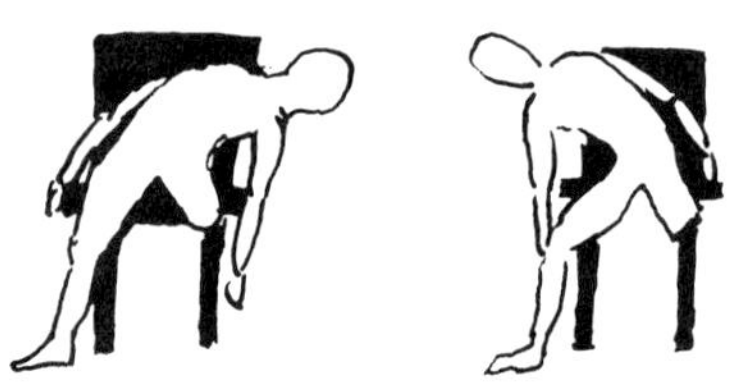

Abb. 156 (1. Übung) Grätschsitz auf dem Stuhl. Mit gestrecktem Rücken links und rechts seitwärts beugen. Die Hände werden seitwärts zum Boden geführt. (Bei jedem Seitbeugen ausatmen.)

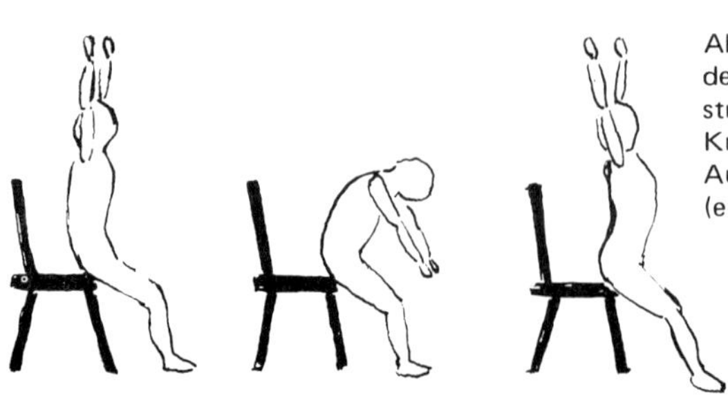

Abb. 157 (2. Übung) Sitz auf der Stuhlvorderkante. Hochhalten der Arme, Rücken gestreckt. Rumpfbeugen vorwärts (ausatmen). Knie in den ersten Tagen nicht strecken. Aufrichten und Rumpf rückwärts beugen (einatmen).

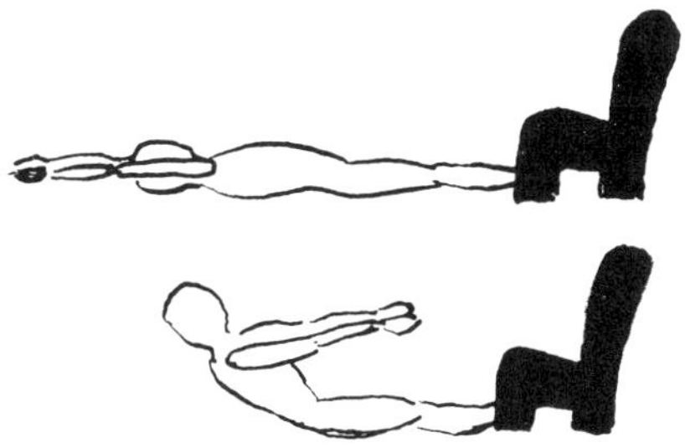
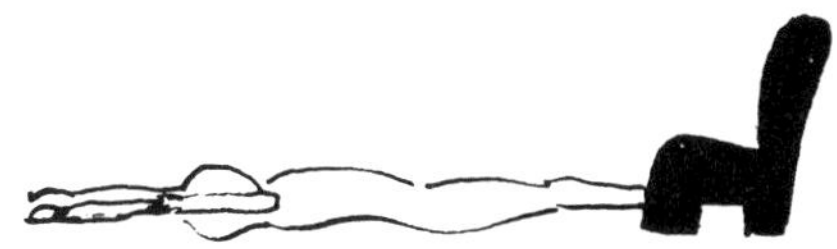

Abb. 158 (3. Übung) Rückenlage. Bein gestreckt unter eine Sesselkante stemmen (einatmen). Kopf und Schultern vom Boden abheben. Zurück in die Rückenlage (ausatmen).

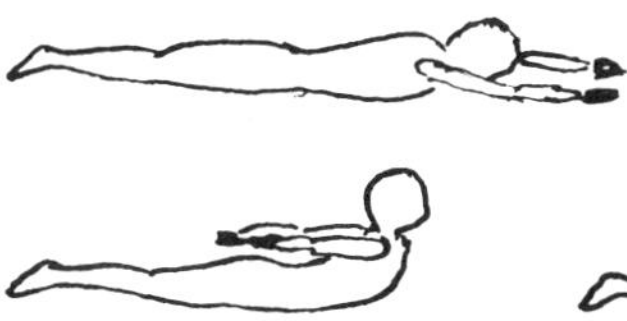
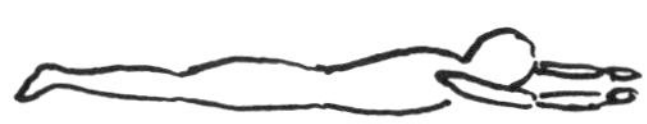

Abb. 159 (4. Übung) Bauchlage. Hände hinter dem Rücken zum Flechtgriff gefaßt (einatmen). Rückbeugen von Rumpf, Kopf, Schulter und Brust vom Boden. Anheben der Hände vom Gesäß (ausatmen).

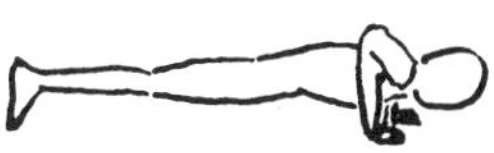
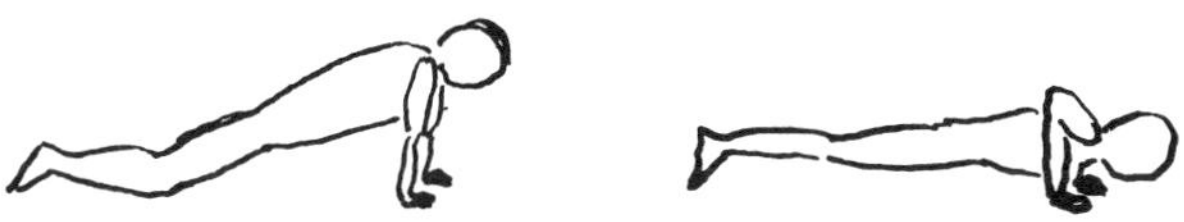

Abb. 160 (5. Übung) Bauchlage. Hände liegen unter den Schultern flach auf dem Boden. Arme strecken zum Knieliegestütz (einatmen). Zurück zur Bauchlage (ausatmen).

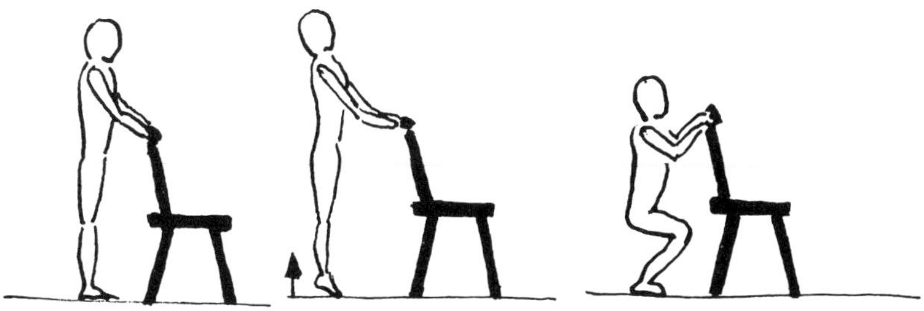

Abb. 161 (6. Übung) Stand hinter einem Stuhl. Hände liegen sichernd auf der Rückenlehne. 3mal Zehenstand und 2mal Kniebeugen im Wechsel. (Zehenstand und Kniebeugen sind eine Übung. Atmung nicht unterbrechen, bei den Kniebeugen ausatmen.) Nach jeder Übung 5 Sekunden Pause, dabei den Vorfuß und die Zehen kräftig zum Fersenstand nach oben ziehen. In den Pausen gut durchatmen.

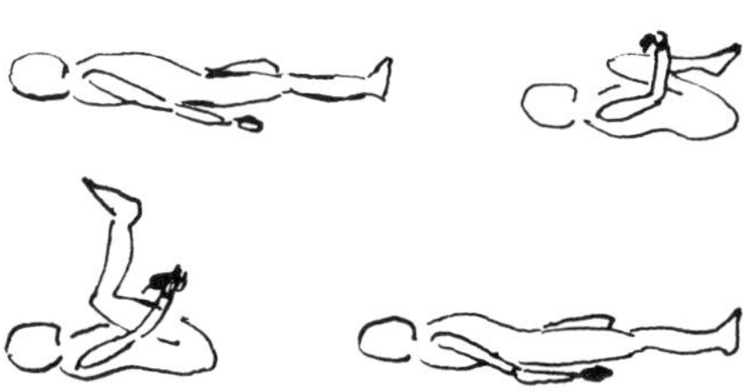

Abb. 162 (7. Übung) Rückenlage, Arme liegen flach auf dem Boden. Knie an den Rumpf heranziehen. Anheben des Stumpfes und des Unterschenkels zum rechten Winkel. Lockern und Ausschütteln von Stumpf und Bein (einatmen). Langsames Senken zur Rükkenlage (ausatmen).

**Tabelle 2. Zielstufen für die Altersgruppen A, B, C für einseitig beinamputierte Männer**

| Zielstufe | | | | A | | B | | | | | | C | |
|---|---|---|---|---|---|---|---|---|---|---|---|---|---|
| Übungsstufe | | 13 | 14 | 15 | 16 | 17 | 18 | 19 | 20 | 21 | 22 | 23 | 24 | Übungszeit |
| 1. Übung | Übungsanzahl | 14 | 15 | 16 | 18 | 19 | 20 | 22 | 24 | 26 | 28 | 29 | 30 | in 2 Minuten |
| 2. Übung | Übungsanzahl | 10 | 10 | 11 | 12 | 13 | 14 | 15 | 16 | 17 | 18 | 19 | 20 | in 2 Minuten |
| 3. Übung | Übungsanzahl | 6 | 6 | 7 | 8 | 9 | 10 | 11 | 12 | 13 | 13 | 14 | 15 | in 1 Minute |
| 4. Übung | Übungsanzahl | 4 | 5 | 6 | 7 | 8 | 9 | 10 | 11 | 12 | 13 | 14 | 15 | in 1 Minute |
| 5. Übung | Übungsanzahl | 6 | 7 | 8 | 9 | 10 | 10 | 11 | 11 | 12 | 13 | 14 | 15 | in 1 Minute |
| 6. Übung | Übungsanzahl | 10 | 10 | 15 | 15 | 20 | 20 | 25 | 30 | 35 | 40 | 45 | 50 | in 2 Minuten |
| 7. Übung | Übungsanzahl | 4 | 4 | 5 | 5 | 6 | 6 | 7 | 7 | 8 | 8 | 9 | 10 | in 2 Minuten |

Jede Übung in der vorgeschriebenen Zeit wiederholen oder alle 7 Übungen in 11 Minuten ausführen. Erst wenn das ohne Schwierigkeiten möglich ist, geht man zur nächsten Stufe weiter.

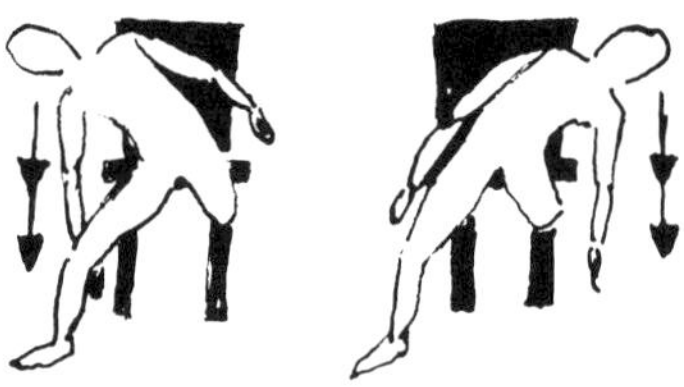

Abb. 163 (1. Übung) Grätschsitz auf dem Stuhl. Mit gestrecktem Rücken nach links und rechts seitwärts beugen. Die Hände werden seitwärts zum Boden geführt und federn 2- bis 3mal nach (bei jedem Nachfedern ausatmen).

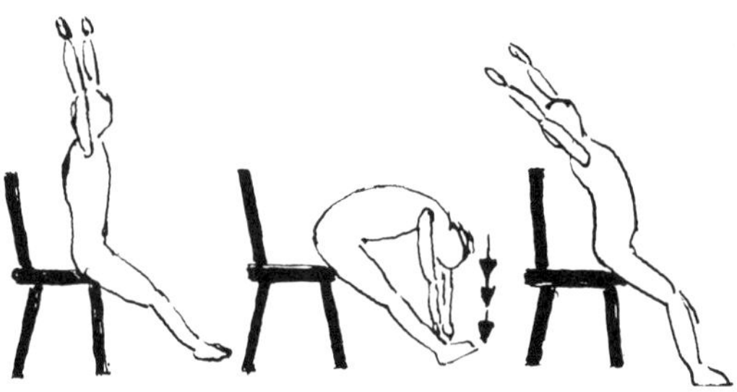

Abb. 164 (2. Übung) Sitz auf der Stuhlvorderkante. Hochhalten der Arme. Rücken gestreckt. Rumpfbeugen vorwärts (ausatmen), mit 2- bis 3maligem Nachfedern. Knie gestreckt. Aufrichten und Rumpf weit nach rückwärts beugen (einatmen).

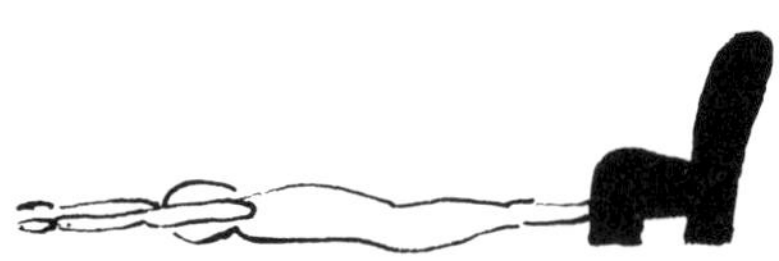

Abb. 165 (3. Übung) Rückenlage. Bein gestreckt unter eine Sesselkante stemmen. Arme über dem Kopf ausgestreckt (einatmen). Zu gerader Sitzhaltung aufrichten (ausatmen). Zurück in die Rückenlage (einatmen).

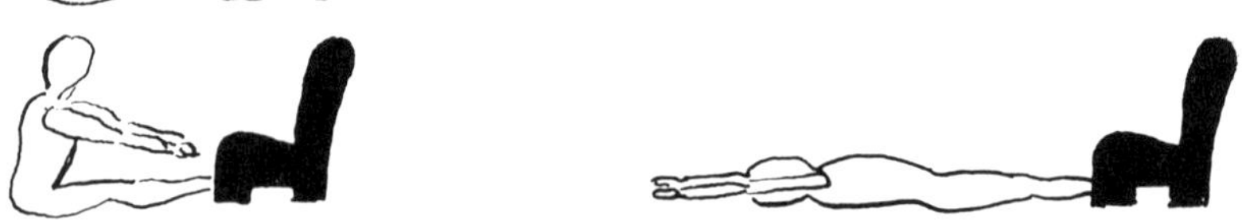

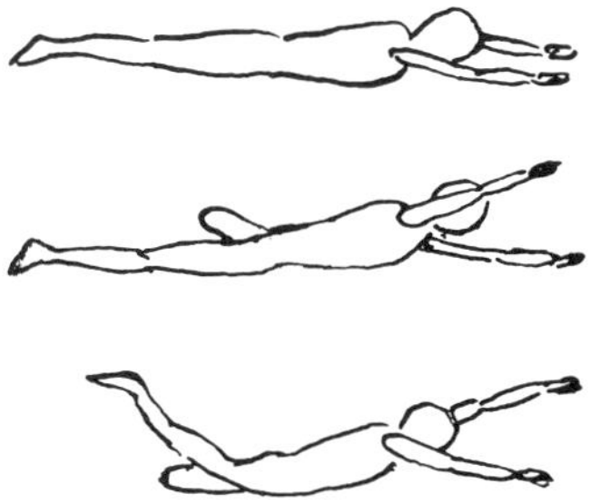

Abb. 166 (4. Übung) Bauchlage. Arme nach vorn ausgestreckt. Abwechselnd linken Arm und rechtes Bein (Stumpf) und danach rechten Arm und linkes Bein (Stumpf) vom Boden abheben (bei drei Wechseln einatmen, bei den nächsten drei Wechseln ausatmen).

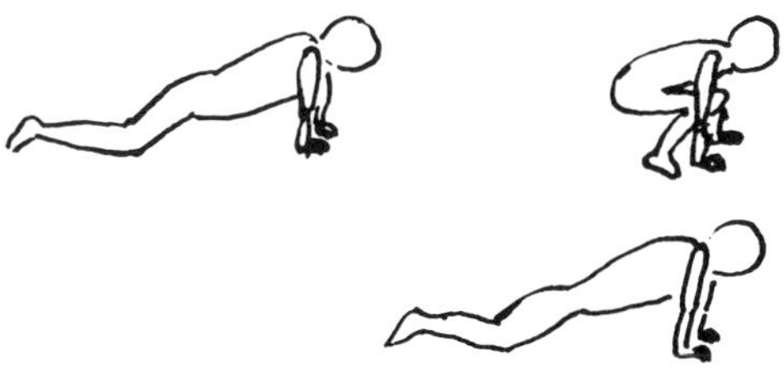

Abb. 167 (5. Übung) Aus dem Knieliegestütz in den Hockstand springen und zurück. Nach 2 Sprüngen eine Pause von 5 Sekunden. Dabei gut durchatmen (im Knieliegestütz einatmen, im Hockstand ausatmen).

Abb. 168 (6. Übung) Stand hinter einem Stuhl. Hände liegen sichernd auf der Rückenlehne. Federnd auf der Stelle hüpfen (Atmung nicht unterbrechen). Nach jedem fünften Hüpfer eine Pause von 5 Sekunden. Dabei gut durchatmen.

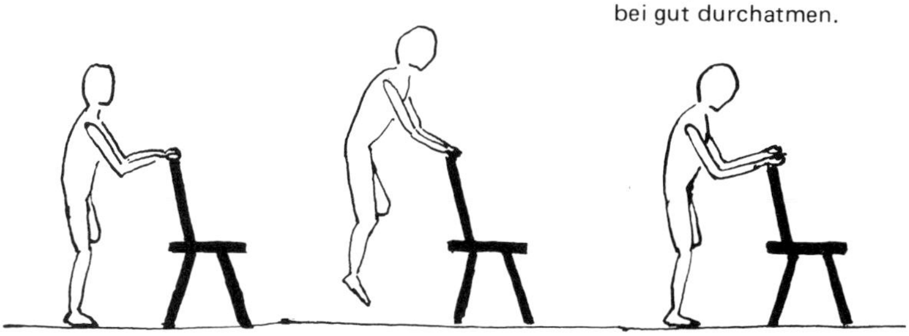

Abb. 169 (7. Übung) Rückenlage. Arme liegen flach auf dem Boden. Anheben von Stumpf und Bein zum rechten Winkel. Ausschütteln und Lockern von Stumpf und Bein (einatmen). Bein und Stumpf langsam bis 10 cm über den Boden senken und in dieser Stellung 2 Sekunden verharren. Senken zur Rückenlage (ausatmen). Nach jeder Übung eine Pause von 5 Sekunden. In den Pausen gut durchatmen.

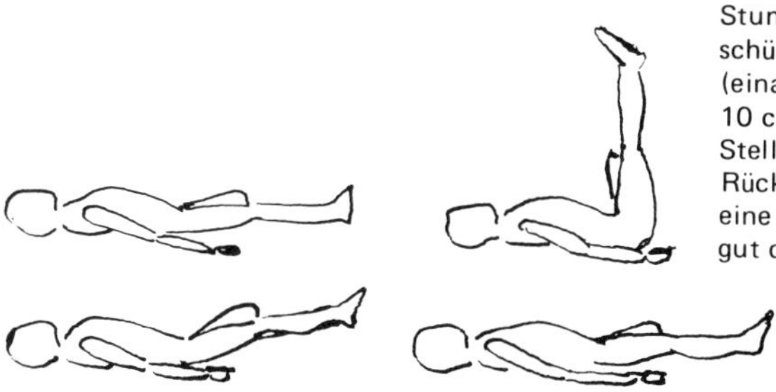

**Tabelle 3. Zielstufen für die Altersgruppen D, E, F, G für einseitig beinamputierte Männer**

| Zielstufe | | | | D | | | E | | F | | | G | |
|---|---|---|---|---|---|---|---|---|---|---|---|---|---|
| Übungsstufe | | 25 | 26 | 27 | 28 | 29 | 30 | 31 | 32 | 33 | 34 | 35 | 36 | Übungszeit |
| 1. Übung | Übungsanzahl | 20 | 22 | 24 | 25 | 26 | 27 | 28 | 29 | 30 | 32 | 34 | 35 | in 2 Minuten |
| 2. Übung | Übungsanzahl | 12 | 13 | 14 | 15 | 16 | 17 | 18 | 19 | 20 | 21 | 22 | 24 | in 2 Minuten |
| 3. Übung | Übungsanzahl | 10 | 10 | 10 | 12 | 13 | 13 | 14 | 15 | 16 | 16 | 17 | 18 | in 1 Minute |
| 4. Übung | Übungsanzahl | 8 | 9 | 10 | 12 | 13 | 14 | 16 | 17 | 18 | 19 | 19 | 20 | in 1 Minute |
| 5. Übung | Übungsanzahl | 5 | 5 | 5 | 6 | 7 | 7 | 8 | 9 | 10 | 11 | 11 | 12 | in 1 Minute |
| 6. Übung | Übungsanzahl | 15 | 15 | 20 | 25 | 30 | 35 | 40 | 45 | 50 | 55 | 55 | 60 | in 2 Minuten |
| 7. Übung | Übungsanzahl | 5 | 5 | 6 | 6 | 7 | 7 | 8 | 9 | 10 | 11 | 11 | 12 | in 2 Minuten |

Jede Übung in der vorgeschriebenen Zeit wiederholen oder alle 7 Übungen in 11 Minuten ausführen. Erst wenn das ohne Schwierigkeiten möglich ist, geht man zur nächsten Stufe weiter.

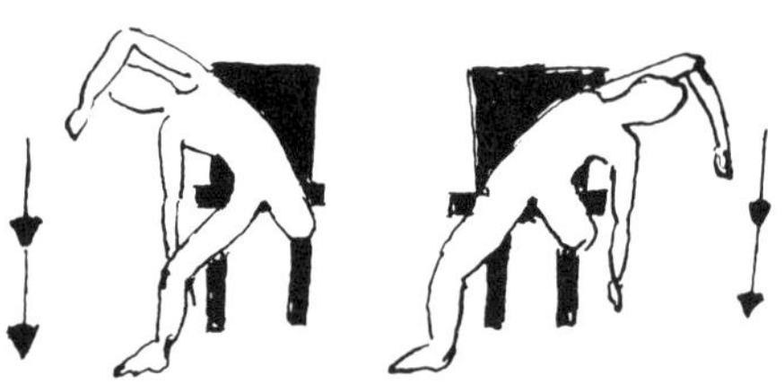

Abb. 170 (1. Übung) Grätschsitz auf dem Stuhl. Mit gestrecktem Rücken den Rumpf nach links und rechts seitwärts beugen. Ein Arm ist abwechselnd mit abgewinkeltem Ellenbogen über den Kopf erhoben und unterstützt das Seitbeugen, während der andere Arm nachfedernd seitwärts zum Boden führt (ausatmen bei jedem Seitbeugen).

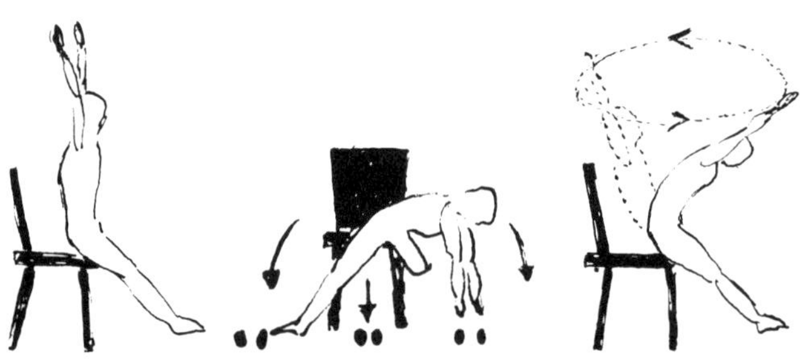

Abb. 171 (2. Übung) Grätschsitz auf der Stuhlvorderkante. Hochhalten der Arme. Rücken gestreckt. Rumpfbeugen vorwärts (ausatmen). Den Boden mit den Fingerspitzen links, in der Mitte mit 3maligem Nachfedern und rechts berühren. Aufrichten (einatmen) und Rumpfkreisen mit hochgehaltenen gestreckten Armen.

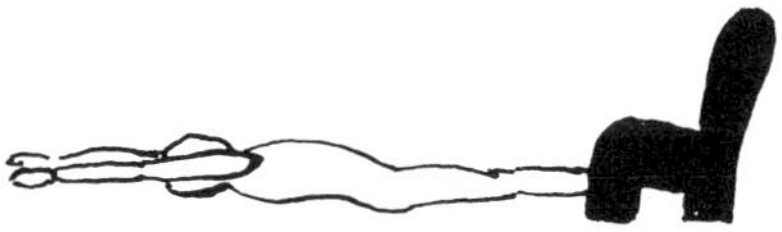

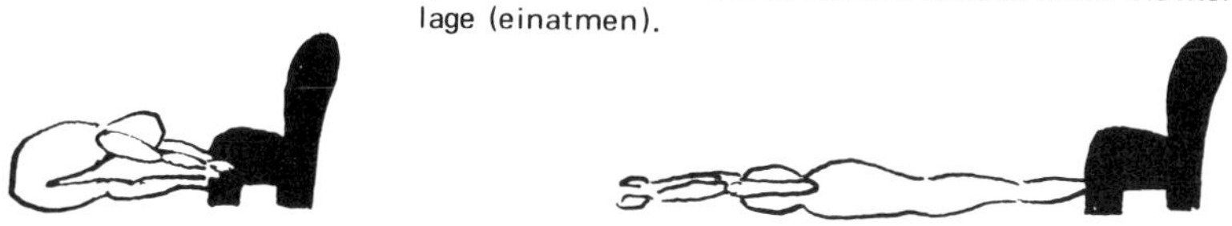

Abb. 172 (3. Übung) Rückenlage. Bein gestreckt unter eine Sesselkante stemmen. Arme über dem Kopf ausgestreckt (einatmen). Aufrichten (ausatmen) und bei gestreckter Arm- und Beinhaltung mit den Fingerspitzen weit nach vorn kommen. Zurück in die Rückenlage (einatmen).

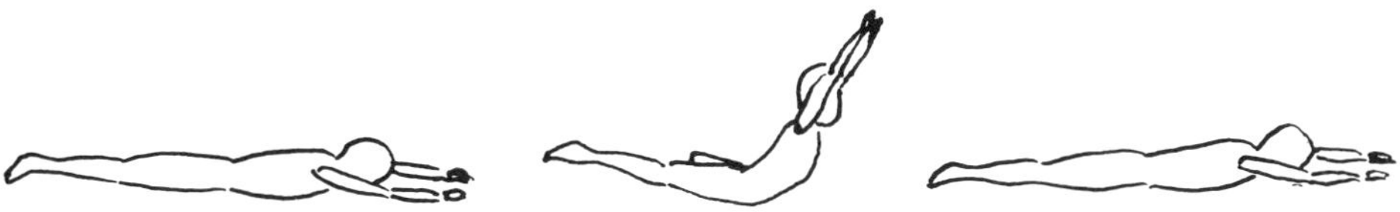

Abb. 173 (4. Übung) Bauchlage. Arme nach vorn ausgestreckt (einatmen). Kopf, Schultern, Arme, Brust, Bein und Stumpf lösen sich ganz vom Boden (ausatmen).

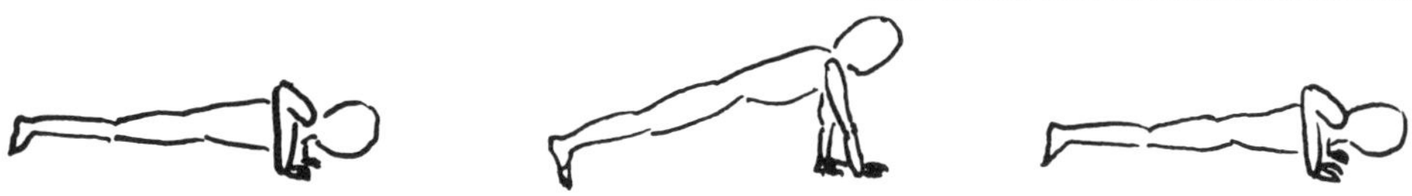

Abb. 174 (5. Übung) Bauchlage. Hände liegen flach unter der Schulter auf dem Boden. Liegestütz mit geradem Rücken. Knie berühren nicht den Boden (beim Strecken der Arme einatmen, beim Beugen der Arme ausatmen).

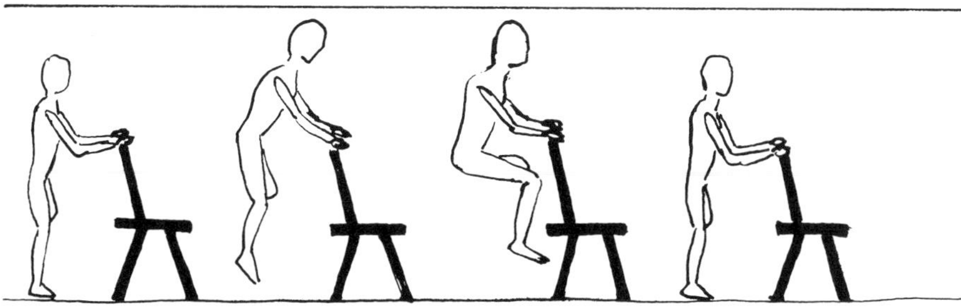

Abb. 175 (6. Übung) Stand hinter einem Stuhl. Hände liegen sichernd auf der Rückenlehne. Federnd auf der Stelle hüpfen (Atmung nicht unterbrechen). Bei jedem fünften Hüpfer Knie zum Hocksprung anhocken (ausatmen). Nach jedem zehnten Hüpfer eine Pause von 5 Sekunden, dabei gut durchatmen.

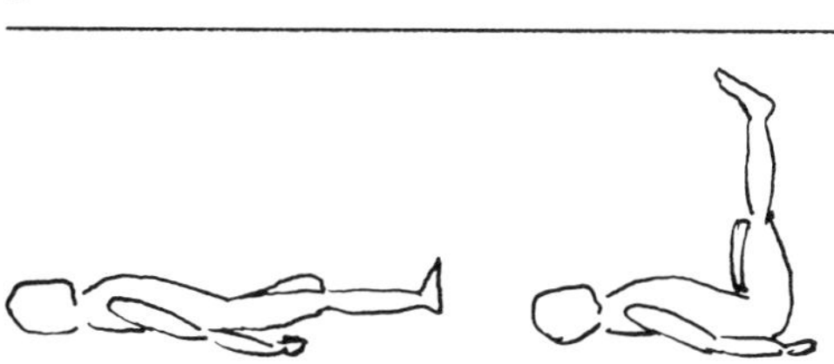

Abb. 176 (7. Übung) Rückenlage. Arme liegen flach auf dem Boden. Anheben von Stumpf und Bein zum rechten Winkel. Ausschütteln und Lockern von Stumpf und Bein (einatmen). Hinüberschwingen des Beins über den Kopf. Fußspitze berührt den Boden. Langsames Senken zur Rückenlage (ausatmen).

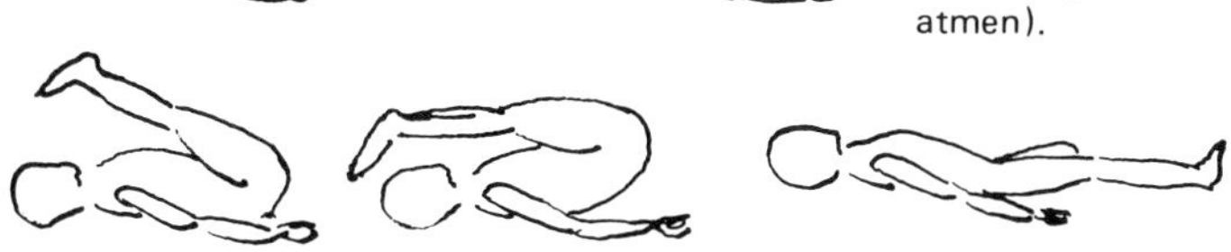

**Altersgruppeneinteilung für einseitig beinamputierte Frauen**

| Altersgruppen | Übungsdauer für jede der 12 Anfangsstufen |
|---|---|
| A 60 Jahre und darüber | 10 Tage |
| B 55–60 Jahre | 8 Tage |
| C 50–55 Jahre | 7 Tage |
| D 45–50 Jahre | 6 Tage |
| E 40–45 Jahre | 5 Tage |
| F 30–40 Jahre | 4 Tage |
| G 20–30 Jahre | 3 Tage |

**Tabelle 4. Anfangsstufen für alle Altersgruppen einseitig beinamputierter Frauen**

| Übungsstufe | 1 | 2 | 3 | 4 | 5 | 6 | 7 | 8 | 9 | 10 | 11 | 12 | Übungszeit |
|---|---|---|---|---|---|---|---|---|---|---|---|---|---|
| 1. Übung Übungsanzahl | 8 | 8 | 9 | 9 | 10 | 10 | 11 | 12 | 14 | 16 | 18 | 20 | in 2 Minuten |
| 2. Übung Übungsanzahl | 5 | 6 | 6 | 6 | 7 | 7 | 8 | 9 | 10 | 11 | 12 | 12 | in 2 Minuten |
| 3. Übung Übungsanzahl | 4 | 5 | 5 | 7 | 8 | 9 | 11 | 12 | 13 | 15 | 17 | 18 | in 1 Minute |
| 4. Übung Übungsanzahl | 4 | 5 | 5 | 6 | 6 | 6 | 7 | 7 | 8 | 8 | 9 | 10 | in 1 Minute |
| 5. Übung Übungsanzahl | 3 | 4 | 5 | 5 | 6 | 6 | 7 | 7 | 8 | 8 | 9 | 10 | in 1 Minute |
| 6. Übung Übungsanzahl | 4 | 4 | 4 | 5 | 5 | 5 | 6 | 6 | 7 | 8 | 9 | 10 | in 2 Minuten |
| 7. Übung Übungsanzahl | 5 | 6 | 6 | 7 | 8 | 9 | 10 | 11 | 12 | 13 | 14 | 15 | in 2 Minuten |

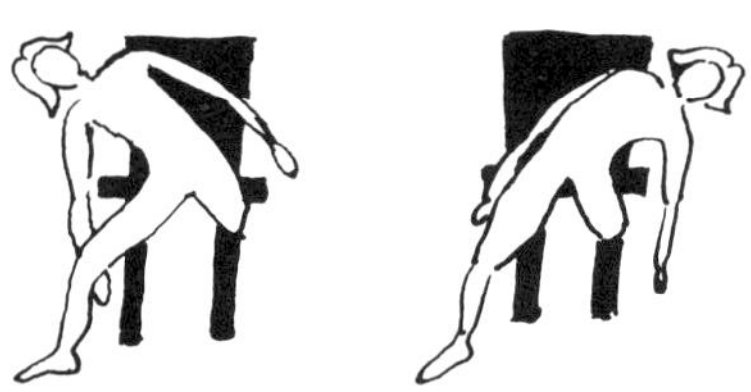

Abb. 177 (1. Übung) Grätschsitz auf dem Stuhl. Mit gestrecktem Rücken Rumpf nach links und rechts seitwärts beugen. Die Hände werden seitwärts zum Boden geführt (bei jedem Seitbeugen ausatmen).

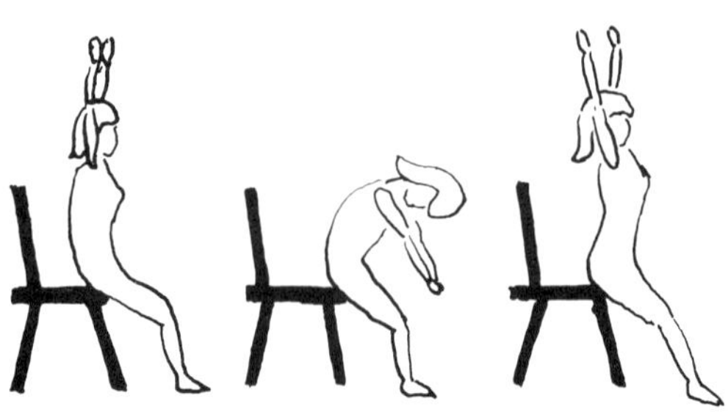

Abb. 178 (2. Übung) Sitz auf der Stuhlvorderkante. Hochhalten der Arme. Rücken gestreckt. Rumpfbeugen vorwärts (ausatmen). Knie in den ersten Tagen nicht strecken. Aufrichten und Rumpf rückwärtsbeugen (einatmen).

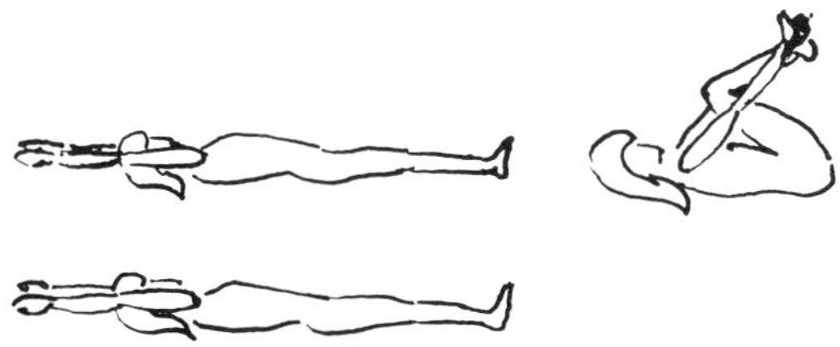

Abb. 179 (3. Übung) Rückenlage. Anhokken des Beins. Beide Hände umfassen die Fußsohle. Stumpf folgt der Beinbewegung (ausatmen). Bein und Stumpf strecken zur Rückenlage (einatmen).

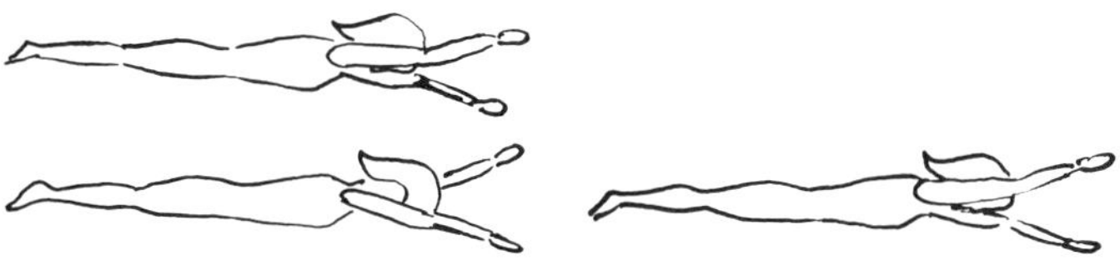

Abb. 180 (4. Übung) Bauchlage. Arme nach vorn ausgestreckt. Abwechselndes Anheben des rechten und linken gestreckten Arms. Der Kopf folgt der Bewegung. Ein Arm stützt abwechselnd auf dem Boden ab. Das Anheben des rechten und linken Arms zählt als eine Übung (bei zwei Wechseln einatmen, bei den nächsten zwei Wechseln ausatmen).

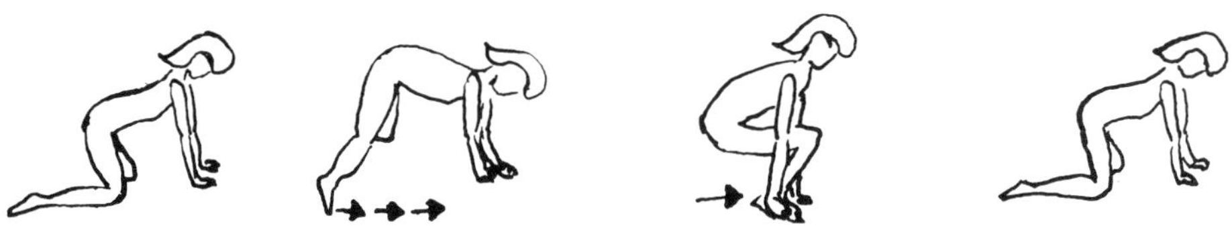

Abb. 181 (5. Übung) Bauchlage. Arme stemmen Rumpf zur Bank hoch. Heranhüpfen mit vier Hüpfern zum Hockstand (ausatmen). Jeder Hockstand ist eine Übung.

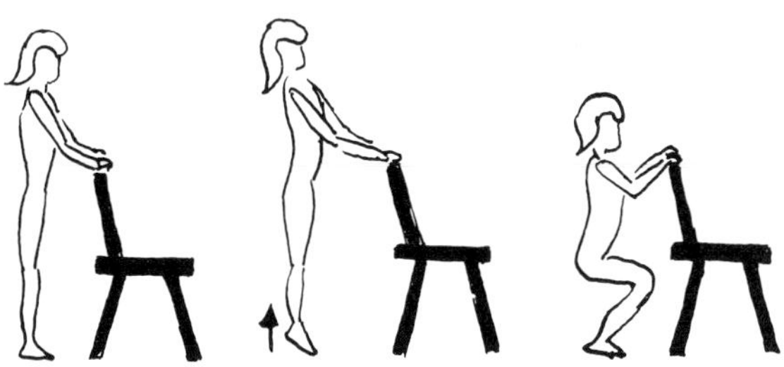

Abb. 182 (6. Übung) Stand hinter dem Stuhl. Hände liegen sichernd auf der Rückenlehne. 3mal Zehenstand und 2mal Kniebeugen im Wechsel. (Zehenstand und Kniebeugen sind eine Übung. Atmung nicht unterbrechen, bei den Kniebeugen ausatmen.) Nach jeder Übung 5 Sekunden Pause, dabei den Vorfuß und die Zehen kräftig zum Fersenstand nach oben ziehen. In den Pausen gut durchatmen.

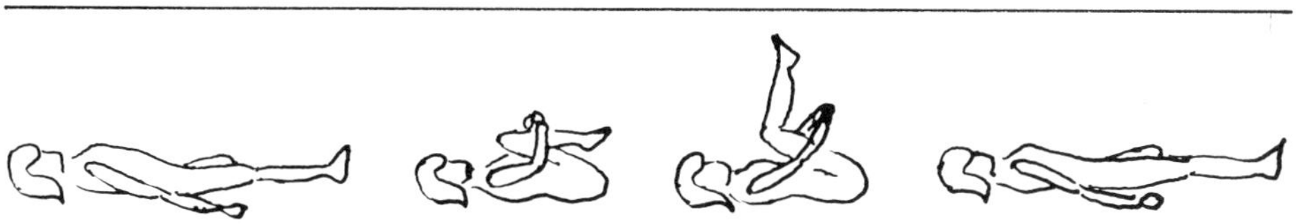

Abb. 183 (7. Übung) Rückenlage. Arme liegen flach auf dem Boden. Knie an den Rumpf heranziehen. Anheben des Stumpfes und des Unterschenkels zum rechten Winkel. Lockern und Ausschütteln von Stumpf und Bein (einatmen). Langsames Senken zur Rückenlage (ausatmen).

**Tabelle 5. Zielstufen für Altersgruppen A, B, C, D einseitig beinamputierter Frauen**

| Zielstufe | | | A | | | B | | C | | | | D | |
|---|---|---|---|---|---|---|---|---|---|---|---|---|---|
| Übungsstufe | | 13 | 14 | 15 | 16 | 17 | 18 | 19 | 20 | 21 | 22 | 23 | 24 | Übungszeit |
| 1. Übung | Übungsanzahl | 12 | 13 | 14 | 15 | 16 | 16 | 17 | 18 | 19 | 20 | 22 | 24 | in 2 Minuten |
| 2. Übung | Übungsanzahl | 8 | 9 | 10 | 11 | 12 | 12 | 13 | 13 | 14 | 14 | 15 | 15 | in 2 Minuten |
| 3. Übung | Übungsanzahl | 4 | 5 | 6 | 7 | 8 | 10 | 11 | 12 | 13 | 14 | 14 | 15 | in 1 Minute |
| 4. Übung | Übungsanzahl | 4 | 5 | 6 | 7 | 8 | 10 | 11 | 12 | 13 | 14 | 14 | 15 | in 1 Minute |
| 5. Übung | Übungsanzahl | 6 | 7 | 8 | 9 | 10 | 12 | 13 | 13 | 14 | 14 | 15 | 15 | in 1 Minute |
| 6. Übung | Übungsanzahl | 10 | 12 | 15 | 15 | 20 | 20 | 25 | 25 | 30 | 30 | 35 | 40 | in 2 Minuten |
| 7. Übung | Übungsanzahl | 3 | 3 | 4 | 4 | 5 | 5 | 5 | 6 | 7 | 8 | 9 | 10 | in 2 Minuten |

Jede Übung in der vorgeschriebenen Zeit wiederholen oder alle 7 Übungen in 11 Minuten ausführen. Erst wenn das ohne Schwierigkeiten möglich ist, geht man zur nächsten Stufe weiter.

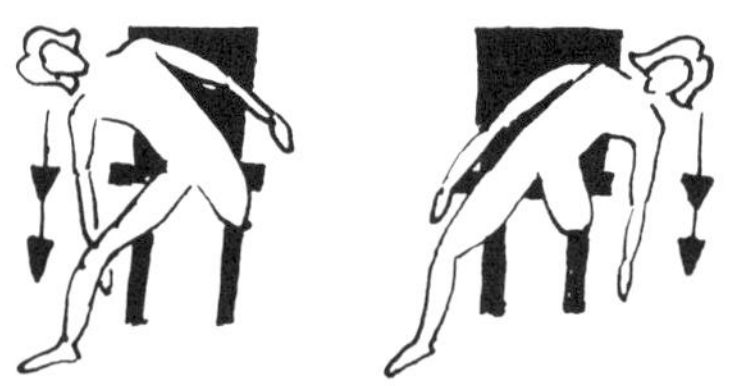

Abb. 184 (1. Übung) Grätschsitz auf dem Stuhl. Mit gestrecktem Rücken links und rechts seitwärts beugen. Die Hände werden seitwärts zum Boden geführt und federn 2- bis 3mal nach (bei jedem Nachfedern ausatmen).

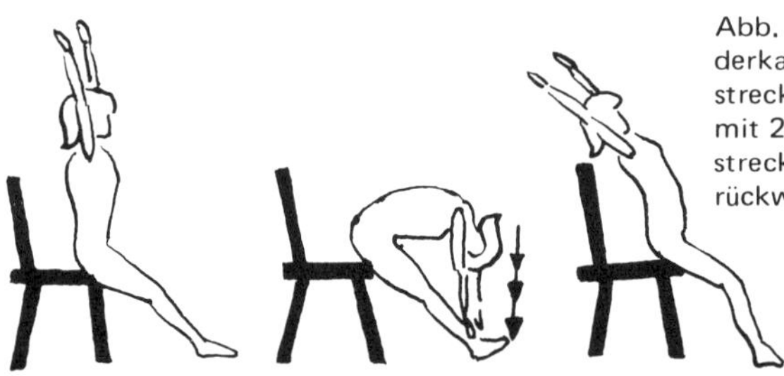

Abb. 185 (2. Übung) Sitz auf der Stuhlvorderkante. Hochhalten der Arme. Rumpf gestreckt. Rumpfbeugen vorwärts (ausatmen) mit 2- bis 3maligem Nachfedern. Knie gestreckt. Aufrichten und Rumpf weit nach rückwärts beugen (einatmen).

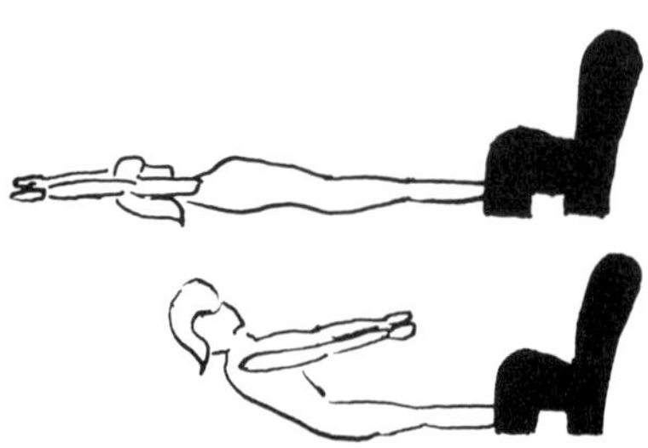

Abb. 186 (3. Übung) Rückenlage. Bein gestreckt unter eine Sesselkante stemmen (einatmen). Kopf und Schultern vom Boden abheben. Zurück in die Rückenlage (ausatmen).

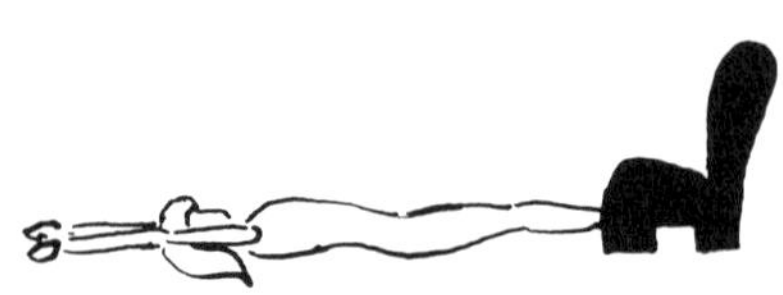

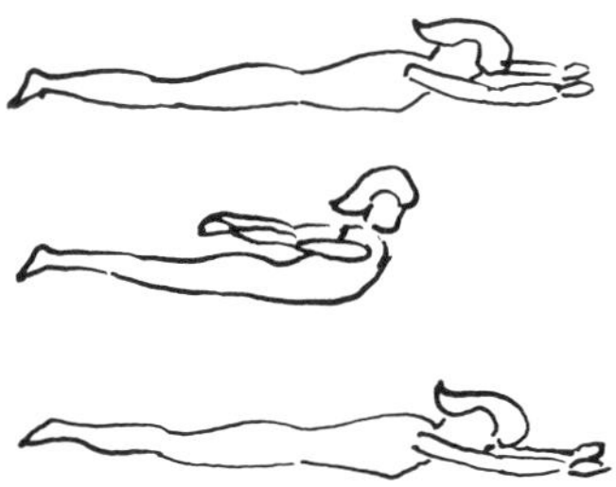

Abb. 187 (4. Übung) Bauchlage. Hände hinter dem Rücken zum Flechtgriff gefaßt (einatmen). Rückbeugen von Rumpf, Kopf, Schulter und Brust vom Boden. Abheben der Hände vom Gesäß (ausatmen).

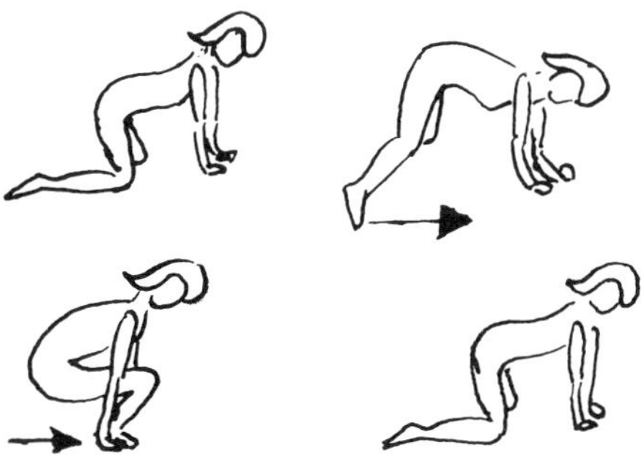

Abb. 188 (5. Übung) Bauchlage. Arme stemmen Rumpf zur Bank hoch. Heranhüpfen mit zwei Hüpfern zum Hockstand (ausatmen). Jeder Hockstand ist eine Übung.

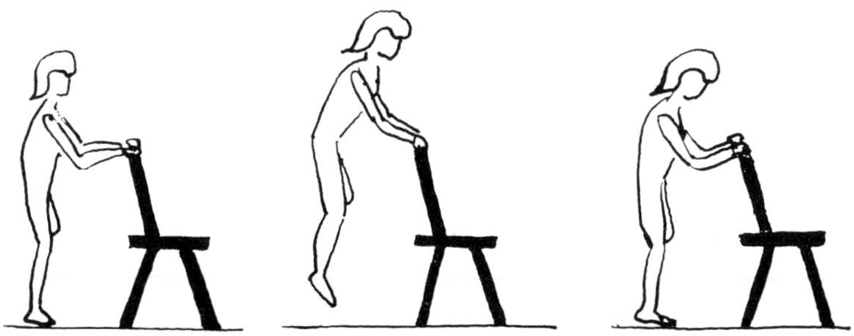

Abb. 189 (6. Übung) Stand hinter einem Stuhl. Hände liegen sichernd auf der Rückenlehne. Federnd auf der Stelle hüpfen (Atmung nicht unterbrechen). Nach jedem fünften Hüpfer eine Pause von 5 Sekunden. In den Pausen gut durchatmen.

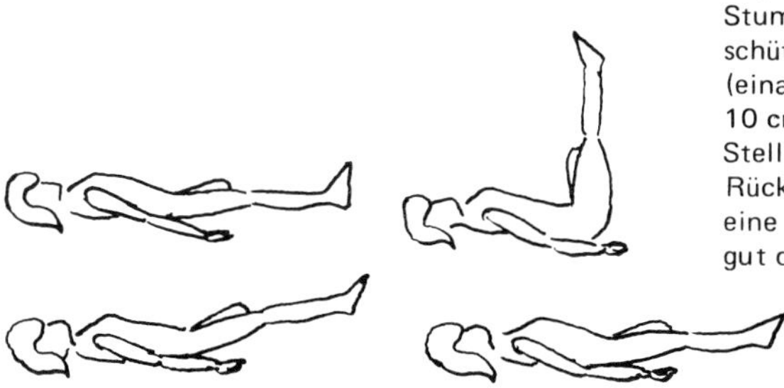

Abb. 190 (7. Übung) Rückenlage. Arme liegen flach auf dem Boden. Anheben von Stumpf und Bein zum rechten Winkel. Ausschütteln und Lockern von Stumpf und Bein (einatmen). Bein und Stumpf langsam bis 10 cm über den Boden senken und in dieser Stellung 2 Sekunden verharren. Senken zur Rückenlage (ausatmen). Nach jeder Übung eine Pause von 5 Sekunden. In den Pausen gut durchatmen.

**Tabelle 6. Zielstufen für die Altersgruppen E, F, G für einseitig beinamputierte Frauen**

| Zielstufe | | | E | | | | F | | | | | G | |
|---|---|---|---|---|---|---|---|---|---|---|---|---|---|
| Übungsstufe | 25 | 26 | 27 | 28 | 29 | 30 | 31 | 32 | 33 | 34 | 35 | 36 | Übungszeit |
| 1. Übung Übungsanzahl | 20 | 20 | 20 | 22 | 22 | 22 | 24 | 24 | 24 | 26 | 28 | 30 | in 2 Minuten |
| 2. Übung Übungsanzahl | 8 | 9 | 10 | 11 | 12 | 13 | 14 | 15 | 16 | 17 | 18 | 20 | in 2 Minuten |
| 3. Übung Übungsanzahl | 6 | 7 | 8 | 9 | 10 | 11 | 12 | 13 | 13 | 14 | 14 | 15 | in 1 Minute |
| 4. Übung Übungsanzahl | 4 | 5 | 6 | 7 | 8 | 9 | 10 | 11 | 12 | 13 | 14 | 15 | in 1 Minute |
| 5. Übung Übungsanzahl | 3 | 4 | 5 | 6 | 6 | 7 | 8 | 9 | 9 | 10 | 11 | 12 | in 1 Minute |
| 6. Übung Übungsanzahl | 15 | 15 | 20 | 20 | 20 | 25 | 30 | 35 | 40 | 45 | 45 | 50 | in 2 Minuten |
| 7. Übung Übungsanzahl | 5 | 5 | 6 | 6 | 6 | 7 | 8 | 9 | 9 | 10 | 10 | 10 | in 2 Minuten |

Jede Übung in der vorgeschriebenen Zeit wiederholen oder alle 7 Übungen in 11 Minuten ausführen. Erst wenn das ohne Schwierigkeiten möglich ist, geht man zur nächsten Stufe weiter.

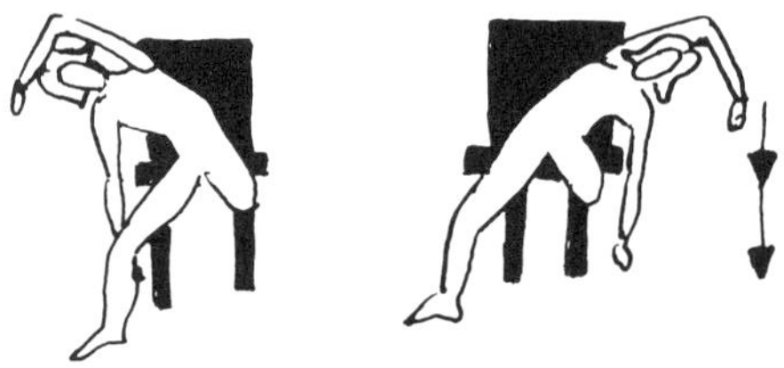

Abb. 191 (1. Übung) Grätschsitz auf dem Stuhl. Mit gestrecktem Rücken den Rumpf nach links und rechts seitwärts beugen. Ein Arm ist abwechselnd mit abgewinkeltem Ellenbogen über den Kopf erhoben und unterstützt das Seitbeugen, während der andere seitwärts zum Boden geführt wird (ausatmen bei jedem Seitbeugen).

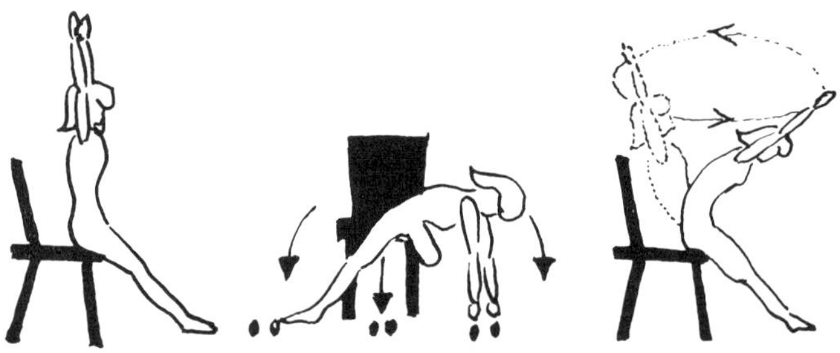

Abb. 192 (2. Übung) Grätschsitz auf der Stuhlvorderkante. Hochhalten der Arme. Rücken gestreckt. Rumpfbeugen vorwärts (ausatmen). Den Boden mit den Fingerspitzen links, in der Mitte mit 3maligem Nachfedern und rechts berühren. Aufrichten (einatmen) und Rumpfkreisen mit hochgehaltenen gestreckten Armen.

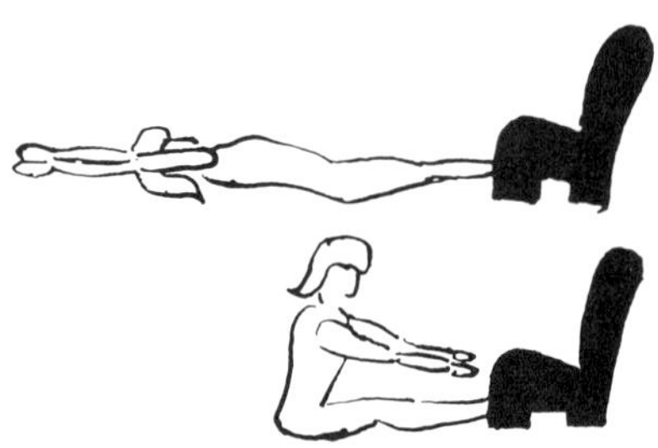

Abb. 193 (3. Übung) Rückenlage. Bein gestreckt unter eine Sesselkante stemmen. Arme über dem Kopf ausgestreckt (einatmen). Zu gerader Sitzhaltung aufrichten (ausatmen). Zurück in die Rückenlage (einatmen).

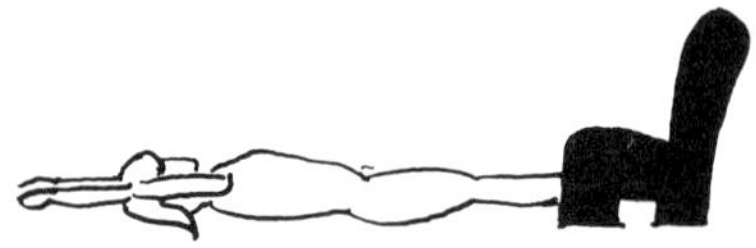

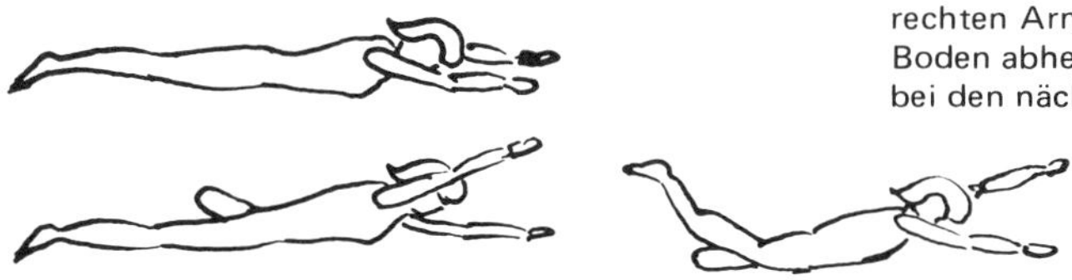

Abb. 194 (4. Übung) Bauchlage. Arme nach vorn ausgestreckt. Abwechselnd linken Arm und rechtes Bein (Stumpf) und danach rechten Arm und linkes Bein (Stumpf) vom Boden abheben (bei drei Wechseln einatmen, bei den nächsten drei Wechseln ausatmen).

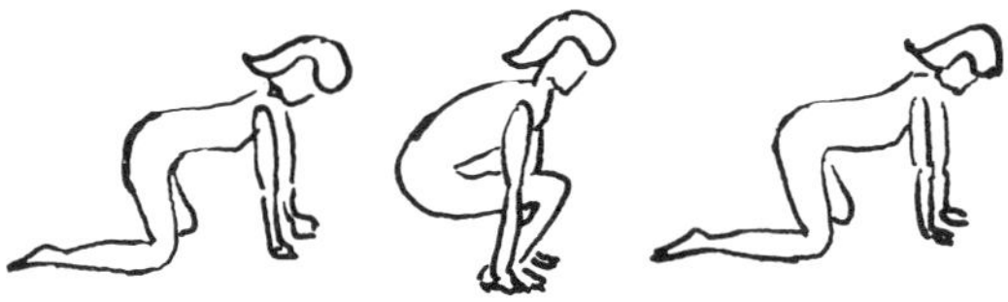

Abb. 195 (5. Übung) Bauchlage. Arme stemmen Rumpf zur Bank hoch. Heranhüpfen mit einem Hüpfer zum Hockstand (ausatmen). Jeder Hockstand ist eine Übung.

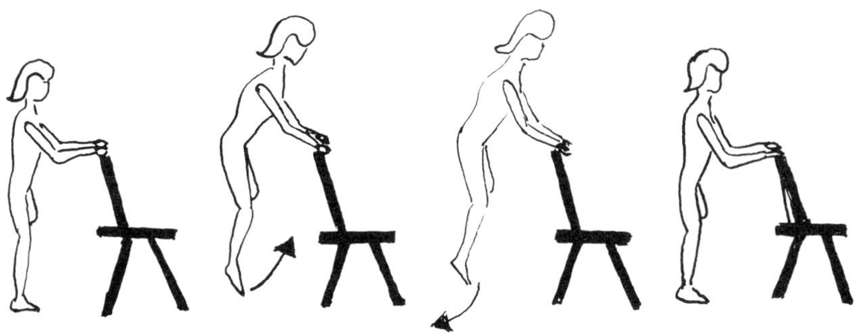

Abb. 196 (6. Übung) Stand hinter einem Stuhl. Hände liegen sichernd auf der Rückenlehne. Nach rechts und links seitwärts hüpfen und allmählich die Entfernung steigern (Atmung nicht unterbrechen). Nach jedem fünften Hüpfer eine Pause von 5 Sekunden. In den Pausen gut durchatmen.

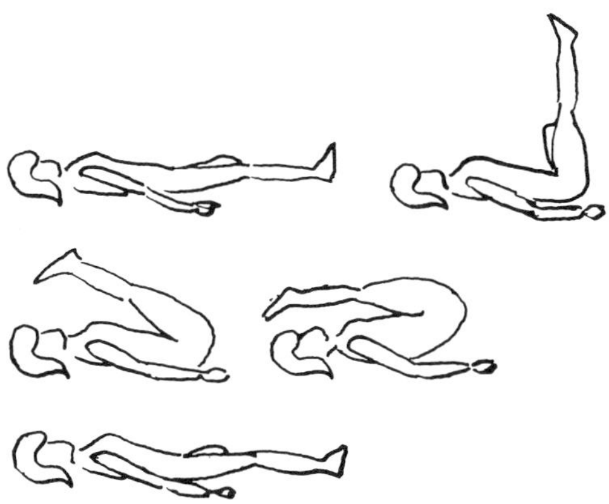

Abb. 197 (7. Übung) Rückenlage. Arme liegen flach auf dem Boden. Anheben von Stumpf und Bein zum rechten Winkel. Ausschütteln und Lockern von Stumpf und Bein (einatmen). Herüberschwingen des Beins über den Kopf. Fußspitze berührt den Boden. Langsames Senken zur Rückenlage (ausatmen).

# Stufenplan zur Leistungssteigerung für doppelseitig beinamputierte Männer und Frauen

(die Übungen werden ohne Prothese ausgeführt)

In noch höherem Maß als der einseitig Beinamputierte ist der durch den Verlust beider Beine Betroffene auf die Funktionstüchtigkeit seiner Stümpfe, auf Kraft, Ausdauer und gute körperliche Kondition angewiesen, denn das Gehen mit zwei Beinprothesen ist Schwerarbeit. Besonders die Beweglichkeit und kräftige Streckfähigkeit der Stümpfe sind für die Benutzung der Prothesen unerläßlich.

Desgleichen ist die Beweglichkeit des Beckens eine zwingende Notwendigkeit, da die Balance nur durch ständige Schwerpunktverlagerung beim Stehen und Gehen mit der entsprechenden Stellung des Schwerpunkts erreicht werden kann.

Das Trainingsprogramm ist so aufgebaut, daß der Versehrte bei intensivem regelmäßigen Üben auf das Tragen seiner Prothesen gut vorbereitet wird. Die Rumpfmuskulatur wird gedehnt, die Arm-, Rücken- und Bauchmuskulatur gekräftigt. Durch die Stumpfwiderstandsübungen wird einer Beugekontraktur entgegengearbeitet.

Die Beweglichkeit des Beckens wird unterstützt und insgesamt ein allgemeiner Kraftzuwachs erreicht.

Darüber hinaus vermittelt das Training bei regelmäßigem Weiterüben nach Erreichen der Zielstufe ein allgemeines Wohlbefinden und Erhaltung der körperlichen Spannkraft und schützt vor der Gefahr der zu großen Gewichtszunahme.

## Altersgruppeneinteilung für doppelseitig beinamputierte Männer und Frauen

| Altersgruppen | Übungsdauer für jede der 12 Anfangsstufen |
|---|---|
| A 60 Jahre und darüber | 10 Tage |
| B 55–60 Jahre | 8 Tage |
| C 50–55 Jahre | 7 Tage |
| D 45–50 Jahre | 6 Tage |
| E 40–45 Jahre | 5 Tage |
| F 30–40 Jahre | 4 Tage |
| G 20–30 Jahre | 3 Tage |

## Tabelle 7. Anfangsstufen für alle Altersgruppen doppelseitig beinamputierter Männer und Frauen

| Übungsstufe | 1 | 2 | 3 | 4 | 5 | 6 | 7 | 8 | 9 | 10 | 11 | 12 | Übungszeit |
|---|---|---|---|---|---|---|---|---|---|---|---|---|---|
| 1. Übung Übungsanzahl | 8 | 8 | 9 | 9 | 10 | 10 | 11 | 12 | 14 | 16 | 18 | 20 | in 2 Minuten |
| 2. Übung Übungsanzahl | 5 | 6 | 6 | 6 | 7 | 8 | 10 | 11 | 12 | 13 | 14 | 15 | in 2 Minuten |
| 3. Übung Übungsanzahl | 4 | 5 | 5 | 7 | 8 | 9 | 11 | 12 | 13 | 15 | 17 | 18 | in 1 Minute |
| 4. Übung Übungsanzahl | 4 | 6 | 7 | 8 | 9 | 10 | 11 | 12 | 14 | 16 | 18 | 20 | in 1 Minute |
| 5. Übung Übungsanzahl | 3 | 4 | 5 | 6 | 7 | 7 | 8 | 8 | 9 | 10 | 11 | 12 | in 1 Minute |
| 6. Übung | 2–3 Minuten üben | | | | | | | | | | | | |
| 7. Übung Übungsanzahl | 5 | 6 | 6 | 7 | 8 | 9 | 10 | 11 | 12 | 13 | 14 | 15 | in 2 Minuten |

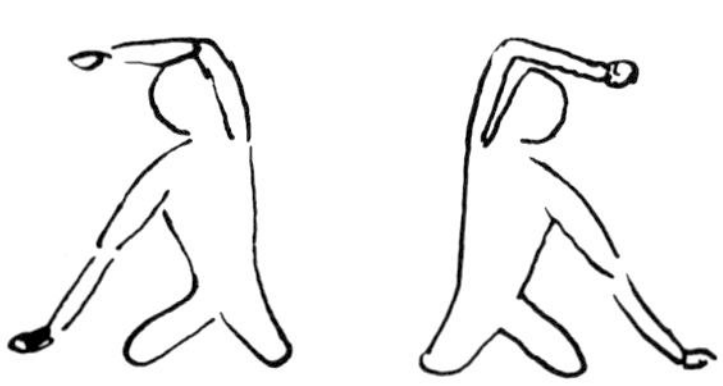

Abb. 198 (1. Übung) Grätschsitz auf dem Boden. Rücken gestreckt. Seitbeugen nach links und rechts. Ein Arm stützt mit Abstand seitlich neben dem Körper auf dem Boden ab, während der andere über dem Kopf den Rumpf mit 2maligem Nachfedern zur Seite beugt. Übung links und rechts im Wechsel ausführen (bei jedem Seitbeugen ausatmen).

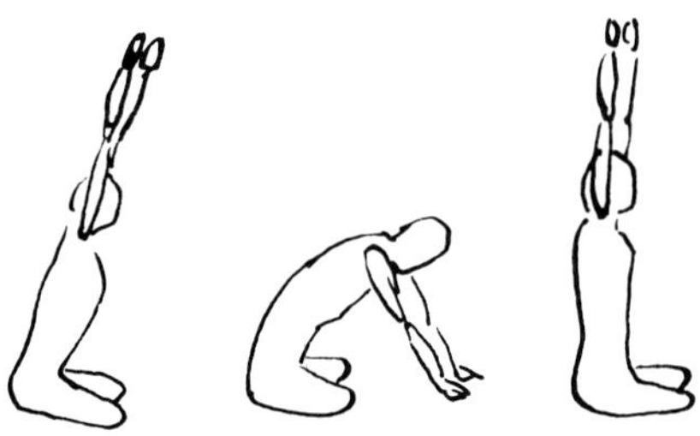

Abb. 199 (2. Übung) Sitz auf dem Boden. Hochhalten der Arme mit gestrecktem Rükken. Vorbeugen (ausatmen). Mit den Handflächen den Boden berühren. Aufrichten zum Sitz (einatmen). Von Stufe zu Stufe den Abstand der Bodenberührung der Hände vergrößern.

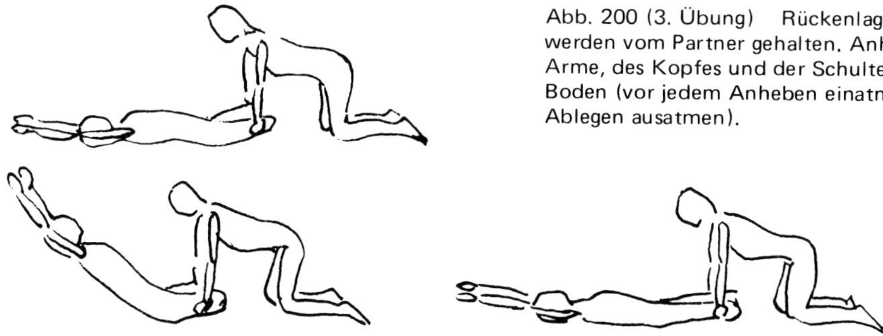

Abb. 200 (3. Übung) Rückenlage. Stümpfe werden vom Partner gehalten. Anheben der Arme, des Kopfes und der Schultern vom Boden (vor jedem Anheben einatmen, beim Ablegen ausatmen).

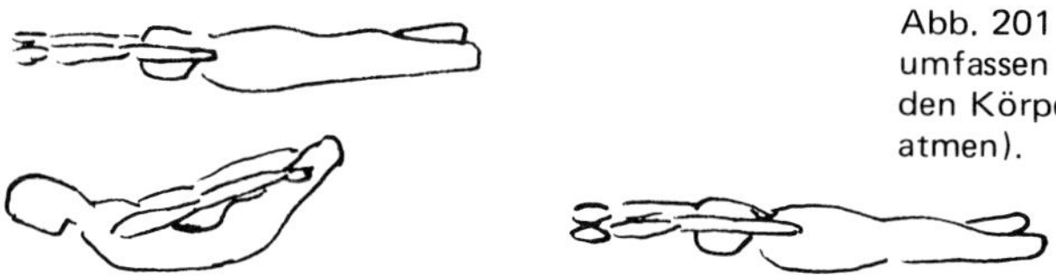

Abb. 201 (4. Übung) Bauchlage. Hände umfassen die Stümpfe (einatmen) und ziehen den Körper in Hohlkreuzhaltung hoch (ausatmen).

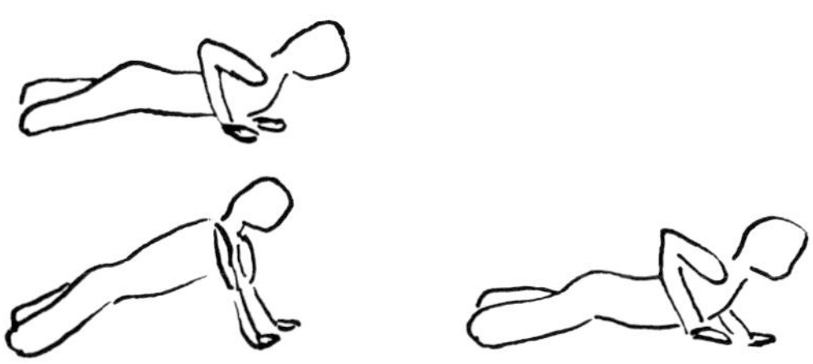

Abb. 202 (5. Übung) Bauchlage. Arme stemmen zum Liegestütz hoch (einatmen). Der Körper ist bis zu den Stumpfsitzen gestreckt. Zurück zur Bauchlage (ausatmen).

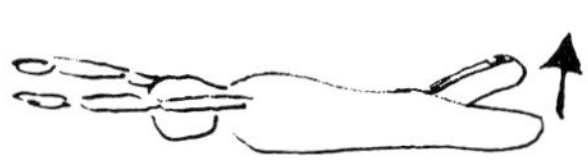

Abb. 203 (6. Übung) Bauchlage. Partner drückt das Gesäß auf den Boden. Abwechselndes Anheben der Stümpfe. Übung von Stufe zu Stufe steigern (Atmung nicht unterbrechen).

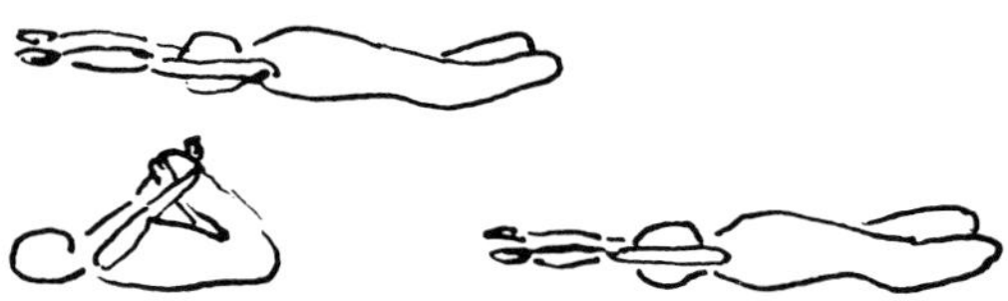

Abb. 204 (7. Übung) Rückenlage. Hände ziehen die Stümpfe zum Bauch. Von Stufe zu Stufe Übung steigern und das Gesäß höher vom Boden abheben (vor der Übung einatmen, beim Senken ausatmen).

**Tabelle 8. Zielstufen für die Altersgruppen A, B, C, D für doppelseitig beinamputierte Männer und Frauen**

| Zielstufe | | | | A | | B | | C | | | | D | |
|---|---|---|---|---|---|---|---|---|---|---|---|---|---|
| Übungsstufe | | 13 | 14 | 15 | 16 | 17 | 18 | 19 | 20 | 21 | 22 | 23 | 24 | Übungszeit |
| 1. Übung | Übungsanzahl | 12 | 13 | 14 | 15 | 16 | 17 | 18 | 19 | 20 | 21 | 22 | 24 | in 2 Minuten |
| 2. Übung | Übungsanzahl | 5 | 6 | 6 | 6 | 7 | 8 | 10 | 11 | 12 | 13 | 14 | 15 | in 2 Minuten |
| 3. Übung | Übungsanzahl | 6 | 6 | 7 | 8 | 9 | 10 | 11 | 12 | 13 | 13 | 14 | 15 | in 1 Minute |
| 4. Übung | Übungsanzahl | 3 | 3 | 4 | 4 | 5 | 5 | 6 | 6 | 7 | 8 | 9 | 10 | in 1 Minute |
| 5. Übung | Übungsanzahl | 5 | 5 | 6 | 6 | 7 | 7 | 8 | 8 | 9 | 10 | 11 | 12 | in 1 Minute |
| 6. Übung | Übungsanzahl | 2–3 Minuten üben | | | | | | | | | | | | |
| 7. Übung | Übungsanzahl | 5 | 5 | 6 | 6 | 7 | 7 | 8 | 8 | 9 | 9 | 10 | 10 | in 2 Minuten |

Jede Übung in der vorgeschriebenen Zeit wiederholen oder alle 7 Übungen in 11 Minuten ausführen. Erst wenn das ohne Schwierigkeiten möglich ist, geht man zur nächsten Stufe weiter.

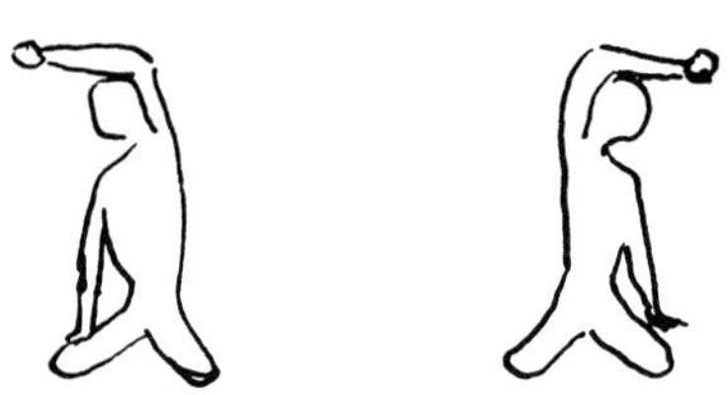

Abb. 205 (1. Übung) Grätschsitz auf dem Boden. Rücken gestreckt. Seitbeugen nach links und rechts. Ein Arm stützt neben dem Körper auf dem Boden ab, während der andere über dem Kopf den Rumpf mit 2maligem Nachfedern zur Seite beugt. Übung links und rechts im Wechsel ausführen (bei jedem Seitbeugen ausatmen).

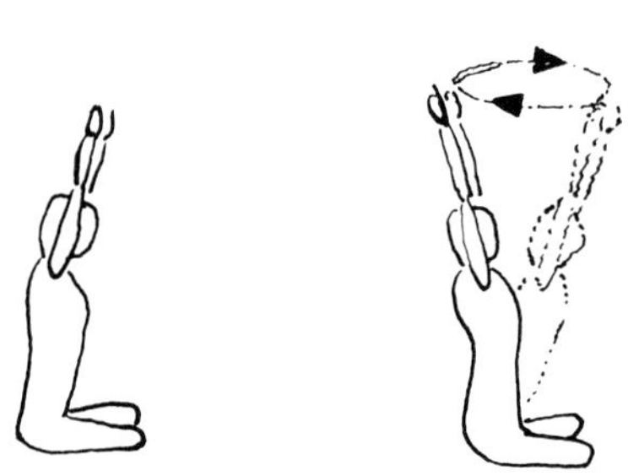

Abb. 206 (2. Übung) Sitz auf dem Boden. Hochhalten der Arme mit gestrecktem Rükken. Rumpfkreisen in kleinen Kreisen. Die Arme in Verlängerung des Oberkörpers halten (Atmung nicht unterbrechen).

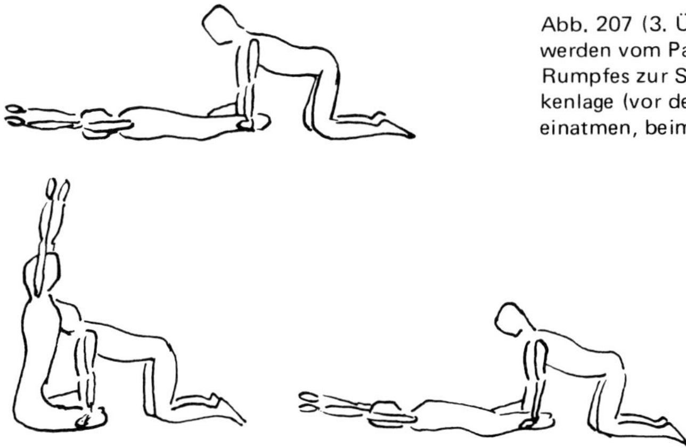

Abb. 207 (3. Übung) Rückenlage. Stümpfe werden vom Partner gehalten. Anheben des Rumpfes zur Sitzhaltung. Zurück in die Rükkenlage (vor der Einnahme der Rückenlage einatmen, beim Hinliegen ausatmen).

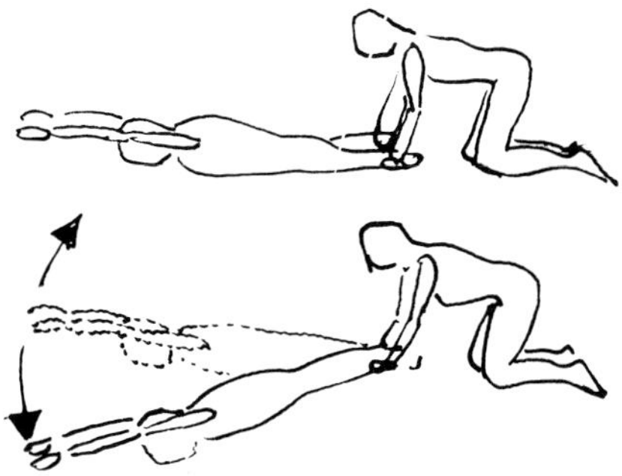

Abb. 208 (4. Übung) Bauchlage. Stümpfe werden vom Partner gehalten. Anheben der Arme, des Kopfes und des Oberkörpers. Herüberführen der Arme und des Oberkörpers zur linken und rechten Seite. Übung von Stufe zu Stufe steigern (vor jedem Anheben einatmen, beim Ablegen ausatmen).

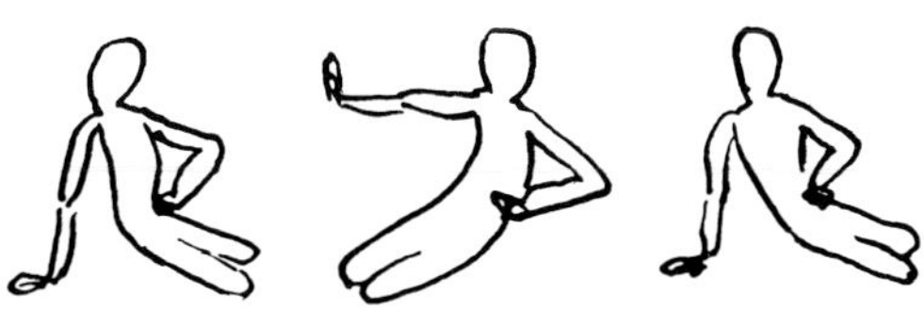

Abb. 209 (5. Übung) Aus der Bauchlage aufrichten in Seitliegestütz. Eine Hand stützt senkrecht unter der Schulter, die andere stützt in der Hüfte ab. Schwunghaftes Heben (ausatmen) und Fallenlassen des Beckens (einatmen). Jeden Übungstag die Seite wechseln.

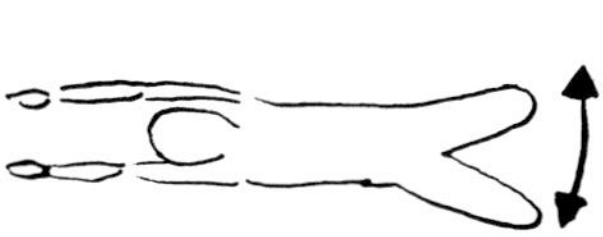

Abb. 210 (6. Übung) a) Spreizen und Schließen der Stümpfe gegen Widerstand des Partners. b) Abwechselndes Anheben der Stümpfe gegen Widerstand des Partners. Teil a) und b) sind eine Übung (Atmung nicht unterbrechen).

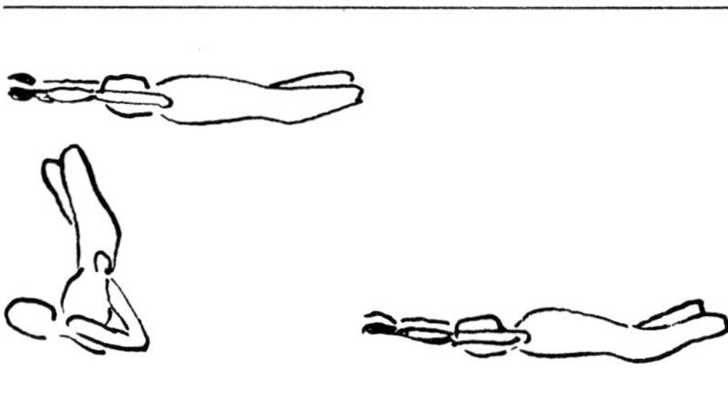

Abb. 211 (7. Übung) Rückenlage (einatmen). Hochheben des Rumpfes zur Kerze. Hände unterstützen die Rumpfbewegung durch Abstützen des Beckens. Im Nackenstand kurze Zeit verharren, dann zurück zur Rückenlage (ausatmen). 5 Sekunden Pause.

**Tabelle 9. Zielstufen für die Altersgruppen E, F, G doppelseitig beinamputierter Männer und Frauen**

| Zielstufe | | | E | | | | F | | | | | G | |
|---|---|---|---|---|---|---|---|---|---|---|---|---|---|
| Übungsstufe | 25 | 26 | 27 | 28 | 29 | 30 | 31 | 32 | 33 | 34 | 35 | 36 | Übungszeit |
| 1. Übung Übungsanzahl | 6 | 7 | 8 | 9 | 10 | 11 | 12 | 13 | 14 | 16 | 18 | 20 | in 2 Minuten |
| 2. Übung Übungsanzahl | 5 | 6 | 6 | 6 | 7 | 8 | 10 | 11 | 12 | 13 | 14 | 15 | in 2 Minuten |
| 3. Übung Übungsanzahl | 5 | 5 | 6 | 6 | 7 | 7 | 8 | 8 | 9 | 10 | 11 | 12 | in 2 Minuten |
| 4. Übung Übungsanzahl | 5 | 5 | 5 | 6 | 6 | 7 | 8 | 8 | 9 | 10 | 11 | 12 | in 1 Minute |
| 5. Übung Übungsanzahl | 5 | 5 | 5 | 6 | 7 | 7 | 8 | 8 | 9 | 10 | 11 | 12 | in 1 Minute |
| 6. Übung | 3–4 Minuten üben | | | | | | | | | | | | |
| 7. Übung Übungsanzahl | 6 | 7 | 8 | 8 | 9 | 10 | 10 | 11 | 12 | 13 | 14 | 15 | in 2 Minuten |

Jede Übung in der vorgeschriebenen Zeit wiederholen oder alle 7 Übungen in 11 Minuten ausführen. Erst wenn das ohne Schwierigkeiten möglich ist, geht man zur nächsten Stufe weiter.

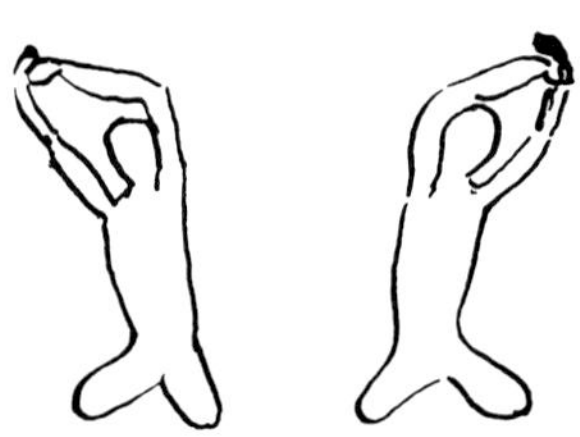

Abb. 212 (1. Übung) Grätschsitz auf dem Boden. Hochhalten der Arme mit gestrecktem Rücken. Seitbeugen mit Nachfedern nach links und rechts (bei jedem Seitbeugen ausatmen).

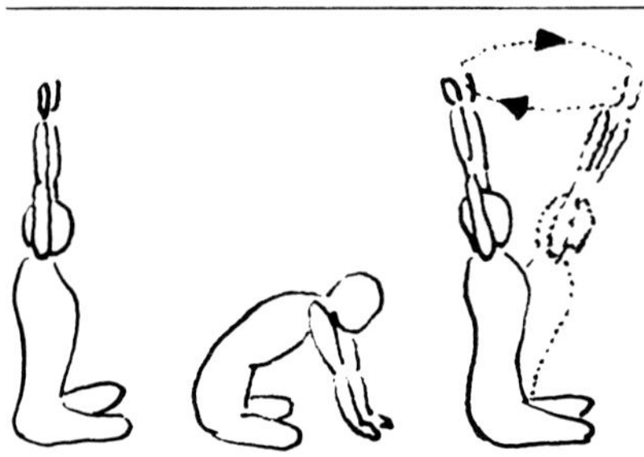

Abb. 213 (2. Übung) Sitz auf dem Boden. Hochhalten der Arme mit gestrecktem Rükken. Vorbeugen (ausatmen). Mit den Handflächen den Boden berühren. Aufrichten zum Sitz (einatmen) und abwechselndes Rumpfkreisen rechts und links.

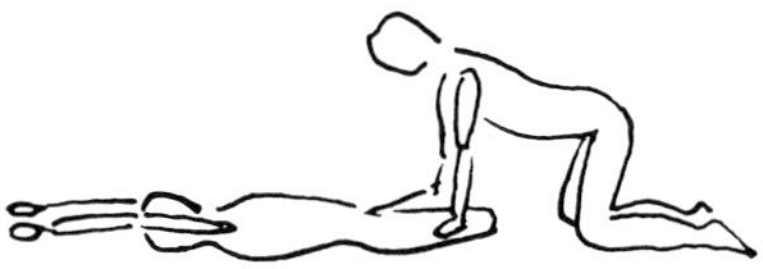

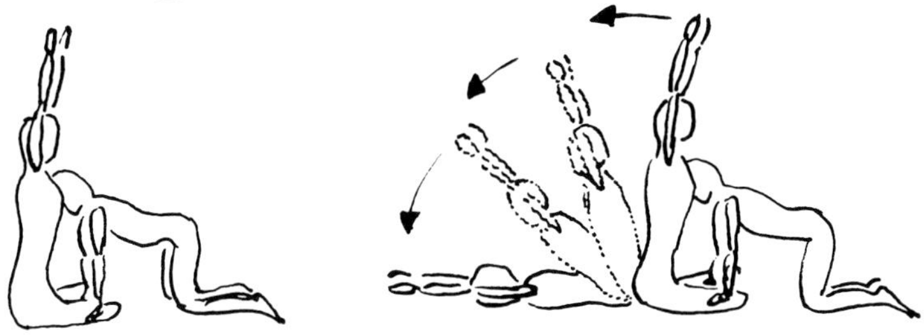

Abb. 214 (3. Übung) Rückenlage. Stümpfe werden vom Partner gehalten (einatmen). Aufrichten zum Sitz. Langsames Senken des Oberkörpers in mehreren Phasen (ausatmen).

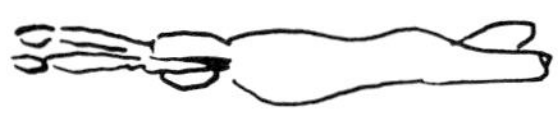

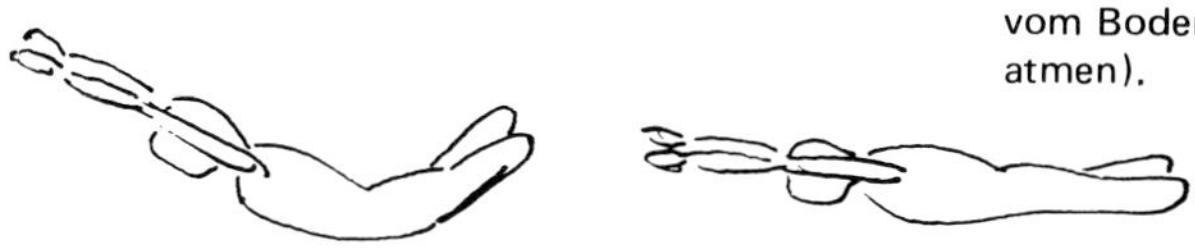

Abb. 215 (4. Übung) Bauchlage (einatmen). Hochhalten der Arme, des Kopfes, der Schultern, der Brust und der Stümpfe vom Boden. Zurück in die Bauchlage (ausatmen).

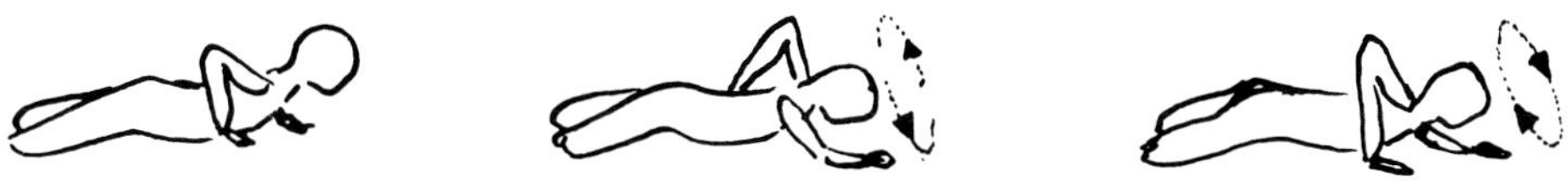

Abb. 216 (5. Übung) Bauchlage. Arme stemmen zum Liegestütz hoch. Hände stützen über Schulterbreite ab. Körpergewicht auf den rechten Arm verlegen. Armbeugen (einatmen). Körpergewicht nach links verlegen. Armstrecken (ausatmen). Im Kreis nach links und rechts üben.

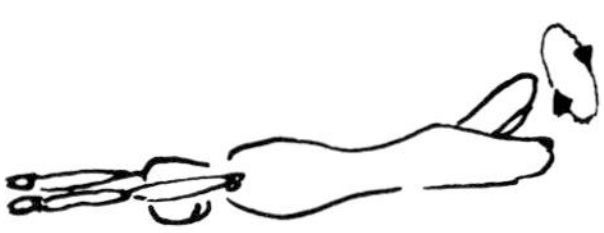

Abb. 217 (6. Übung) a) Spreizen und Schließen der Stümpfe gegen Widerstand des Partners. b) Abwechselndes Anheben der Stümpfe gegen Widerstand des Partners. c) Stumpfkreisen einwärts und auswärts. Teile a), b) und c) sind eine Übung (Atmung nicht unterbrechen).

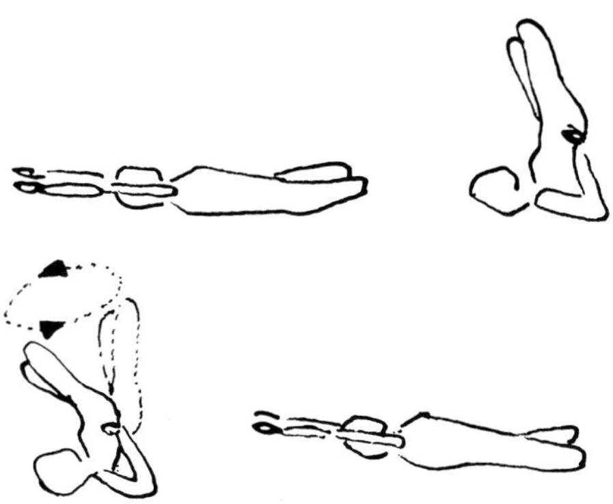

Abb. 218 (7. Übung) Rückenlage (einatmen). Hochheben des Rumpfes zur Kerze. Hände unterstützen die Rumpfbewegung durch Abstützen des Beckens. Rumpfkreisen nach rechts und links. Zurück zur Rückenlage (ausatmen). 5 Sekunden Pause. 2mal Rumpfkreisen ist eine Übung. Übung von Stufe zu Stufe im Umfang steigern.

# Gymnastik mit der Prothese im Stand

**Einzelübungen**

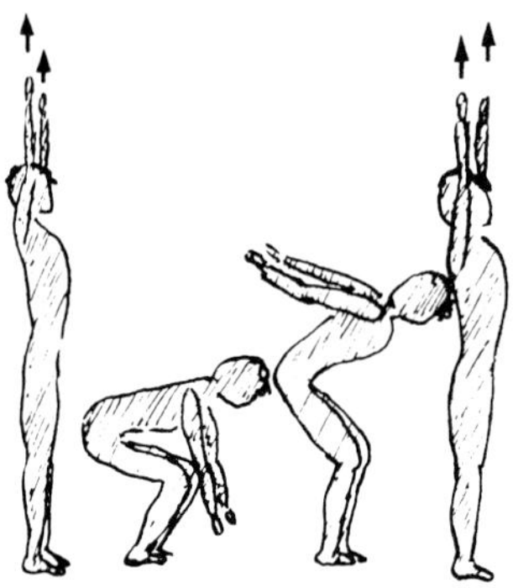

Abb. 219 Grundstellung oder Seitgrätschstellung. Hochhalten der Arme, Handteller nach vorn. Wechselseitiges Hochstrecken der Arme aus den Schultern mit anschließendem entspanntem Zusammenfallen und Nachwippen des Rumpfes. Nach Aufrichten allmähliches Strecken des Körpers mit bewußtem Aufrichten der Wirbelsäule nach oben. Übung von unten beginnen, mit dem Kopf und mit den Händen abschließen.

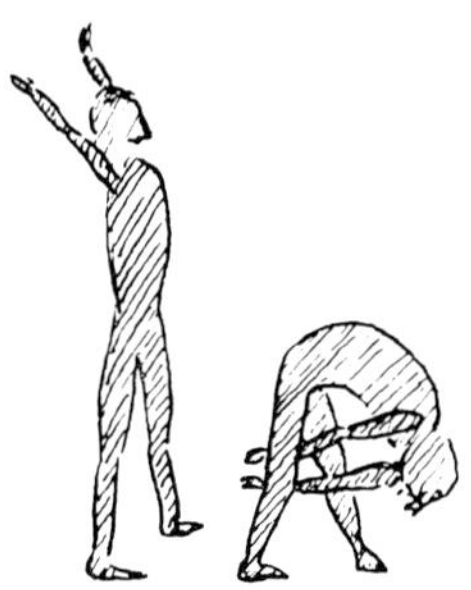

Abb. 220 Die Füße stehen parallel, mit einem handbreiten Abstand. Vorbeugen des Rumpfes und Schwingen der Arme mit anschließendem Hochstrecken der Arme und des Körpers.

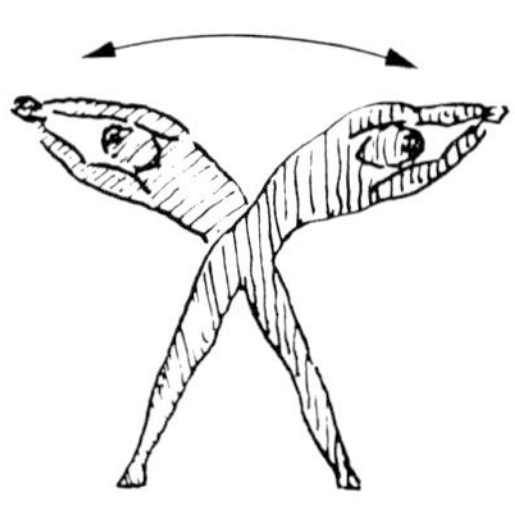

Abb. 221 Hände, Schwingen des gestreckten Rumpfes nach rechts und links (gestreckte Seitbeuge). Es ist darauf zu achten, daß das Becken dabei festgestellt bleibt und die Gesäßmuskulatur angespannt wird.

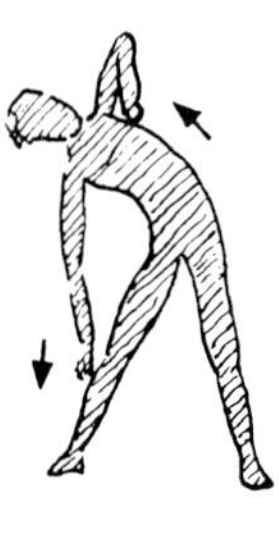

Abb. 222 Zügiges Rumpfseitbeugen rechts und links mit Abwärtsstoßen der rechten bzw. der linken Hand neben den rechten bzw. linken Oberschenkel.

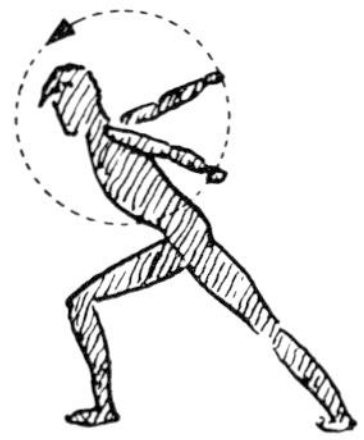

Abb. 223 Seithalten der Arme mit schnellem Armkreisen in kleinen gleichmäßigen Kreisen oder Gegenkreisen, seitlich mit allmählichem Übergang zu größeren Kreisen vorwärts und rückwärts. Während des Übens langsamer und schneller werden. Die Übung kann auch in Ausfallstellung des erhaltenen Beins mit Kniewippen durchgeführt werden.

---

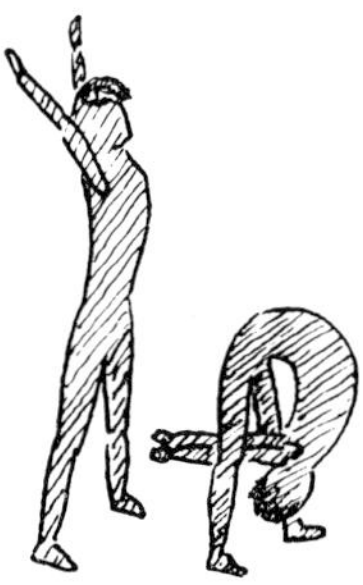

Abb. 224 Seitgrätschstellung, Hochhalten der Hände über Schulterbreite. Rumpfrückbeugen mit anschließendem schwunghaftem Rumpfvorbeugen. Tiefes Vorschwingen der Arme zwischen den Beinen hindurch, wobei die Knie gestreckt bleiben und die zur Faust gehaltenen Hände dicht über dem Körper möglichst weit nach hinten durchschwingen. Der Kopf versucht, dieser Richtung zu folgen.

---

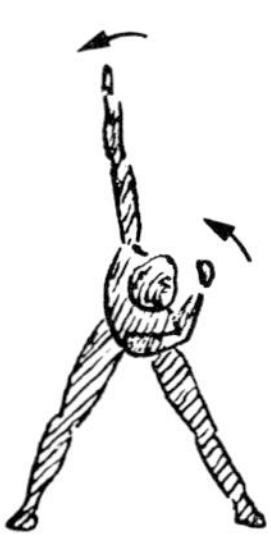

Abb. 225 Seitgrätschstellung, Rumpfvorbeugen (nicht tiefer als waagerecht). Schwunghaftes Rumpfdrehen rechts und links mit Schleuderbewegung der locker gehaltenen Arme mit besonderer Betonung der Bewegung des oberen Arms.

---

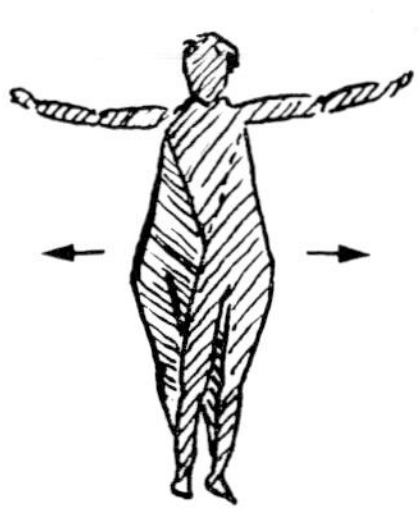

Abb. 226 Seitgrätschstellung mit Seitschieben des Beckens nach rechts und links. Die Schultern bleiben dabei unbewegt.

---

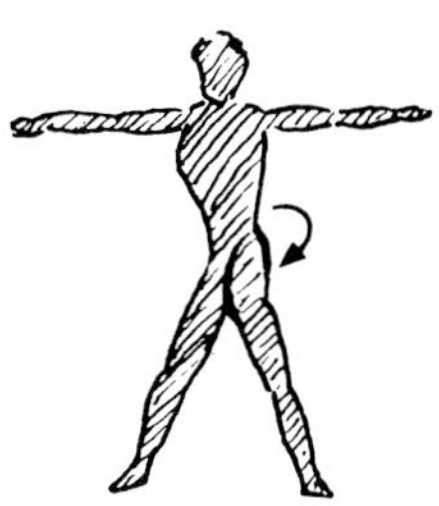

Abb. 227 Seitgrätschstellung, Seithalten der Arme, schwunghaftes Seitdrehen des Beckens nach rechts und links.

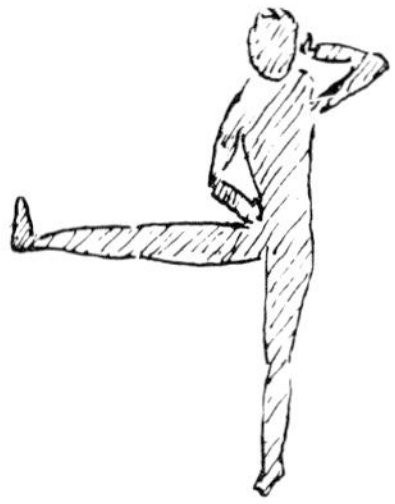

Abb. 228 Grundstellung. Kopfhalten mit dem Arm der beinerhaltenen Seite. Hüftstütz mit dem anderen Arm. Seitspreizen der Prothese. Der Kopf und die Hüfte des Spreizbeins werden beim Spreizen mit den Händen kräftig seitwärts gedrückt. Als Übungserweiterung Schwungholen durch kreuzendes Vorbeischwingen abwechselnd vor und hinter dem Standbein. Bei sicheren Prothesenträgern kann die Übung ebenfalls mit dem erhaltenen Bein durchgeführt werden.

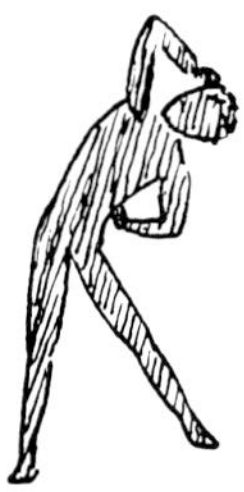

Abb. 229 Seitgrätschstellung, Stützen der rechten Hand gegen den Kopf und der linken gegen die Hüfte. Rumpfseitwippen links; beide Hände helfen durch kräftigen Druck. Die gleiche Übung Rumpfseitwippen rechts.

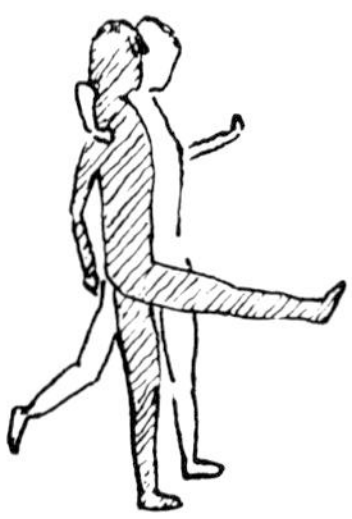

Abb. 230 Vor- und Rückspreizen des erhaltenen Beins beim Stand auf der Prothese mit und ohne Hilfestellung. Kniegelenksicherung der Prothese und eine ausreichende Standsicherheit sind Vorbedingung. Die Übung kann auch als Partnerübung im Nebeneinanderstehen mit Hand- oder Schulterfassen ausgeführt werden. Zu beachten ist dabei, daß ein Rechts- und ein Linksamputierter als Partner besser zusammenpassen als zwei auf der gleichen Seite Amputierte.

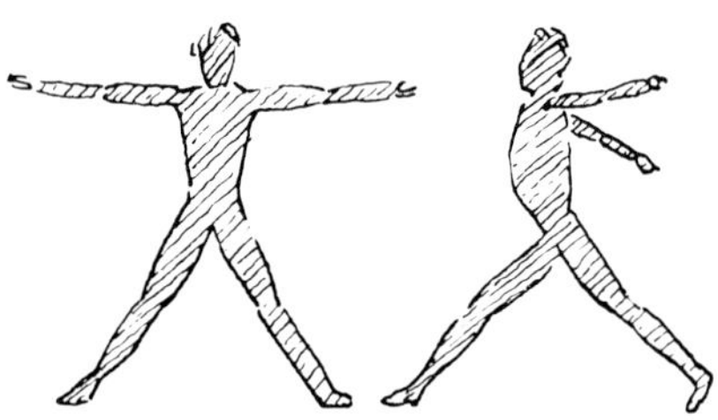

Abb. 231 Weite Grätschstellung, Seithalten der Arme, Drehen in die Schrittgrätschstellung rechts und links.

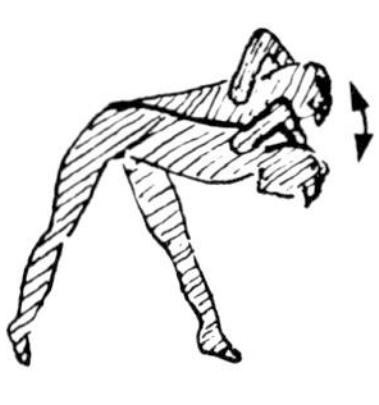

Abb. 232 Wippen des gestreckten Rumpfes mit Kopfhalten der Arme im Winkelstand. Der Rumpf bleibt annähernd waagrecht.

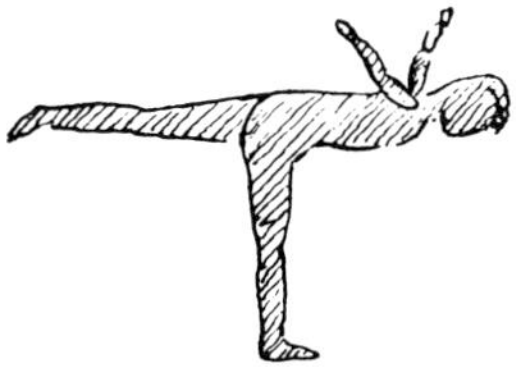

Abb. 233 Standwaage. Die Prothese wird bei gleichzeitigem Vorbeugen des Rumpfes zur Waagehaltung gehoben. Gut Geübte können die gleiche Übung auch mit der Prothese als Standbein ausführen.

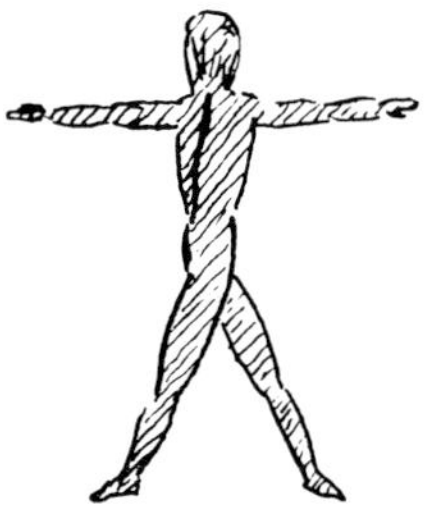

Abb. 234 Weite Grätschstellung, Seithalten der Arme, die in den Schultergelenken festgehalten werden. Zügiges Rumpfdrehen nach rechts und links.

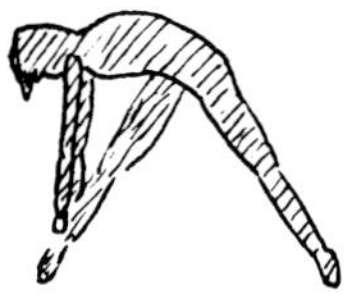

Abb. 235 Weite Seitgrätschstellung, Rumpfdrehbeuge rechts und links abwechselnd. Beim Vorwippen des Rumpfes greifen beide Hände um den jeweiligen Unterschenkel. Als Übungssteigerung Abwärtsgleiten beider Hände bis zu den Füßen.

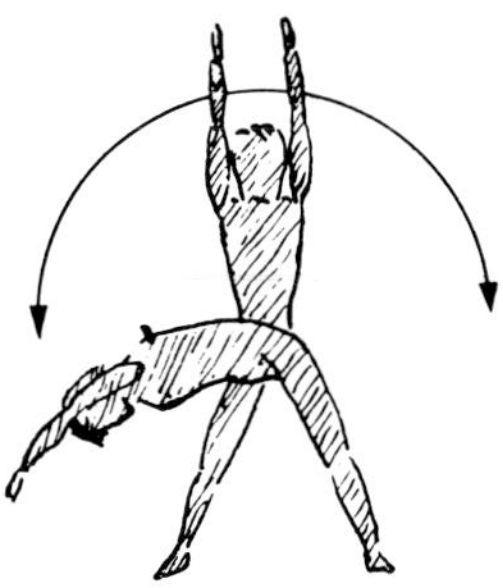

Abb. 236 Seitgrätschstellung, Hochhalten der Arme, Rumpfdrehbeugen rechts bis zur Bodenberührung und sofortige Ausgangsstellung mit anschließendem Rumpfdrehbeugen links usw. (hohes Halbkreisen des Rumpfes).

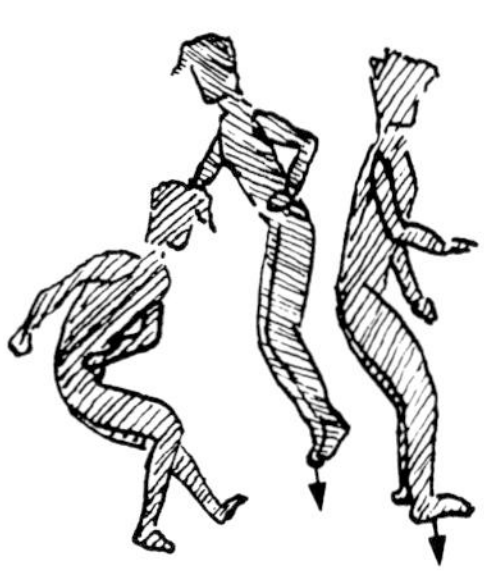

Abb. 237 Schlußsprung mit einer halben bis zu einer ganzen Drehung um die Längsachse des Körpers, wobei der Sprung ausschließlich mit dem erhaltenen Bein ausgeführt und mit diesem wieder abgefangen wird. Diese Übung wird nur von sicheren Prothesenträgern ausgeführt werden können. Die Bewegung der Arme soll durch Schwung die energische Drehung des Rumpfes in die Sprungrichtung unterstützen.

**Partnerübungen**

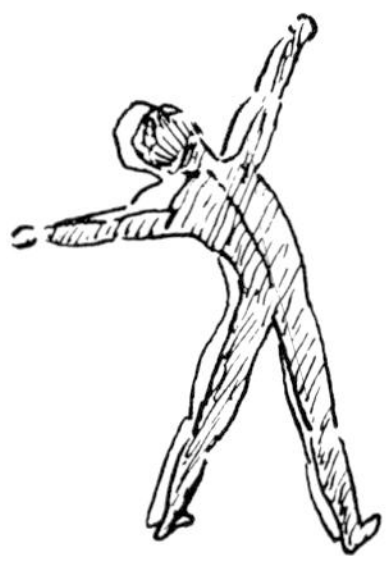

Abb. 238 Die Partner stehen hintereinander in Seitgrätschstellung. Der Dahinterstehende hat den Griff an beiden Ellenbogen oder an den Oberarmen dicht neben den Schultern oder in gegenseitiger Handfassung beim Seithalten der Arme. – Rumpfseitbeugen und Wippen rechts und links mit Widerstand des Partners. Rumpfstrecken rechts und links mit Widerstand des Partners. – Diese Übung kann auch durch eine unterstützende Nachhilfe bei der Beugung intensiver werden.

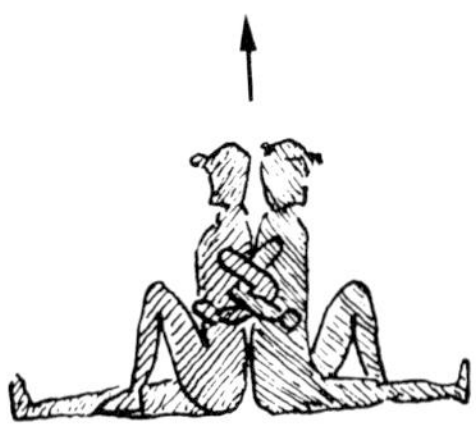

Abb. 239 Beide Partner stehen in Grundstellung Rücken gegen Rücken mit eingehakten Armen und versuchen, sich gleichzeitig hinzusetzen und aufzustehen. Diese Übung ist eine Geschicklichkeitsübung, bei der man erfahrungsgemäß zwei gleichseitig Amputierte als Partner zusammenstellen soll.

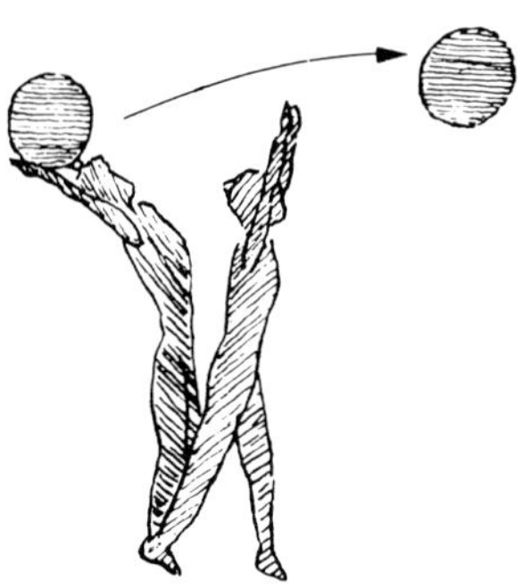

Abb. 240 Seitgrätschstellung. Hochhalten eines Medizinballs über dem Kopf, schwunghaftes Vorbeugen des gestreckten Rumpfes mit gleichzeitigem Ballwurf zum gegenüberstehenden Partner.

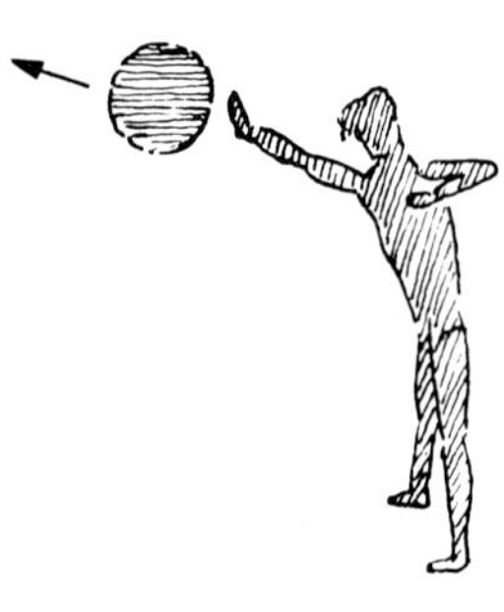

Abb. 241 Einarmiges Medizinballstoßen.

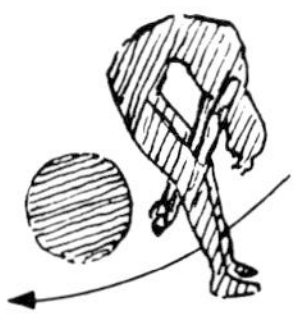

Abb. 242 Grätschwurf durch die Beine.

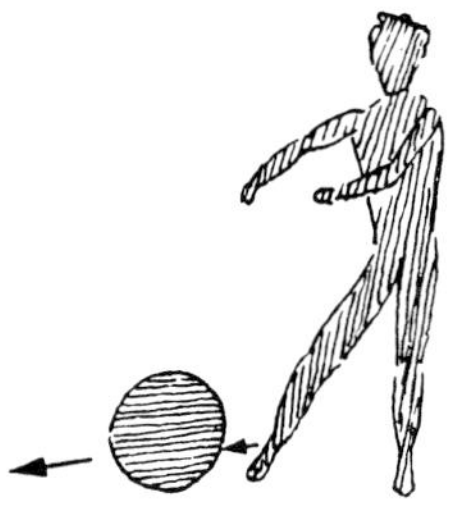

Abb. 243 Seitwärtsschieben des Medizinballs mit der Prothese.

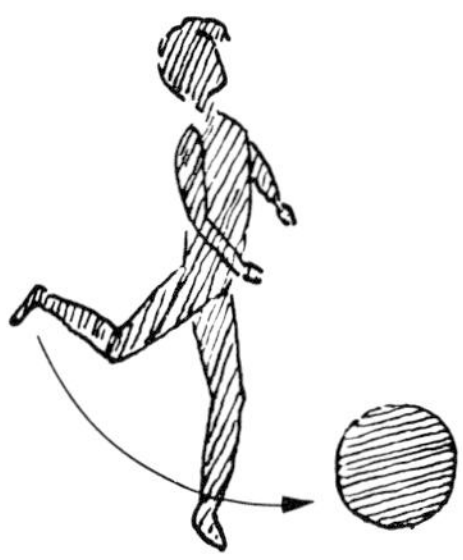

Abb. 244 Kicken eines Medizinballs mit der Prothese.

Achterkreisen mit dem Medizinball. Die Partner stehen sich in einem Meter Abstand mit dem Rükken zueinander gegenüber und schwingen sich mit einer gleichzeitigen Rumpfdrehung links und rechts den Medizinball zu. Der Medizinball beschreibt so in seinem Weg eine Acht, deren Kreise um den Körper der Partner herumführen (ohne Abbildung).

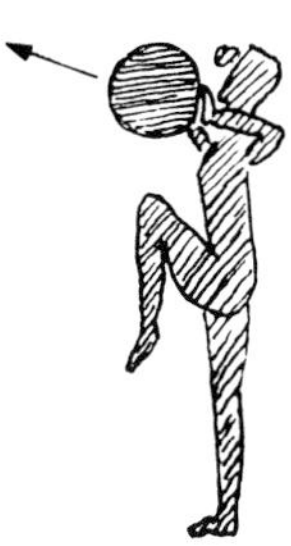

Abb. 245 Einbeiniger Stand auf der Prothese mit gleichzeitigem beidarmigem Medizinballstoßen.

# Gymnastik mit der Prothese im Sitzen und Liegen

**Einzelübungen**

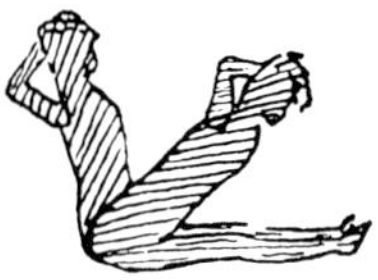

Abb. 246 Aufrechter Sitz auf dem Boden, Hochhalten oder Nackenhalten der Arme. Der Rumpf ist leicht zurückgebeugt. Danach Rumpf locker vorfallen lassen und aufrichten zur leicht zurückgebeugten Rumpfhaltung.

---

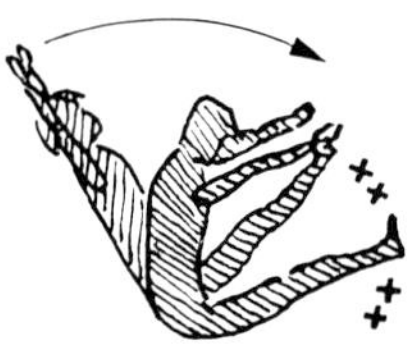

Abb. 247 Grätschsitz, Hochhalten der Arme, Vorwippen des Rumpfes und Berühren des Bodens mit den Händen möglichst weit rechts neben dem rechten Fuß zwischen beiden Füßen und weit links neben dem linken Fuß.

---

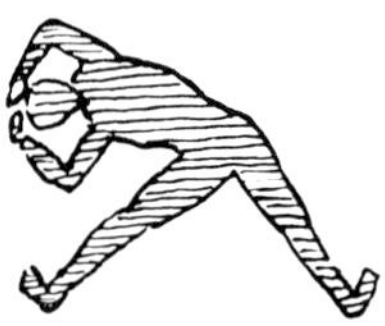

Abb. 248 Grätschsitz, Seitbeugen nach links und rechts mit Kopfhalten der Arme.

---

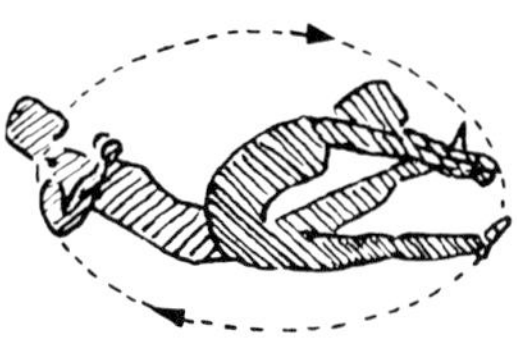

Abb. 249 Grätschsitz mit Kopfhalten der Arme, Rumpftrichterkreisen, allmählich erweitern mit Vorstrecken und Beugen der Arme.

---

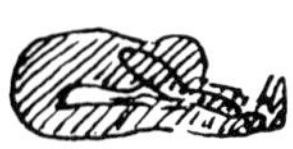

Abb. 250 Aufrechter Sitz auf dem Boden. Beide Hände umfassen die Unterschenkel, der Kopf wird durch Atemzug an die Knie herangebracht. Als Erweiterung fassen die Hände die Fußspitzen, wobei das Knie des erhaltenen Beins gestreckt bleibt.

---

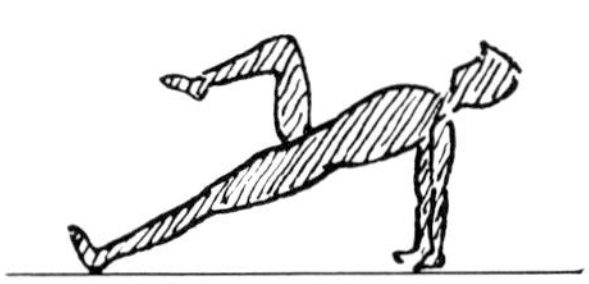

Abb. 251 Liegestütz rücklings; der Körper ist dabei völlig gestreckt. Anhocken des erhaltenen Beins einmal und mehrere Male hintereinander. Der Stumpf versucht bei dieser Übung, durch die Prothese den Rumpf gestreckt zu halten.

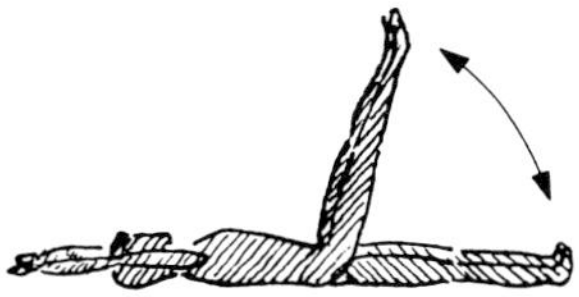

Abb. 252 Rückenlage; das erhaltene Bein liegt mit dem Knöchelgelenk unter der Prothese. Anheben beider Beine bis zu einem Winkel von 90 Grad, Senken beider Beine bis 10 Zentimeter über dem Boden. Diese Übung soll mehrere Male hintereinander ausgeführt werden.

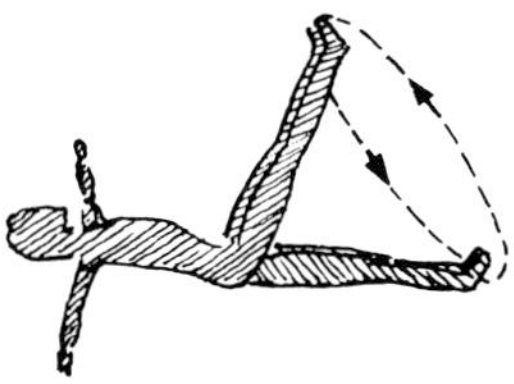

Abb. 253 Rückenlage; das erhaltene Bein liegt mit dem Knöchelgelenk unter der Prothese. Beinkreisen nach rechts und links. Die Arme liegen seitlich auf dem Boden, die Füße kreisen handbreit über dem Boden.

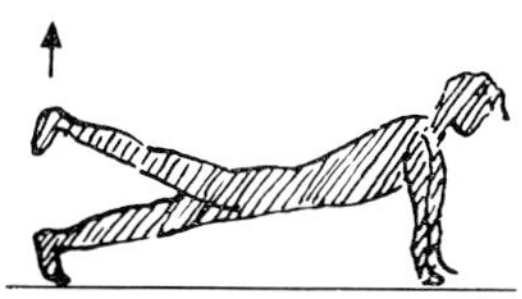

Abb. 254 Liegestütz vorlings; Anheben der Prothese mit gleichzeitigem Anspannen des Stumpfes.

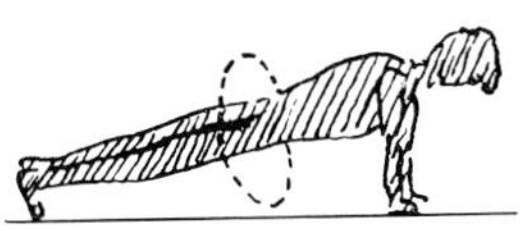

Abb. 255 Liegestütz vorlings; Becken seitwärts schieben und Beckenkreisen, wobei Bewegungsumfang und Tempo gesteigert werden können. Der Stumpf hält die Prothese durch rückwärtigen Druck in der gestreckten Haltung.

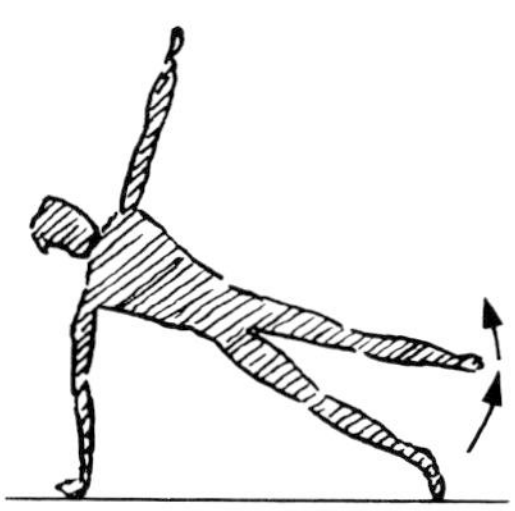

Abb. 256 Liegestütz seitlings zur beinerhaltenen Seite mit Hüftstütz oder Seithalten des Arms. Mehrmaliges Anheben der Prothese zur weiten Grätschhaltung.

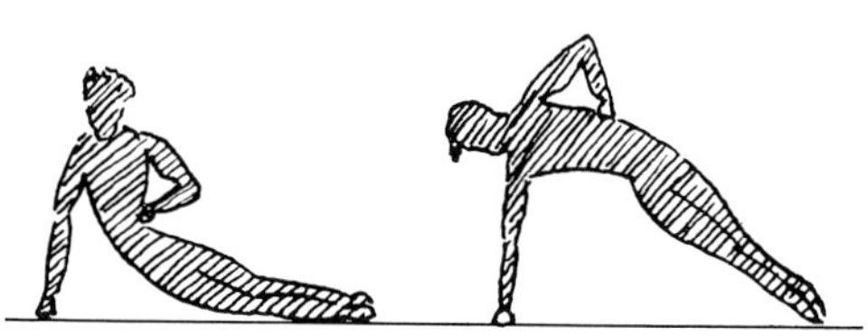

Abb. 257 Liegestütz seitlings zur beinerhaltenen Seite und anschließend zur Prothesenseite. In Abänderung auch Unterarmliegestütz mit anschließendem schwunghaftem Heben und Fallenlassen des Beckens.

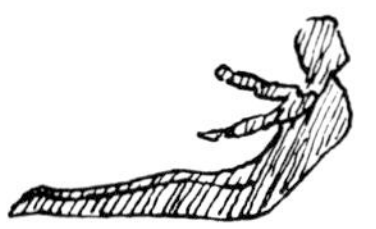

Abb. 258 Bauchlage, Rückheben der Beine und des Rumpfes (Aufbäumen), zügig auch mit Händeklatschen rücklings.

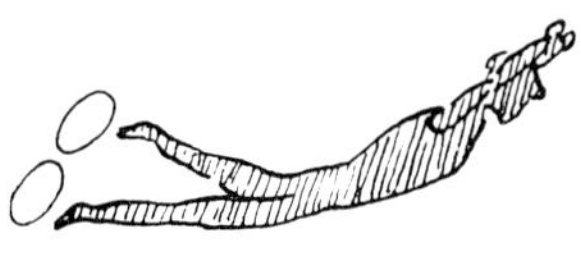

Abb. 259 Bauchlage, Anheben und Trichterkreisen beider Beine in entgegengesetzter Richtung mit kräftigem Anspannen des Stumpfes. Als Erweiterung Grätschen und Schließen der Beine und Beinscheren über- und untereinander.

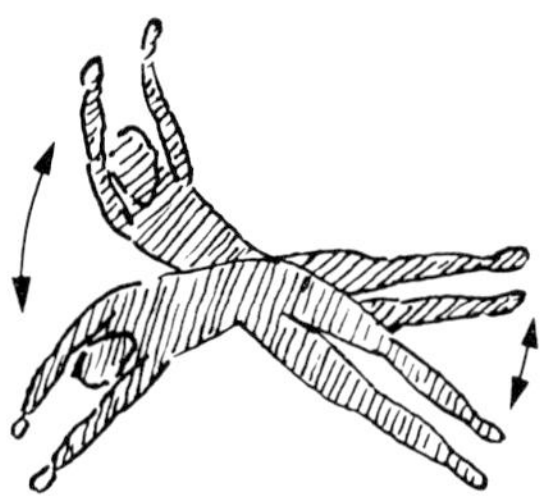

Abb. 260 Rückenlage mit gleichzeitigem ruckhaftem Schwingen des Rumpfes und der Beine nach links und rechts. Die gleiche Übung in Bauchlage mit Hochhalten der Arme.

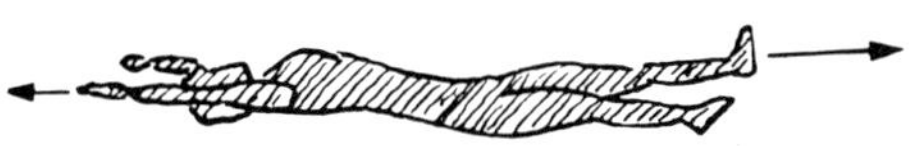

Abb. 261 Rückenlage mit gleichzeitigem ruckhaftem Rückstoßen des rechten Arms und ruckhaftem Vorstoßen des linken Beins mit entsprechender Schulter- und Beckenbewegung. (Im Wechsel linken Arm zurückstoßen, rechtes Bein vorstoßen.) Die gleiche Übung in Bauchlage mit Hochhalten der Arme und Beine.

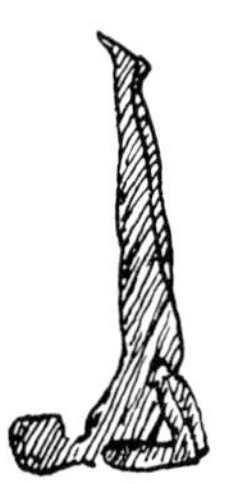

Abb. 262 Die Prothese wird mit Hilfe des erhaltenen Beins aus der Rückenlage hochgehoben, und der Körper wird zum Nackenstand gebracht. Die Hände stützen das Becken ab, die Oberarme liegen auf dem Boden. Erweiterungen: ohne Beckenabstützung mit flach auf dem Boden liegenden Armen oder freier Stand auf Hinterkopf, Nacken und Schultern mit an den Rumpf gehaltenen Armen. Die Prothese wird durch den erhaltenen Fuß gesichert.

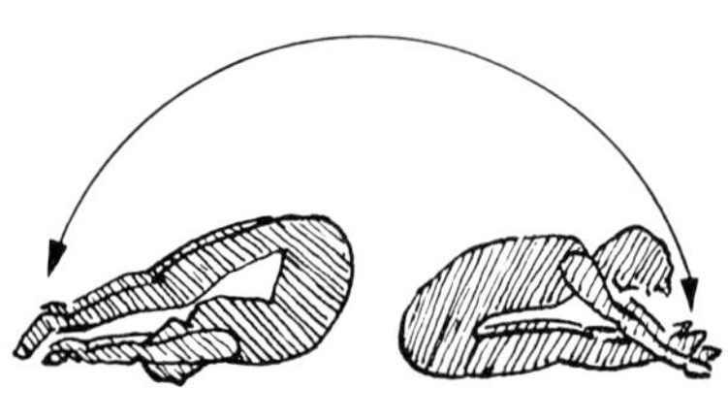

Abb. 263 Rückenlage. Die Prothese wird durch das erhaltene Bein gesichert. Weites Hinüberschwingen beider Beine über den Kopf. Die Fußspitzen berühren hinter dem Kopf den Boden. Anschließend Schwingen in den Strecksitz mit darauffolgendem Rumpfbeugen und Vorfassen der Hände vor die Füße.

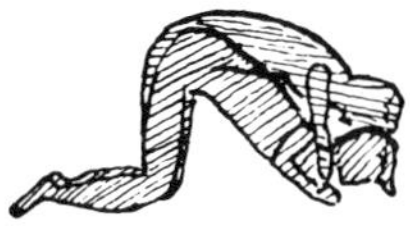

Abb. 264 Wechsel zwischen geradem und rundem Rücken in der „Bankhaltung":
1. mit gestreckt bleibenden Armen;
2. mit Beugen der Arme beim Strecken der Lendenwirbelsäule (Tiefkriechstellung);
3. mit Bewegung der Wirbelsäule durch Seitbiegen, Drehen, Winden und Kreisen.

---

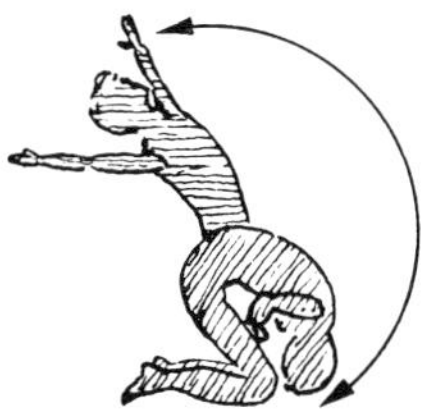

Abb. 265 Kniestand, Rumpfvorbeugen vor den Knien auf dem Boden, Arme vor der Brust gekreuzt. Danach langsames Aufrichten in den Kniestand mit weitem Rumpfrückbeugen und Ausbreiten der Arme in die Schräghochhalte seitwärts. Übung zügig mehrere Male hintereinander ausführen.

---

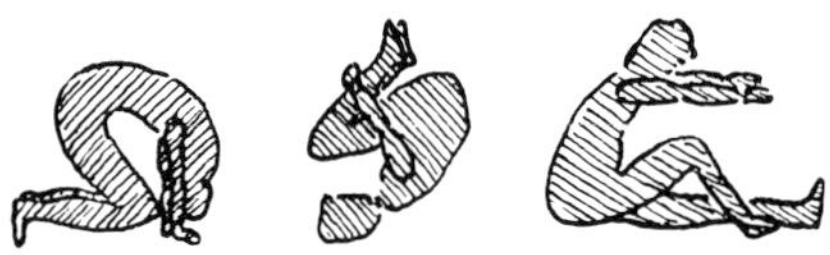

Abb. 266 Bodenrolle vorwärts aus dem Kniestand. Der Rumpf wird vorgebeugt, der Hinterkopf zwischen den Händen auf den Boden gestützt und über den Nacken und runden Rücken in den Sitz gerollt. Die Prothese wird bei dieser Übung von dem erhaltenen Bein durch „Einhakeln" am Knöchelgelenk geführt.

---

**Partnerübungen**

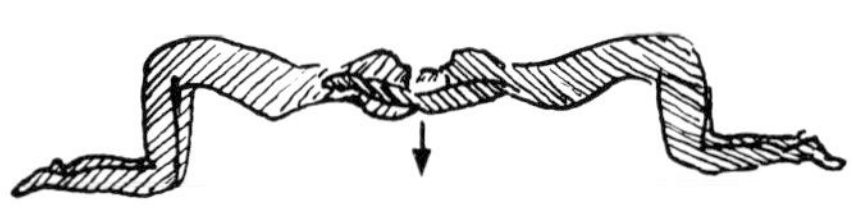

Abb. 267 Die Partner stehen im Kniestand zueinander gewandt und fassen gegenseitig die Oberarme. Tiefes Wippen durch gegenseitiges Herunterdrücken der Schultern.

---

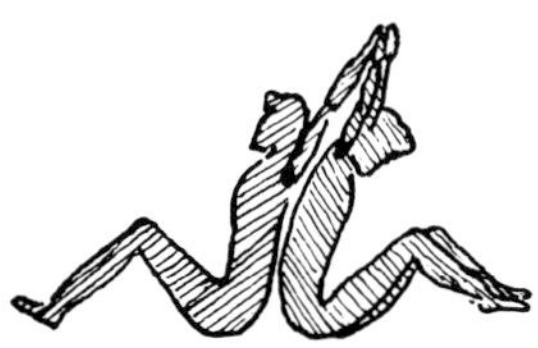

Abb. 268 Aufrechter Sitz der Partner Rücken gegen Rücken. Hochhalten der Arme mit gegenseitigem Händefassen und anschließendem wechselseitigem Vor- und Rückbeugen. Das Gesäß bleibt am Boden. Als Erweiterung Rumpf vor- und rückbeugen, mit weitem Herüberziehen des Partners in den Liegestütz rücklings.

---

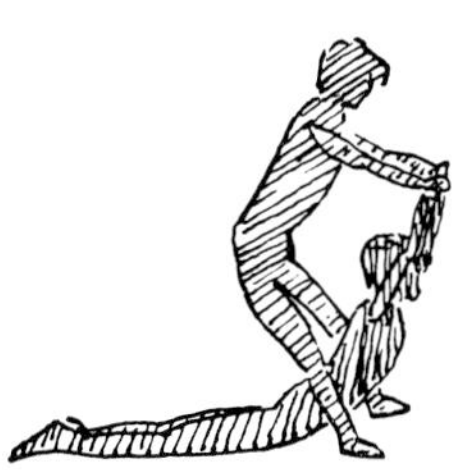

Abb. 269 Bauchlage mit Hochhalten der Arme. Der Partner steht in Seitgrätschstellung über ihm mit Griff an den Handgelenken:
1. federndes Aufziehen des Rumpfes;
2. Anheben der Beine mit Griff an den Knien.

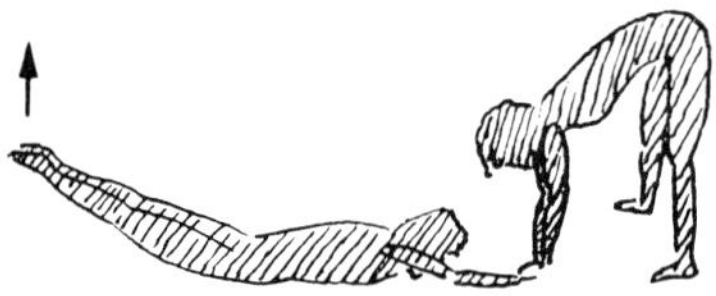

Abb. 270 Bauchlage. Der Partner hält die Hände. Mehrere Male Rückfedern beider Beine, um den Boden zu berühren.

---

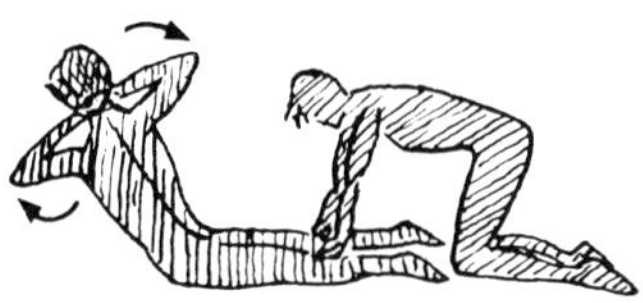

Abb. 271 Bauchlage. Der Partner hält die Beine an den Kniegelenken. Rückwippen des Rumpfes mit Kopfhalten der Arme, als Erweiterung mit Rumpfdrehen.

---

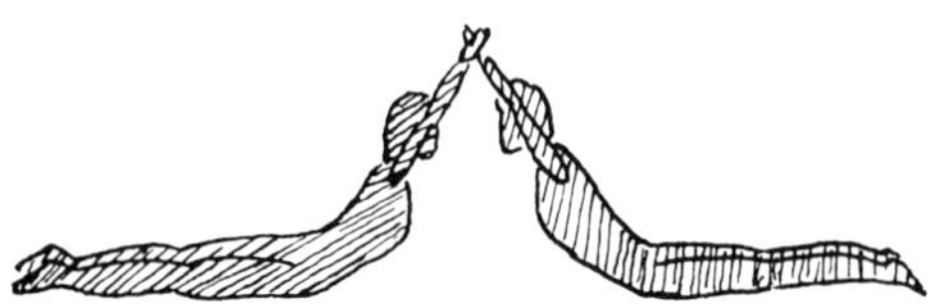

Abb. 272 Bauchlage beider Partner mit beidseitigem Handfassen. Mit leicht gebeugten Armen aufbäumen und schaukeln durch Hochstoßen der Arme oder Hochschwingen aus der Seithalte.

---

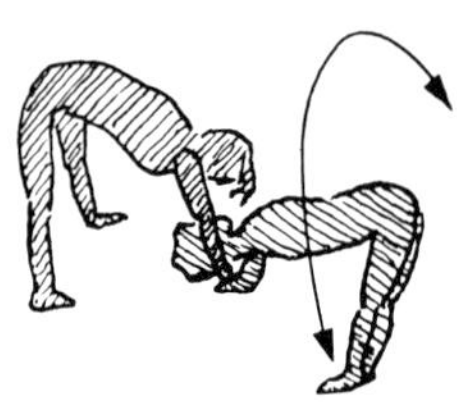

Abb. 273 Rückenlage, Arme in Kopfhalte. Die Prothese wird durch Unterstützung des erhaltenen Beins gesichert, die Beine werden gestreckt senkrecht angehoben. Der Partner steht dahinter in Seitgrätschstellung und hält die Hände auf die Ellenbogen des Liegenden gestützt. Schwingen der geschlossenen Beine nach rechts und links bis zum Berühren des Bodens durch die Füße.

---

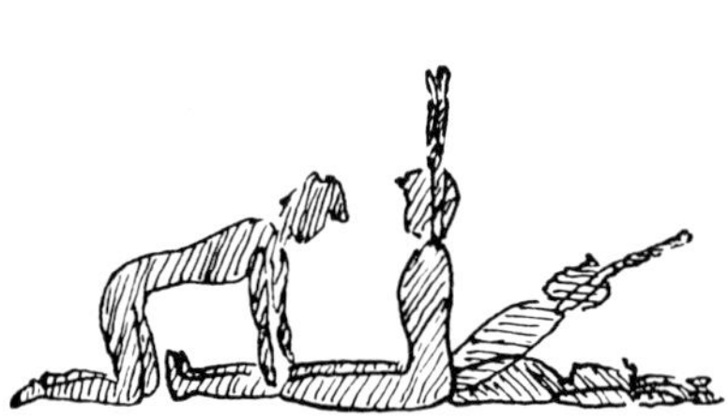

Abb. 274 Rückenlage. Der Partner stützt die Knie ab. Hochhalten der Arme, Aufrichten mit gestrecktem Rücken in den Sitz. Die Hände verlassen beim Aufrichten den Boden zuerst und berühren ihn beim Rücksenken zuletzt. Als Erweiterung Hinliegen mit Rumpfseitbeugen oder abschnittweises Heben und Senken und ruckhaftes Heben und Senken bis dicht über den Boden und umgekehrt.

# Spiele und Schwimmen im Rahmen der Gehschulung

## Spiele

Bei der Auswahl der Spiele geht man zunächst von der Grundlage aus, den Umgang mit dem Ball, die Reaktionsschnelligkeit und die Körperbeweglichkeit durch Fangen und Werfen zu üben. Dazu ist das unter a) angegebene Ballspiel besonders gut geeignet. Ellbogenschützer sind unbedingt erforderlich, da durch Ungelenkigkeit ein hartes Aufkommen auf die Ellbogen häufig nicht zu vermeiden ist.

### Ball über die Schnur im Sitzen

Spielgedanke: Der Ball ist so in das Gegenfeld zu werfen, daß er den Boden berührt. Der Gegner versucht, das durch Fangen zu verhindern.

Spielgerät: Hohlball oder Medizinball (1 kg), Schnur 1,30 m hoch.

Spielfeld: Die Abmessungen richten sich je nach Größe der Teilnehmerzahl, z. B. bei Vierermannschaft Feldgröße = 8 x 4, in der Mitte durch die Schnur geteilt.

Bei genügender Standsicherheit kann dieses Spiel auch im Stehen mit der Prothese gespielt werden, Spielfeldgröße = 8 x 10, in der Mitte durch eine 1,80 m hohe Schnur geteilt.

Wichtigste Spielregeln: Der Ball darf nur von dem Spieler über die Schnur geworfen werden, der ihn gefangen hat. Bodenberührung – auch von der eigenen Mannschaft – zählt einen Punkt für die Gegenseite. Schnurberührung mit dem Ball oder dem Körper ist ein Fehler. Gespielt wird bis zu 21 Punkten, mit 2 Punkten Vorsprung für den Sieger.

### Sitzball

Die Spielregeln für dieses im Versehrtensport sehr beliebte Ballspiel dürften hinreichend bekannt sein. Es ist jedoch ratsam, die Spielfeldmaße zunächst zu verkleinern, um fehlerhaftes Spielen zu verringern.

### Volleyball im Sitzen

Spielgedanke: Der Ball ist über ein Netz mit der flachen Hand so zu schlagen, daß er nicht den Boden berührt und immer im Flug bleibt (Flugball) (Abb. 275). Der Ball darf dabei von einem Spieler dreimal hintereinander berührt werden; dadurch wird die Möglichkeit einer guten Ballabgabe vergrößert. Bei einer eingespielten Mannschaft kann die dreimalige Berührung des Balls von einem Spieler auf ein zweimaliges Berühren, bei sehr guten Spielern sogar, wie beim Originalspiel, auf ein einmaliges Berühren oder Schlagen des Balls verringert werden. Innerhalb der Mannschaft darf der Ball nur von drei Spielern gespielt werden.

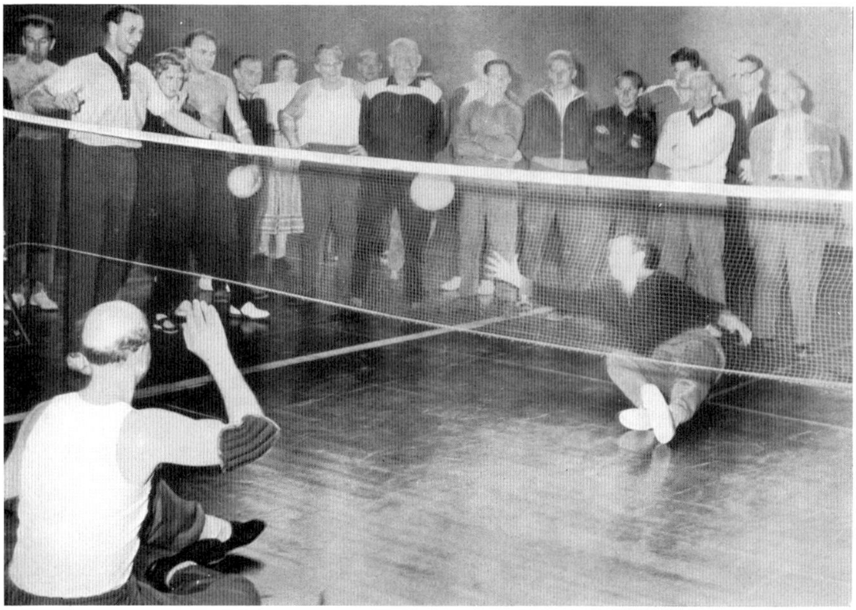

Abb. 275 Volleyballspiel im Sitzen. Teil c) der Spiele während der Gehschulung.

Spielgerät: Volleyball, Netz 1,50 m hoch.

Spielfeld: Das Spielfeld ist auch hier je nach der Mannschaftsgröße, ihren Schädigungen und der Leistungsstärke zu verändern, z. B. bei Fünfermannschaft Spielfeldgröße = 4 x 8 m, in der Mitte durch das Netz geteilt.

Wichtigste Spielregeln: Bei jedem durch fünf teilbaren Punktstand wechseln die Spieler ihre Plätze im Uhrzeigersinn. Fangen, Fausten und Bodenberührung des Balls sind Fehler; Netzberührung, ausgenommen der Aufschlag, sind keine Fehler. Der Ball darf von allen Körperteilen berührt und geschlagen werden, notfalls auch mit dem Fuß.

### Hallentennis

Spielgedanke: Spiele einen Tischtennisball mit dem Schläger so in das gegnerische Spielfeld, daß der Gegner ihn nicht zurückspielen kann (Spielgedanke wie beim Landtennis) (Abb. 276).

Spielgerät: Federballschläge, Tischtennisball, Netz in 1 m Höhe gespannt.

Spielfeldgröße: 5 x 10 m, in der Mitte durch das Netz geteilt.

Wichtigste Spielregeln: Jeder Spieler hat von der Grundlinie fünf Aufschläge hintereinander. Netzberührung des Balls ist nur beim Aufschlag ein Fehler. Der Aufschlag darf dann einmal wiederholt werden. Der Aufschlag muß von unten nach oben ausgeführt werden (Hüfthöhe). Der Ball kann aus der Luft direkt ins gegnerische Spielfeld zurückgeschlagen werden. Er darf im eigenen Feld jedoch nur einmal auf den Boden auftippen. Beim Doppelspiel kann wahlweise geschlagen werden. Gezählt wird bis 21 mit 2 Punkten Vorsprung für den Sieger.

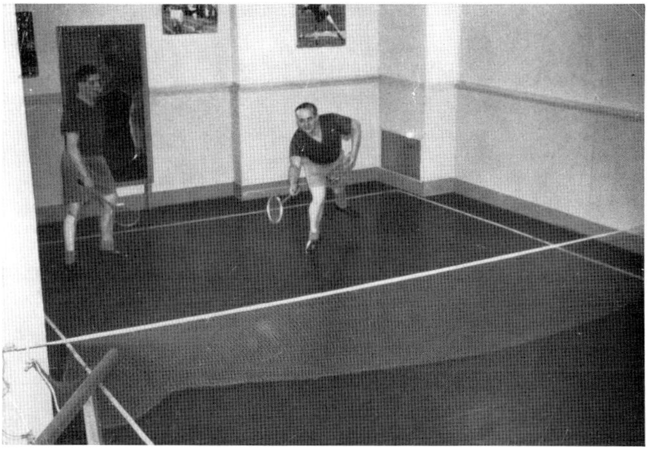

Abb. 276 Hallentennis. Teil d) der Spiele während der Gehschulung.

**Tischtennis, Einzel und Doppel**

## Schwimmen

Über den Wert des Schwimmens Näheres zu schreiben erübrigt sich; darüber ist ausführlich in der Sportliteratur gesprochen worden. Wassergewöhnung und Ballspiele im niedrigen, brusthohen Wasser sollen den „Wiederbeginnenden" zum Schwimmen ermutigen. Erst wenn dieser sich von seiner Schwimmfertigkeit überzeugt hat, können die Anforderungen gesteigert werden. Besonderes Bemühen der Lehrkraft erfordern diejenigen, die vor der Amputation noch nicht schwimmen konnten. Wassergewöhnung und das Erfühlen der Tragkraft des Wassers werden hier zunächst im Vordergrund stehen. Die Zeit für einen Schwimmunterricht wird bei den Schwimmstunden, die während der Gehschulung durchgeführt werden, kaum ausreichend sein. Um Schwimmen zu erlernen, sollte der Amputierte einen Versehrtensportverein besuchen. An den Spielen im niedrigen Wasser kann jedoch auch der Nichtschwimmer teilnehmen. Zwei gute Schwimmer sind bei diesen Spielen den Nichtschwimmern als Hilfe an die Seite zu stellen.

**Vier Übungen zur Wassergewöhnung:**

1. Hinsitzen im Kreis im Nichtschwimmerbecken. Das Wasser reicht bis zur Brust. Werfen und Fangen eines Wasserballs im Kreis. Ein Teilnehmer versucht im Stand in der Kreismitte den Ball zu fangen. Spiellänge 3 bis 5 Minuten.

2. Die gleiche Übung wie 1. im Stand im brusthohen Wasser. Der Kreis ist jetzt in seinem Durchmesser größer. Zwei Teilnehmer stehen in der Kreismitte.

3. Wetthüpfen im hüfthohen Wasser als Staffel, vorwärts und rückwärts.

4. Wasserball im brust- bis halstiefen Wasser. Die Regeln werden abgeändert und sind dem Handballspiel ähnlich. Nichtschwimmer sind hier als Torwart gut einzusetzen.

# Radfahren und Skiwandern mit der Prothese

An dieser Stelle sollen noch zwei Formen der Fortbewegung mit der Prothese erwähnt werden, die zwar mit der Gehschulung nicht direkt in Zusammenhang stehen, die aber eine Höchstleistung im Gebrauch des Kunstbeins darstellen – das Radfahren und das Skiwandern.

Eine gute Konstitution und eine sehr gute Beherrschung des Kunstbeins sind die notwendigen Voraussetzungen. Beide Bewegungsarten sollen an dieser Stelle nicht aus dem Blickwinkel des Versehrtensports betrachtet werden. Sie sollen lediglich für diejenigen, die ihr Können im Gebrauch der Prothese steigern wollen, ein Hinweis sein.

## Radfahren

Die Möglichkeit des Radfahrens schließt alle Beinamputierten ein, sofern diese einseitig amputiert sind. Jedoch auch Doppelunterschenkelamputierte können verkehrssichere, gute Radfahrer sein. Amputierte mit sehr kurzen, ungünstigen Stümpfen oder Hüftgelenksexartikulierte benötigen für das Radfahren ein Zusatzgerät, das die Aufgabe hat, das mit dem erhaltenen Bein nach unten getretene Pedal wieder nach oben zu bringen (Abb. 277 u. 278). Für die Prothese wird hier anstelle des Pedals eine Stütze montiert. Das Gerät kann im Fahrradhandel bezogen werden (Fichtel & Sachs hat eine Hinterradnabe mit Kupplung konstruiert, die beim Anfahren starr ist und dadurch rechts- und linksseitig die Pedale nach oben bringt. Nach dem Anfahren kann diese Nabe durch die Kupplung in einen „Freilaufgang" geschaltet werden).

Für alle Prothesenträger mit normalen Stümpfen wird ein Fahrrad empfohlen, bei dem die Übersetzung nicht zu hoch ist. Der Sattel soll so eingestellt werden, daß das erhaltene Bein, auf dem Pedal stehend, leicht gebeugt ist. Auf eine genügende Beugefähigkeit der Prothese ist besonders zu achten. Der Orthopädiemechaniker kann eine unge-

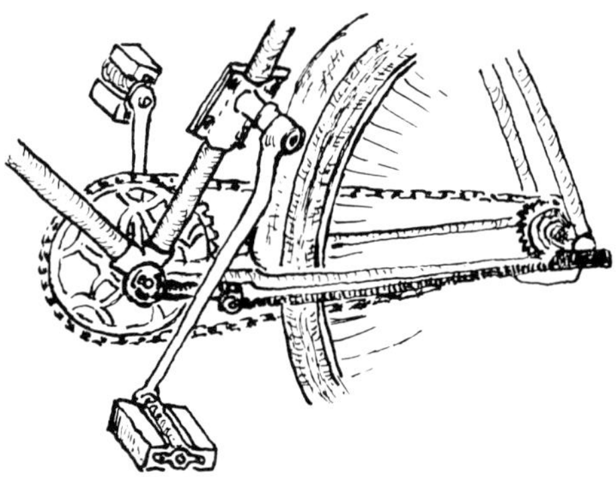

Abb. 277 Feststehende Fußraste mit Hebelzugfeder zum Heraufschwenken des beweglichen Pedals für Beinamputierte mit Stumpfbeugekontrakturen oder Hüftgelenksexartikulierte.

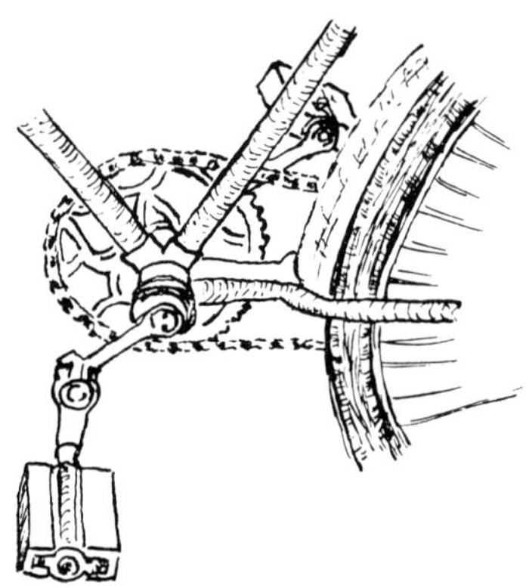

Abb. 278 Ansatzpedal für Oberschenkelamputierte mit ungünstigen oder kurzen Stümpfen. Es ermöglicht eine kleine Tretbewegung und kann auch nur zum Heraufschwenken des normalen Pedals Verwendung finden. Die Länge des Ansatzpedals kann nach Wahl verändert werden.

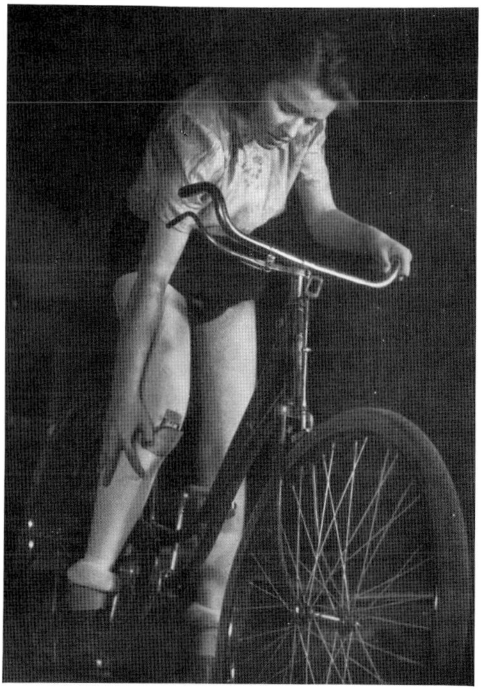

Abb. 279 Das erhaltene Bein stößt vom Boden ab, die Hand der Prothesenseite bringt die Prothese durch einen leichten Stoß in die Beugestellung.

nügende Kniebeugung der Prothese mühelos beseitigen. Die Lenkstange des Rades muß so hoch eingestellt sein, daß bei gebeugter Prothese das Kniegelenk nicht an die Lenkstange stößt.

Zum Aufsteigen stellt sich der Amputierte mit der Prothese zum Rad. Beide Hände am Lenker, neigt er das Rad seitlich und hebt die Prothese über den Sattel auf das Pedal. Die Hand hilft dabei und setzt den Prothesenfuß so auf, daß der Absatz an dem Pedal anliegt. Vor dem Anfahren achte man besonders darauf, daß die Prothese im Kniegelenk völlig gestreckt ist. Steht die Prothese sicher auf dem Pedal, wird das Rad fast gerade gestellt. Das erhaltene Bein stößt kräftig vom Boden ab, zur gleichen Zeit setzt man sich auf den Sattel. Die Hand an der Prothesenseite bringt die Prothese durch einen leichten Stoß rückwärts in das Kniegelenk zur Beugung (Abb. 279). Wenn das erhaltene Bein zutritt, muß die Prothese bereits in Beugestellung sein.

Der Moment des Anfahrens wird immer sehr schwierig sein und erst nach einigem Üben sicher ausgeführt werden. Es ist daher zweckmäßig, bei den ersten Versuchen eine Hilfestellung auf der Seite der Prothese neben dem Rad zu haben.

Beim Fahren tritt die Prothese durch eine Stumpfbewegung das Pedal herunter. Bei längeren Wegstrecken kann der Einsatz des Stumpfes durch kräftigeres Treten des erhaltenen Beins erleichtert werden.

Beim Anhalten oder auch in Gefahrenmomenten dreht man die Lenkstange ein wenig nach der Seite des erhaltenen Beins. Das Körpergewicht wird ebenfalls nach dieser Seite verlagert. In dieser Lage kann man sicher mit dem erhaltenen Bein von dem Pedal absteigen und so zum Stand kommen.

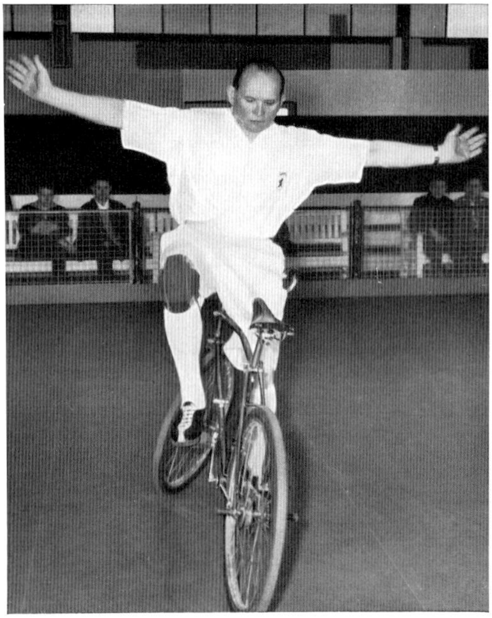

Abb. 280 Ein im Radsport langjährig verdienter Oberschenkelamputierter beim Kunstfahren.

Es gibt viele Oberschenkelamputierte, die unter normalen Bedingungen auch in der Großstadt ihr Rad sicher durch den Straßenverkehr steuern (Abb. 280). In der Kleinstadt oder in ländlichen Gegenden hat das Rad als Verkehrsmittel jedoch seine besondere Bedeutung. Es ist dabei nicht nur das Ziel der Überwindung langer Wegstrecken, die viele Beinamputierte veranlaßt, Rad zu fahren, es ist vielmehr der Wunsch nach Erholung, ja auch ein Bewegungsdrang, die zu dem Entschluß führen, sich auf ein Rad zu setzen. In diesem Sinne ist Radfahren freudebetonter und entspannender als Autofahren.

## Skiwandern

Es muß im ersten Satz darauf hingewiesen werden, daß nicht das Ski*laufen* beschrieben wird, sondern das Ski*wandern*. Beide Bewegungsformen unterscheiden sich durch den Schwierigkeitsgrad der Leistungsstufe und durch das zur Ausübung notwendige Gelände. Beim Skiwandern entfallen steile Hänge, größere Abfahrten und Mutproben.

Die Bewegung ist in ihrem Ablauf mit der Gehschulung eng verbunden. Die Leistungsfähigkeit des Stumpfes wird dabei auch hier Grenzen setzen.

Die Skier, die wir zu den Wanderungen benötigen, sollen Stahlkanten haben und nicht länger als 1,70 m sein. Es empfiehlt sich, kräftige Stöcke zu benutzen, die nicht zu kurz sind. Geeignetes Schuhwerk ist unbedingte Voraussetzung.

Es ist zu betonen, daß ein Einknicken des Prothesenkniegelenks kaum möglich ist, wenn eine entsprechende Bindung getragen wird (Abb. 281). Eine Seilzugbindung (Kandahar-Bindung), die vorn einen Federzug hat, gibt bei einer für den Oberschenkelamputierten bestimmten Einstellung (Abfahrtseinstellung) der Ferse des Kunstbeins

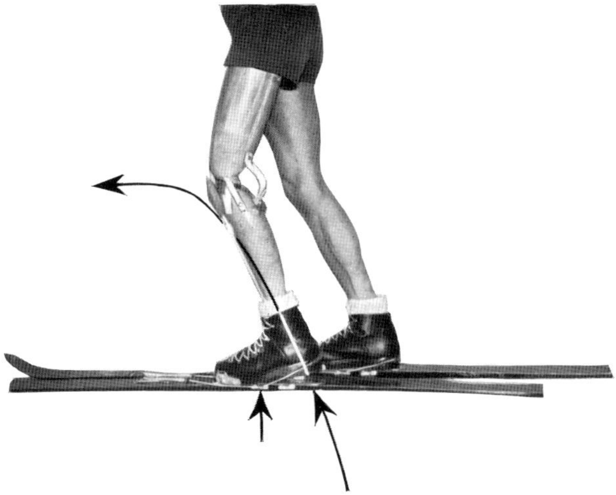

Abb. 281 Eine entsprechende Skibindung begrenzt die Bewegung der Prothesenferse nach oben und verhindert somit ein Einknicken des Prothesenkniegelenks.

nur eine geringe Bewegungsmöglichkeit. Dadurch wird die Beweglichkeit des Prothesenkniegelenks erheblich eingeschränkt und eine Standsicherheit erreicht, die den rückwärtig sichernden Druck des Stumpfes, das „Sperren des Kniegelenks", überflüssig macht. Ist an den Skiern eine Lederbindung angebracht, dann wird man auf die Sicherung des Kniegelenks durch einen V-förmigen Lederriemen, der vom Unterschenkel über das Kniegelenk zum Oberschenkel der Prothese führt und damit der Beugefähigkeit der Prothese nur einen geringen Spielraum läßt, nicht verzichten können. Dieses Hilfsmittel bedingt einen harten Anschlag in der Beugestellung der Prothese. Die Seilzugbindung fängt dagegen die Beugung durch den starken Federzug weich ab. Deshalb ist ihr der Vorzug zu geben. Durch diese Begrenzung der Prothese kann beim gleitenden Gehen das Körpergewicht auch auf das Kunstbein verlagert werden.

Über eine Technik des Skiwanderns zu sprechen ist nicht angebracht. In noch stärkerem Maße als bei dem Nichtbeinamputierten wird eine eigene Technik entwickelt werden müssen, die sich aus der körperlichen Verfassung und den Stumpfverhältnissen ergibt. Der Anfänger, der das erste Mal mit seiner Prothese auf Skiern steht, soll zunächst das normale Schrittempo nicht überschreiten. Das Schrittmaß ist klein zu halten; er soll sich bedächtig in die veränderten Verhältnisse einfühlen. Der abwechselnde Stockeinsatz wird sich dabei als besonders günstig erweisen. Er erfordert nicht sehr viel Armkraft und bietet bei nicht zu schneller Fortbewegung eine zusätzliche Sicherung des Gleichgewichts.

Bei schnellerer Fortbewegung ist dagegen der gleichzeitige Doppelstockabdruck einfacher. Um ihn auszuführen, muß man über eine genügende Standsicherheit auf den Skiern verfügen und genügend Erfahrungen bei längeren Skiwanderungen erworben haben. Das Tempo für diese Stocktechnik kann man mit den Ziffern eins – zwei – *drei* angeben. Eins = Vorgleiten des erhaltenen Beins, zwei = Nachsetzen des Kunstbeins auf die Höhe des erhaltenen Beins, drei = Doppelstockabdruck. Diese Stocktechnik kann im flachen Gelände, aber auch vor einer kleinen Abfahrt zum Schwungholen dienen, das ein ruhiges Gleiten ohne Krafteinsatz zur Folge hat.

Schwieriger ist die schnelle Fortbewegung mit abwechselndem Stockeinsatz. Diese Stocktechnik ähnelt fast dem Langlauf und fordert vom Stumpf viel Krafteinsatz, da das Körpergewicht dabei jeweils vom einen auf das andere Bein verlagert wird. Man spart hierbei zwar Armkraft, verbraucht dabei aber wesentlich mehr Energie durch die dauernde Belastung des Stumpfes. Es soll jedem selbst überlassen bleiben, sein eigenes Maß zu finden.

Kleine Bodenunebenheiten, auf die man steigt und von denen abgefahren werden kann, sind bei jeder Skiwanderung zu überwinden. Beim Aufstieg werden die Stöcke kräftig mithelfen müssen. Wenn es notwendig ist, geht man schräg oder im Treppenschritt (seitlich) bergauf. Selbstverständlich wird der Ski mit dem erhaltenen Bein immer vorangehen und der Prothesenski nachgesetzt. Beim Abfahren ist das Kunstbein möglichst zu entlasten. Der Körper soll dabei leicht vorgeneigt werden. Wer sich einen Bogen auf seinen Skiern noch nicht zutraut, soll bei einer Abfahrt – und wenn sie noch so gering ist – immer auf einen genügenden Auslauf ohne Hindernisse bedacht sein. Man verschätzt sich sehr oft in der Neigung der Strecke und damit in der Weite des Gleitens.

Der Geübtere kann einem Hindernis mit einem Bogen (manche können es sogar mit einem Schwung) ausweichen. Der Bogen (in der Fachsprache Stemmbogen genannt) wird zweckmäßig erst zur Prothesenseite hin geübt. Der Ski des erhaltenen Beins wird dabei in einem spitzen Winkel ein wenig vorgestellt. Die innere Skikante drückt ab (stemmt). Der Bogen zur Seite des erhaltenen Beins wird in gleicher Weise ausgeführt. Eine gute Stumpfführung ist notwendig, anderenfalls muß man sich nach dieser Seite mit viel Geschick und Stockhilfe „herummogeln".

Das seitlich bewegliche Fußgelenk zeigt bei der Benutzung von Skiern Nachteile, so sehr es sich auch beim Gehen mit der Prothese bewährt hat. Beim Ersteigen von leichten Steigungen, die seitlich heraufzugehen sind, wird die innere Stahlkante des Prothesenskis eingesetzt. Den gleichen Kanteneinsatz fordert der Bogen, der zu fahren ist. Mit dem seitlich beweglichen Fußgelenk wird dabei immer nur die Bodenfläche des Skibretts belastet werden können; die Kante wird dem Druck ausweichen. Knöchelgelenkskonstruktionen dieser Art müssen daher zum Skiwandern behelfsmäßig in ihrer seitlichen Beweglichkeit festgestellt werden. Bei Konstruktionen, bei denen die seitliche Beweglichkeit durch den Vorfuß erreicht wird, empfiehlt es sich, eine Metallsohle anfertigen zu lassen, die den Fuß mit zwei Spangen umfaßt, die damit die Bewegung sperrt. Schwieriger ist es bei den Fußgelenken, die aus einem Gummiteil bestehen. Hier helfen zwei flache Stahlschienen, die mit einer Bandage innen und außen am Fußgelenk fest angebunden werden. Diese Hilfen sind notwendig, um ein unnötiges Erschweren zu vermeiden.

Wer einmal das Erlebnis des Skiwanderns empfunden hat, der wird sich auf jeden Wintertag freuen, der ihm die Möglichkeit bietet, müheloser größere Wegstrecken zurückzulegen, als er es sonst mit seiner Prothese kann. Der Begriff „Skiwandern" ist nicht nur Gehen, es ist Fahren und Gleiten und zugleich Freude, Erholung und Entspannung.

# Erhaltung und Wiederherstellung der Funktionstüchtigkeit von Beinstümpfen aus Sicht der Gehschule

G. Brumm

## Aufgaben der Gehschule im Rahmen der medizinischen Rehabilitation

Unter den Einrichtungen, die der Wiederherstellung der Lebenstüchtigkeit körperbeschädigter Menschen dienen, nehmen die Gehschulen einen festen Platz ein. Die wenigen in Deutschland bestehenden Einrichtungen dieser Art haben sich die Erleichterung der Amputationsfolgen im täglichen Leben zum Ziel gesetzt und streben die Wiedereingliederung Beinamputierter in ihren Lebensbereich an.

Der Aufgabenkreis der Gehschulen ist größer, als der Außenstehende vermutet. Ihre Arbeit erschöpft sich nicht in der Unterweisung der Gehschüler im Gebrauch ihrer Kunstglieder bis zur Aneignung einer harmonischen Gehtechnik, die bei größtmöglicher Sicherheit ein beschwerdefreies, kraftsparendes und weitgehend unauffälliges Gehen mit der Prothese gewährleistet. Die Beobachtung, daß die seelischen Auswirkungen erlittener Körperschäden meist schwerwiegender und nachhaltiger sind als die körperliche Behinderung durch den Defekt selbst, verpflichtet die Gehschule zu einer einfühlsamen psychischen Führung ihrer Schützlinge.

Jede Amputation ist ein folgenschwerer Eingriff in die körperliche Unversehrtheit des davon Betroffenen. Durch Gliedabsetzung im Bereich der unteren Extremitäten entsteht ein neues Endorgan, dem plötzlich Aufgaben zufallen, für deren Erfüllung es von Natur aus nicht geschaffen ist. Es ist deshalb verständlich, daß sich manche Beinstümpfe diesen fremdartigen Belastungsansprüchen nicht gewachsen zeigen. Die enge Verflechtung körperlicher und seelischer Vorgänge läßt sich am Beispiel der Beinamputierten besonders sinnfällig erkennen. Jede Störung in einem Bereich zieht zwangsläufig auch den anderen in Mitleidenschaft. Die Ausschaltung aller faßbaren Störungsfaktoren, unter denen ungünstige Stumpfverhältnisse eine wesentliche Rolle spielen, sollte unter allen erforderlichen Maßnahmen den Vorrang haben.

Die Versorgung mit einem einwandfreien technischen Ersatz für das abgesetzte Glied ist eine weitere Voraussetzung für eine erfolgreiche Gehschulung.

Die Wiederherstellung der gesund erhaltenden Lebensharmonie, die Wiedererlangung beruflicher Wettbewerbsfähigkeit, die Gesundheitssicherung – kurz, die Rehabilitation – verlangen eine von den verschiedensten Seiten her einwirkende Behandlung der uns anvertrauten Menschen. Die Erkennung und Behandlung von Stumpfveränderungen ist eine fachärztliche Aufgabe. Der Gehschullehrer muß jedoch wissen, wann er bei auftretenden Stumpfstörungen den Unterricht abzubrechen und die Vorstellung beim Arzt zu veranlassen hat. Im gesundheitlichen Interesse der Gehschüler sollte eine Belehrung über allgemeine Hygiene und Pflege des Stumpfes zur Verhütung vermeidbarer Stumpfschäden fester Bestandteil des Gehschullehrplans sein. Die nachfolgenden Abschnitte wollen dem Gehschullehrer und darüber hinaus allen denen, die sich um die Versorgung und Betreuung Beinamputierter bemühen, einen Überblick über die wesentlichsten Fragen des Amputiertenproblems vermitteln.

## Funktionsstörungen des Stumpfes, ihre Verhütung und Behandlung

Wenn ein Beinamputierter über anhaltende Stumpfbeschwerden klagt, denkt der Laie in den meisten Fällen zunächst an Nervenschmerzen. Es gibt jedoch daneben eine ganze Reihe schmerzhafter Stumpfstörungen aus anderer Ursache. Stumpfbeschwerden können nach ärztlicher Erfahrung von allen Teilen des Stumpfquerschnitts ausgehen. Eine eingehende Untersuchung ist in jedem Falle zur Klärung der Ursache erforderlich.

### Weichteilveränderungen

Es liegt in der Natur der Sache, daß Weichteilveränderungen unter den zahlreichen Stumpfstörungen infolge der veränderten physikalischen und biologischen Verhältnisse, denen das Stumpfgewebe beim Tragen eines Kunstbeins unterliegt, einen besonders breiten Raum einnehmen.

Der funktionelle Wert von Beinstümpfen wird in weitem Maße von der Güte ihrer *Weichteilbedeckung* bestimmt. Trotz Beachtung aller bewährten Grundsätze der Amputationstechnik lassen die Umstände, die zur Amputation einer Gliedmaße zwingen, nicht in jedem Falle die erstrebte ideale Stumpfgestaltung zu. Die vordringliche Aufgabe der oft unter ungünstigen Kriegsverhältnissen durchgeführten Beinamputationen bestand in der Erhaltung des Lebens der Verwundeten. Gleiches gilt für eine Reihe von Amputationen unter friedensmäßigen Bedingungen. Die für einen späteren Zeitpunkt vorgesehene endgültige Stumpfversorgung unterbleibt leider nicht selten. Es ist allzu verständlich, daß sich Amputierte aus Scheu vor einem nochmaligen Eingriff zu einer späteren Stumpfberichtigung oder gar einer erforderlichen Nachamputation nicht leicht entschließen können. Die Weichteilbedeckung kann so unzureichend sein, daß eine operative Stumpfverbesserung vor der Teilnahme an einem Lehrgang angezeigt ist. Selbstverständlich wird der Arzt das Risiko des vorgeschlagenen Eingriffs, das in einem vernünftigen Verhältnis zu dem zu erwartenden Gewinn stehen muß, sorgfältig abwägen. Wenn der Amputierte die mannigfachen Beschwerden und sonstigen Nachteile berücksichtigt, die ihm aus ungünstigen Stumpfverhältnissen im Laufe eines Lebens erwachsen können, wird ihm der Entschluß zu dem angeratenen Eingriff leichter fallen.

In besonderem Maße geben stark vorspringende Knochenstümpfe (Abb. 283) Anlaß zu einer Stumpfberichtigung, besonders dann, wenn ein solcher Knochenstumpf die dünne Weichteildecke unter Einwirkung der im Stumpfbett beim Gehen und Stehen erfolgenden Anspannung von innen her zu durchstoßen droht.

Aber nicht nur ein Mangel an Bedeckungsmaterial kann die Funktion eines Bein-

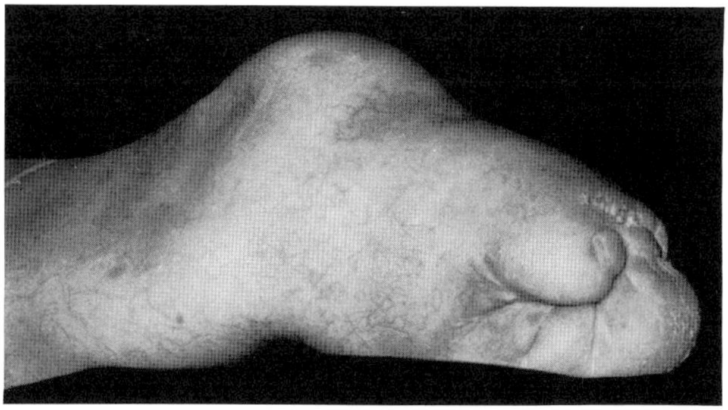

Abb. 282 Kurzer Unterschenkelstumpf mit ungünstigen, korrekturbedürftigen Narbenverhältnissen.

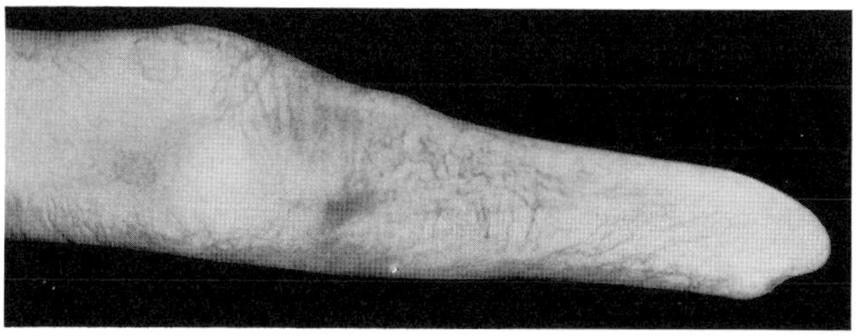

Abb. 283 Stark vorspringender, mit der Amputationsnarbe verwachsener Schienbeinstumpf.

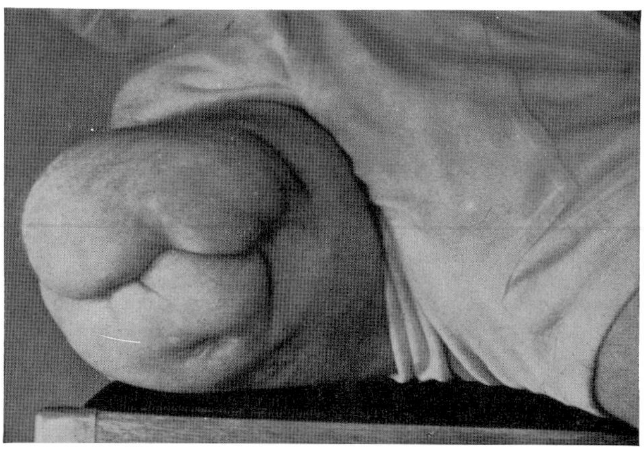

Abb. 284 Narbenreicher Oberschenkelstumpf mit rinnenförmig eingezogenen Amputationsnarben.

stumpfes stören, sondern auch ein zu reichlich bemessener Weichteilmantel vermag Beschwerden zu verursachen. Bei den Trägern überreichlich gedeckter Oberschenkel-Stümpfe (Abb. 289) sind überhängende schlaffe Weichteillappen beim Einziehen des Stumpfes in das Stumpfbett oft hinderlich. Gleichzeitig besteht die Gefahr der Abklemmung überschüssiger Hautlappen in der Prothese mit Stauungserscheinungen in den abhängigen Partien, die lästige Beschwerden hervorrufen können. In derartigen Fällen ist eine Stumpfberichtigung ratsam, die eine wesentliche Besserung herbeiführen kann.

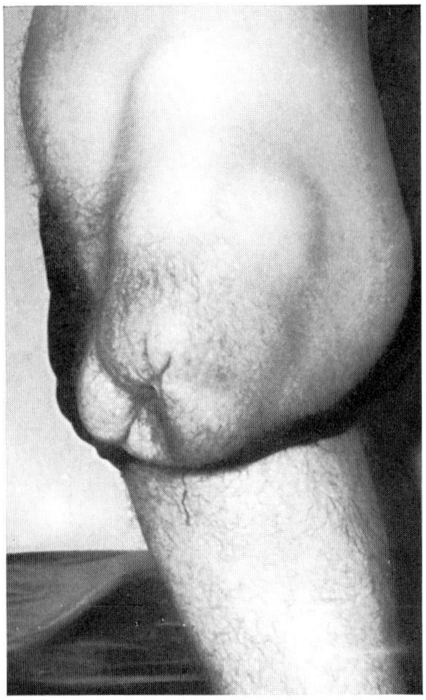

Abb. 285 Strahlige, mit dem Knochenstumpf verwachsene Amputationsnarbe Beugezwangsstellung des Oberschenkelstumpfes im Hüftgelenk (Beugekontraktur).

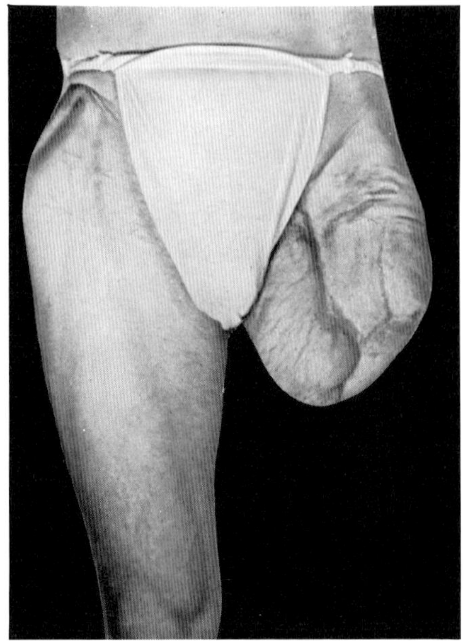

Abb. 286 Ausgedehnte Inzisionsnarben bei Oberschenkelamputation wegen Gasbrand.

Ein weiteres funktionsstörendes Hindernis können *Amputationsnarben* aufgrund ungünstiger anatomischer Lage bilden. Ferner sind tief eingezogene, mit dem Knochenstumpf verwachsene Narben nicht selten die Quelle unangenehmer Stumpfbeschwerden (Abb. 282–286). Unter Berücksichtigung der besonderen Stumpfverhältnisse im Einzelfalle hat der Operateur zu entscheiden, ob eine Narbenkorrektur ausreicht, ob ein plastischer Eingriff zweckmäßig erscheint oder ob eine Nachamputation erforderlich ist.

Vor die gleiche Frage wird der Arzt bei der Behandlung nicht heilender *Narbengeschwüre* gestellt. Wegen seiner geringeren Elastizität ist Narbengewebe bei Einwirkung von Druck und Zug weniger widerstandsfähig als die normale Haut. Es ist deshalb verständlich, daß Narbengeschwüre besonders im Bereich solcher Amputationsnarben auftreten, die mit dem Knochen fest verwachsen sind. Eine Stumpfberichtigung führt in diesen Fällen am sichersten zum Ziel. Zur Vermeidung sekundärer Folgen ist die Behandlung nicht heilender Stumpfgeschwüre, die sich vorwiegend an der Stumpfspitze überlanger Unterschenkelstümpfe auf dem Boden chronischer Stauungszustände entwickeln (Abb. 287), unbedingt erforderlich. Die Heilungsaussichten bei den genannten Veränderungen werden durch den Grad der bestehenden Ernährungsstörungen bestimmt. Sofern konservativen Behandlungsmaßnahmen der Erfolg versagt bleibt, ist auch in diesen Fällen ein operativer Eingriff notwendig. Um eine Dauerheilung zu erzielen, läßt sich unter Umständen eine ausreichend hohe Nachamputation nicht umgehen.

Das Tragen eines Kunstbeins erzeugt typische *Hautschädigungen,* die zuweilen erheb-

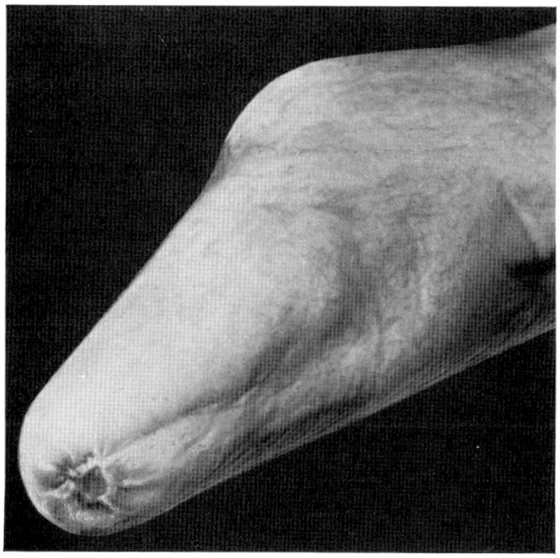

Abb. 287 Konischer Unterschenkelstumpf mit chronischem Narbengeschwür an der Stumpfspitze.

liche Beschwerden verursachen können. Als Ausdruck der ungewohnten Druckbeanspruchung findet sich besonders an den Unterstützungsflächen der Beinstümpfe eine Verhornung der oberflächlichen Hautschichten. Außerdem wird die Haut an den durch Druck und Reibung stark beanspruchten Stellen durch Pigmenteinlagerungen bräunlich verfärbt. In den Drüsenausführungsgängen bilden sich Hornfollikel und mitesserähnliche Pfröpfe, welche die Ausführungsgänge verstopfen und Entzündungen zur Folge haben können. Beim Auftreten akuter Entzündungserscheinungen an Beinstümpfen muß das Tragen der Prothese bis nach Abklingen derselben ausgesetzt werden, um eine Verschlimmerung zu verhüten. Sofern unter der Einwirkung von kalten Umschlägen mit Borwasser, essigsaurer Tonerde oder verdünntem Alkohol die Entzündungserscheinungen nicht zurückgehen, ist der Arzt zu Rate zu ziehen. Da sich unter der Einwirkung mechanischer Einflüsse Hautstellen, die bereits einmal der Sitz eines Eiterherds waren, leicht von neuem entzünden, ist die Beseitigung druckverursachender Mängel an der Prothese eine unbedingte Notwendigkeit zur Verhütung von Rückfällen.

Neben allgemeinen Hauterkrankungen, die auch andere Teile der Körperoberfläche befallen, lassen sich bei Kunstbeinträgern gelegentlich auf den Amputationsstumpf beschränkte akute Hautentzündungen und *Stumpfekzeme* im engeren Sinne beobachten. Erfahrungsgemäß ist in den meisten Fällen der für den Überzug des Kunstbeins benutzte Lack oder das Material der Schaftauskleidung (Leder, Gießharz), mit dem sich die Haut im Stumpfbett in engem Kontakt befindet, die Ursache derartiger Hautveränderungen. Wegen der Gefahr einer Verschlimmerung und Ausbreitung des Prozesses auf weitere Teile der Körperoberfläche ist das Absetzen der Prothese bis zur Abheilung der Hautveränderungen unbedingt erforderlich. Zugleich ist das für die Schaftauskleidung verwandte Material vollständig zu entfernen und durch ein anderes zu ersetzen, das sich nach sorgfältigen Testproben im Einzelfalle als hautverträglich erwiesen hat. Die Hinzuziehung eines Hautfacharztes ist ratsam.

Eine weitere funktionsstörende Veränderung an Beinstümpfen ist der sogenannte *Prothesenrandknoten.* Diese für den Kunstbeinträger spezifische Veränderung findet sich an typischen Druckstellen des oberen Schaftrands: bei Oberschenkelamputierten vornehmlich in der Leistenbeuge, bei Unterschenkelamputierten an den Abstützungsflächen über Schienbeinkopf und Wadenbeinköpfchen. Als Ursache der Prothesenrand-

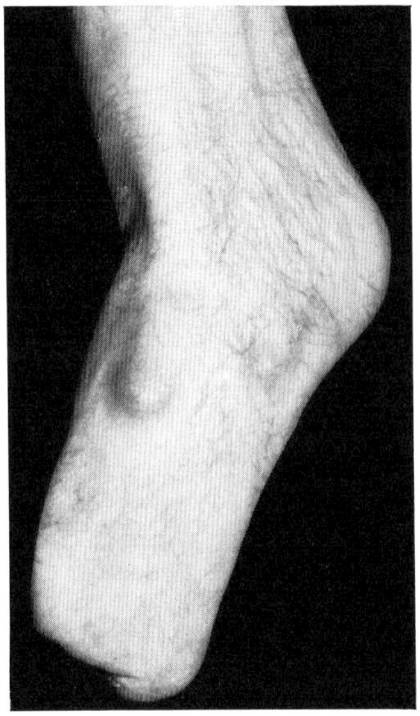

Abb. 288 Schleimbeutelentzündung über Wadenbeinköpfchen.

knoten wurde früher das Eindringen kleinster Fremkörper (Leder-, Holzteilchen, Textilfasern) in die Stumpfhaut angeschuldigt. Nach neueren Erkenntnissen scheint es erwiesen zu sein, daß unter den Einwirkungen von Druck und Reibung in die Tiefe der Haut verlagerte Hornteilchen die Prothesenrandknoten bilden. Diese Veränderungen, die Haselnußgröße erreichen können und zur entzündlichen Reaktion mit Durchbruch nach außen neigen, erfordern oft die Ausräumung der Knoten von einem seitlichen Einschnitt aus. Außerdem ist eine Überprüfung der Stumpfeinbettung vorzunehmen.

Auf der gleichen Ebene ist die Entstehung der vorzugsweise bei Unterschenkelamputierten häufig zu beobachtenden *Schleimbeutel* (Abb. 288) zu suchen, die sich an mechanisch besonders beanspruchten Stellen bilden. Auch sie können eine beträchtliche Größe erreichen und dadurch dem Kunstbeinträger unangenehme Druckbeschwerden bereiten. Im nichtentzündeten Zustand führt die Punktion der Schleimbeutel mit nachfolgender Einspritzung eines verödenden Medikaments in den entleerten Hohlraum in den meisten Fällen zum Erfolg. Zuweilen ist die operative Entfernung angezeigt.

Die nach Verwundungen in den Stumpfweichteilen zurückgebliebenen metallischen *Fremdkörper* (Granatsplitter, Projektile) verursachen, wenn sie fest eingeheilt sind, nur selten Beschwerden. Der Laie mißt Stecksplittern, von deren Anwesenheit er oft erst durch eine Röntgenuntersuchung zufällig Kenntnis erhält, meist eine größere Bedeutung bei, als diesen in Wirklichkeit zukommt. Reizlos eingeheilte, metallische Fremdkörper sollte man in Ruhe lassen, sofern nicht zwingende Gründe für eine operative Entfernung bestehen.

## Muskuläre Störungen

Die funktionelle Bedeutung, die der Stumpfmuskulatur bei der Führung der Prothese und der aktiven Sicherung des Gleichgewichts zukommt, ist im Laufe der Zeit mehr und mehr erkannt worden. Eine funktionstüchtige Stumpfmuskulatur erfüllt als zusätzliche Unterstützungsfläche im Stand und in den einzelnen Schrittphasen eine wichtige Aufgabe. Als tragender Teil vermag sie einen nicht unbedeutenden Teil des Körpergewichts abzufangen und dadurch andere Unterstützungspunkte von einem unangenehmen Prothesendruck zu befreien. Forschungsergebnisse aus neuerer Zeit lassen ferner erkennen, daß eine kräftig ausgebildete Stumpfmuskulatur nicht nur in der Lage ist, die Haut und den Knochenstumpf beim Gehen mit der Prothese vom Druck zu entlasten, sondern zugleich auch den Amputationsstumpf vor Funktionsstörungen zu bewahren, unter denen die häufig zu beobachtenden Durchblutungsstörungen an erster Stelle stehen.

Jeder Beinstumpf erleidet nach der Amputation einen unvermeidbaren natürlichen *Gewebsschwund,* der sich auf alle Gewebsschichten erstreckt, die mit dem Eingriff einen Teil ihrer Funktion verloren haben. Normalerweise hält sich dieser Gewebsschwund, an dem die Muskulatur den größten Anteil hat, jedoch in mäßigen Grenzen, wenn mit eigentätigen Bewegungen und Stumpfübungen neben den sonst erforderlichen Behandlungsmaßnahmen rechtzeitig begonnen wird. Bei der Absetzung eines Beins im Bereich des Ober- oder Unterschenkels werden zwangsläufig Muskelgruppen durchtrennt, die zum Teil über das körperferne Gelenk hinwegziehen. Infolge der Durchschneidung verlieren diese Muskelgruppen ihren Ansatz am abgesetzten Gliedabschnitt und sind dadurch zur Inaktivität verurteilt. Nach den Gesetzen der Natur verfällt jeder nicht aktiv betätigte Muskel einem allmählichen Schwund seiner Substanz. Dieser kann in extremen Fällen – namentlich bei inaktiven älteren Beinamputierten – im Laufe der Jahre derartig hohe Grade annehmen, daß der den Knochenstumpf umkleidende spärliche Haut-Muskel-Mantel schwerlich der Druckbeanspruchung im Stumpfbett gewachsen ist.

Durch zweckmäßige, regelmäßig durchgeführte eigentätige Übungen, auf die später noch eingegangen wird, ist der Beinamputierte in der Lage, der Gefahr eines Muskel-

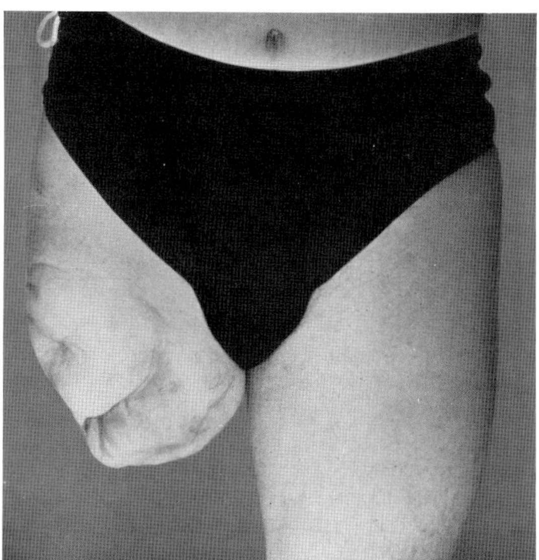

Abb. 289 Lappiger Oberschenkelstumpf mit nicht fixierter Muskulatur.

schwunds zu begegnen, der die Beherrschung seiner Prothese in Frage stellen kann, sein allgemeines Leistungsvermögen einschränkt und schließlich Stumpfbeschwerden verursacht. Die Gehschule macht es sich zur Aufgabe, durch Anwendung vielseitiger, die Stumpfmuskulatur kräftigender Übungsmethoden die Gehschüler so weit zu schulen, daß es ihnen gelingt, die Bewegungen des Stumpfes kraftvoll auf das Kunstbein zu übertragen. Wenn der Oberschenkelamputierte gelernt hat, bei jedem Schritt seine Restmuskulatur aktiv zu betätigen und in das für ihn geschaffene individuelle Stumpfbett hineinzupressen, dann ist eine nicht unwesentliche Sorge gebannt.

Wie bereits dargelegt wurde, erfordert die besondere Situation des Einzelfalls bei der Amputation gelegentlich ein Abweichen von den allgemein gültigen Grundsätzen der Amputationstechnik und läßt die gewünschte ideale Stumpfgestaltung nicht immer zu. Die Kunstbeinversorgung lappiger Stümpfe (Abb. 289) ohne funktionstüchtige Muskulatur bereitet in den meisten Fällen Schwierigkeiten. In derartigen Fällen ist eine Verbesserung der Stumpfverhältnisse vor Abänderung der Prothese anzustreben. Zur Steigerung des Leistungsvermögens der durchtrennten Muskelstümpfe hat HOHMANN (1935) die Vereinigung der entsprechenden Muskelgruppen über dem Knochenstumpf zu funktionellen Einheiten vorgeschlagen. Durch eine solche Verbindung durchtrennter Muskelgruppen mit ihren Gegenspielern an der Stumpfspitze erhalten diejenigen Muskeln, die bei der Absetzung ihr Erfolgsorgan verloren haben, wieder einen Ansatzpunkt, der eine aktive Muskelarbeit ermöglicht. Der durchtrennte, nicht fixierte Muskel zieht sich zurück. Er findet bestenfalls an der Haut des Stumpfes einen Ansatzpunkt, die er dann bei Bewegungen trichterförmig einzieht (Abb. 290).

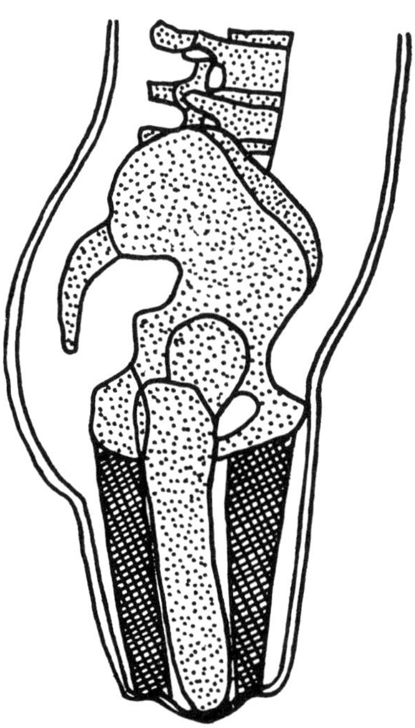

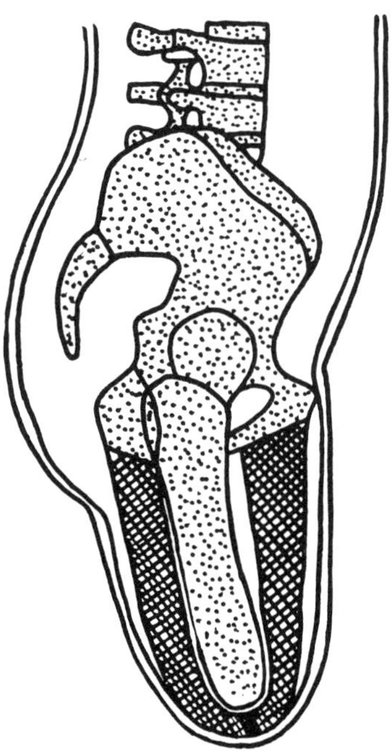

Abb. 290 Muskelverhältnisse am Oberschenkelstumpf. a) Nicht fixierte, zurückgeschlüpfte Muskeln und trichterförmig eingezogene Stumpfhaut.

b) Muskelplastik. Durch Nahtvereinigung funktionstüchtiger Muskelzug, der um den Knochenstumpf herumläuft.

Die von dem gleichen Gedanken ausgehende Muskelplastik nach Mondry hat die Amputationstechnik um eine Methode bereichert, die durch eine – oft ohne Knochenverkürzung mögliche – Stumpfkorrektur in der Lage ist, die Stumpfverhältnisse wesentlich zu bessern. Auch diese Operationsmethode strebt an, die durchtrennten und zurückgeschlüpften Muskelstümpfe nach ihrer Entflechtung durch Nahtvereinigung der Gegenspieler wieder in einen normalen Spannungszustand zu versetzen, der ihnen eine wirksame Kraftentfaltung ermöglicht. Am Unterschenkelstumpf erfolgt bei dieser Methode die Vereinigung der beiden Muskelgruppen über einer plastisch gebildeten Knochenspanbrücke, welche die beiden Unterschenkelknochenstümpfe miteinander verbindet und die zwischen ihnen liegenden Gefäß- und Nervenenden vor äußerem Druck schützt.

Die häufiger zu beobachtenden Störungen des muskulären Gleichgewichts, welche die Ursache der gefürchteten Bewegungseinschränkungen und *Fehlstellungen der Stumpfgelenke* (Kontrakturen) darstellen, beschäftigen Arzt, Gehschullehrer, Krankengymnastin und Kunstbeinbauer in gleicher Weise. Das Überwiegen einzelner Muskelgruppen kann in ungünstigen Fällen so hochgradige Fehlstellungen bedingen, daß das Tragen einer Prothese sehr erschwert, wenn nicht gar unmöglich wird. Meist sind die Kontrakturen Folge unzweckmäßiger Lagerung des Stumpfes in der ersten Zeit nach der Amputation. Auch nicht rechtzeitig eingeleitete und nicht intensiv genug durchgeführte Bewegungsübungen der Stumpfgelenke fördern ebenso wie längeres Nichttragen des Kunstbeins Kontrakturen. Eine leichte Streckbehinderung im Hüftgelenk ist bei Oberschenkelamputierten fast die Regel. Eine ausgesprochene Beugezwangshaltung des Stumpfes im Hüftgelenk (Abb. 285) gestaltet den Kunstbeinaufbau jedoch schwierig und erschwert das Gehen in erheblichem Maße. Die aus statischen Gründen bei der Beugekontraktur des Hüftgelenks erforderliche ausgleichende Hohlkreuzhaltung beansprucht die Gelenke der Lendenwirbelsäule in abnormer Weise und kann hartnäckige Kreuzschmerzen verursachen. Auch die fortgesetzte Überbeanspruchung der Rückenstreckmuskulatur beim Aufrichten des zwangsläufig nach vorn gebeugten Oberkörpers kann Beschwerden hervorrufen, die den Amputierten veranlassen, sein Kunstbein vorübergehend abzulegen. Die meist mit einer Beugezwangshaltung im Hüftgelenk einhergehende Abspreizstellung des Stumpfes vermehrt noch die Schwierigkeiten beim Gehen mit der Prothese. Die seltener zu beobachtende Anspreizstellung des Oberschenkelstumpfes wirkt sich ebenfalls nachteilig aus. – Bei Unterschenkelverlusten neigen vor allem Kurzstümpfe zur Beugekontraktur im Kniegelenk. In ausgeprägten Fällen ist die Funktion des Kniegelenks wegen der fehlenden Streckfähigkeit praktisch kaum noch verwertbar, so daß nur mit Hilfe von Sonderkonstruktionen ein Gehvermögen mit der Prothese erzielt wird. Es wird ärztliches Bestreben sein, die Entstehung von Kontrakturen nach Möglichkeit zu verhindern. Der Beseitigung bereits bestehender Fehlstellungen dienen krankengymnastische und medikomechanische Behandlungsmaßnahmen. In den schweren Fällen sind operative Maßnahmen unvermeidbar.

## Durchblutungsstörungen

Bei den Bemühungen um die Schaffung leistungsfähiger Beinstümpfe und die Erhaltung ihrer Funktionstüchtigkeit verdienen die Durchblutungsstörungen deshalb besondere Beachtung, weil kein in der Ernährung gestörtes Organ in der Lage ist, optimale Arbeit zu leisten. Während man früher Gefäßveränderungen als alleinige Folge der Amputation nicht sicher nachweisen konnte, führten Untersuchungen in der neueren

Zeit zu der Erkenntnis, daß auch die großen Stumpfgefäße im Anschluß an die Amputation einer bedeutsamen Umwandlung ihrer anatomischen Struktur unterliegen. Unter Anwendung moderner Untersuchungsverfahren (Arteriographie) konnten WITT u. KELLER (1953) nachweisen, daß der bei der Gliedabsetzung an der Unterbindungsstelle der Gefäße entstehende Blutpfropf (Thrombus) sich zentralwärts weiter ausdehnen kann. Veränderungen des durchtrennten Arterienhauptstamms im Sinne einer mehr oder minder stark ausgeprägten Verödung des Gefäßrohrs stellen keine Ausnahme dar. Die Sicherstellung einer ausreichenden Durchblutung hängt in erster Linie von der Anpassungsfähigkeit der arteriellen Nebenwege im Gefäßsystem ab. Bei dieser Sachlage ist es verständlich, daß Durchblutungsstörungen im Stumpfbereich häufiger auftreten, besonders dann, wenn die Amputation im vorgerückten Alter erfolgt und bereits altersbedingte Gefäßveränderungen oder solche aus anderer Ursache bestehen. In besonderem Maße erfordern die langen und überlangen Unterschenkelstümpfe mit mangelhafter Weichteildeckung, funktionsuntüchtiger Stumpfmuskulatur und ungünstigen Narbenverhältnissen, deren biologischer Wert wegen der ihnen eigenen schlechten Durchblutungsverhältnisse gering ist, rechtzeitige ärztliche Behandlung. Derartige Stümpfe verursachen neben örtlichem Kältegefühl fast immer Beschwerden, die sich unter dem Einfluß von Kälte weiter steigern können. Zur Beseitigung der geklagten Beschwerden ist die Anwendung vielseitiger durchblutungsfördernder Maßnahmen erforderlich. Bei den in ihrer Ernährung schwer gestörten Stümpfen, die einer konservativen Behandlung trotzen, ist eine Stumpfberichtigung oder – in den schweren Fällen – eine Nachamputation angezeigt.

Da eine funktionstüchtige Muskulatur in der Lage ist, die Durchblutungsverhältnisse des ganzen Stumpfes wesentlich zu bessern, insbesondere Stauungserscheinungen in den peripheren Blutgefäßen zu beseitigen, wird es das Ziel eines Nacheingriffs sein, funktionstüchtige Muskelzüge herzustellen, die wirksam arbeiten können und dadurch die gestörte Durchblutung des Beinstumpfes wieder normalisieren.

Teigige Schwellungen (Ödeme) stellen sich im Verlaufe allgemeiner Herz- und Kreislaufstörungen ebenso wie an anderen abhängigen Körperpartien auch an Beinstümpfen ein. In gleicher Weise treten die Folgen einer allgemeinen Arterienverkalkung und anderer Blutgefäßkrankheiten an Amputationsstümpfen in Erscheinung. Soweit möglich, muß die Behandlung in diesen Fällen eine ursachengerechte sein. Bei verstopfenden Gefäßkrankheiten kann die nicht körpernah genug erfolgte Amputation zu einer Nachabsetzung zwingen.

Auch bei kreislaufgesunden Oberschenkelamputierten jüngeren Alters mit mittellangen Stümpfen, die in der Mehrzahl Träger von Haftprothesen sind, können sich plötzlich typische Zirkulationsstörungen am Stumpf einstellen. Zu Beginn weist in derartigen Fällen die Stumpfspitze – vornehmlich an der Innenseite – infolge Stauung in den peripheren Blutgefäßen eine rot-bläuliche Hautverfärbung von Handtellergröße und mehr auf, die scharf gegen die Umgebung abgegrenzt ist. Die veränderte Hautpartie zeigt bei fortschreitender Verschlechterung eine dunkelblaue Tönung. Durch Blutaustritt in das Gewebe kommt es zu einer teigigen Schwellung an der Stumpfspitze. Abgebauter Blutfarbstoff lagert sich danach als bräunliches Pigment im Gewebe ab. Für dieses Stadium, das die Amputierten oft zum Ablegen der Prothese zwingt, ist der Ruheschmerz auch außerhalb des Kunstbeins charakteristisch. Wenn dieses Warnsignal überhört wird, können sich beim Weitertragen der Prothese Schäden entwickeln, deren Beseitigung große Schwierigkeiten bereitet. Als sichtbarer Ausdruck dieser unter dem Erstickungsstoffwechsel (SIEGMUND) ablaufenden krankhaften Vorgänge finden sich schließlich zottige Wucherungen über der dunkelbraun bis schwarz verfärbten, elefantenhautartig verdickten Hautpartie mit Geschwürsbildungen (Abb. 291).

Die früher vertretene Auffassung, daß die Ursache derartiger Blutumlaufstörungen allein in dem im Stumpfbett herrschenden Unterdruck zu suchen sei, hat durch neuere Erkenntnisse über die Druckverhältnisse im Prothesenschaft während der einzelnen Gangphasen eine Berichtigung erfahren, die auch durch die Beobachtung gleicher Veränderungen bei Trägern ventilloser Kunstbeine gestützt wird. Nach unseren heutigen Kenntnissen werden die beschriebenen Zirkulationsstörungen in erster Linie durch eine zu enge Bettung des Stumpfendes verursacht (Abb. 292 a). Durch eine Erweiterung des körperfernen Abschnitts des Stumpfbetts lassen sich die im Anfangsstadium befindlichen Blutumlaufstörungen im allgemeinen schnell beheben. Die Veränderungen befallen vornehmlich lappige Stümpfe mit Weichteilüberhang, deren überschüssige Hautlappen während der Stumpfbewegung infolge der Haftwirkung an der Schaftwandung der Gefahr einer Abklemmung in besonderem Maße ausgesetzt sind. Sofern eine Stumpfberichtigung nicht in Erwägung gezogen wird, kommt es hier darauf an, den besonderen Stumpfverhältnissen durch Berichtigung des Stumpfbetts umgehend Rechnung zu tragen.

Über das Gesagte hinaus läßt sich nicht bestreiten, daß die in der Haftprothese herrschenden physikalischen Verhältnisse an die Anpassungsfähigkeit der Stumpfgefäße Anforderungen stellen, denen diese nicht immer gewachsen sind. Nach den grundlegenden Untersuchungen von HEPP (1948) steigen die beim Anheben der Prothese bis zum Unterdruck absinkenden Werte schnell wieder bis zur Nullgrenze an und erreichen unter der Belastung sogar Überdruckwerte. Bei Trägern von Haftprothesen ist ein zu großer Unterdruck wegen der dadurch bewirkten unphysiologischen Strömungsverhältnisse im Gefäßsystem unbedingt zu vermeiden. Der im Stumpfbett wirksam werdende Sog ist um so stärker, je kleiner der zwischen Stumpfende und Schaftboden

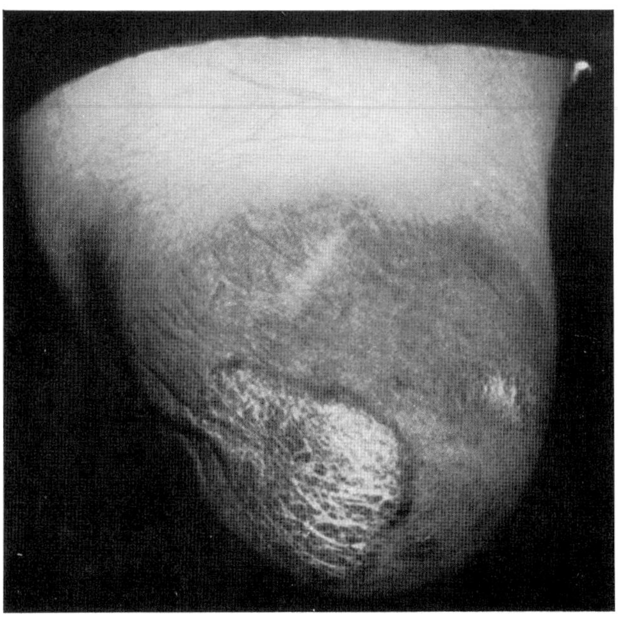

Abb. 291 Durchblutungsstörung an der Stumpfspitze mit ekzematös-geschwürigen Hautveränderungen.

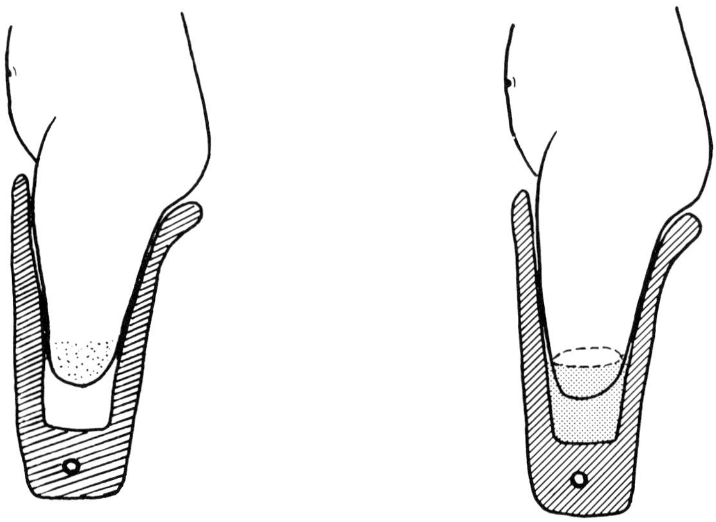

Abb. 292 Stauungserscheinungen bei zu enger Bettung des Stumpfendes. a) Befund vor der Behandlung.

b) Elastisches Kontakt-Stumpfkissen zur Behandlung.

bestehende Saugraum ist. Lediglich Kurzstümpfe benötigen ein Stumpfbett mit kleinem Saugraum und Zwischenboden. Bei langen Stümpfen sollte der Saugraum aus den dargelegten Gründen möglichst groß gehalten werden.

Die Behandlung von Stauungen und örtlichen Durchblutungsstörungen der Stümpfe erstreckt sich nach Überprüfung und Berichtigung der Prothese auf physikalische und krankengymnastische Behandlungsmaßnahmen. Zuweilen ist es zweckmäßig, das Saugventil vorübergehend fortzulassen. Der gut sitzende Schaft muß auch ohne Ventil haften. Die Aufgabe des Ventils besteht lediglich in der Verstärkung der Haftwirkung und in der Abbremsung der Pumpbewegungen im Schaft. Das Auftreten von örtlichen Durchblutungsstörungen zwingt nicht unbedingt zum Verzicht auf einen Haftschaft. Bei guter Stumpfeinbettung kann ein mit einem genügend großen Saugraum und einem Luftaustauschventil versehenes Kunstbein beim Gehen sogar einen günstigen Trainingseffekt auf die Blutgefäße ausüben.

Einen erfolgreichen Weg zur Behandlung der beschriebenen Blutumlaufstörungen an der Stumpfspitze bei Oberschenkelamputierten hat POTENBERG (1958) gewiesen. Die Beobachtung, daß Stauungen dort auftreten, wo der Stumpf keine Berührung mit dem Stumpfbett hat, brachte ihn auf den Gedanken, den Bodenraum des Stumpfbetts mit einem ausreichend hohen, elastischen Stumpfkissen auszufüllen (Abb. 292b). Das herausnehmbare Kissen wird aus einem hautverträglichen Kunststoff von schwammgummiähnlicher Konsistenz (Moltopren) hergestellt. Je nach den Gegebenheiten des Einzelfalls wird es aus einer einzigen Schicht oder mehreren übereinandergeklebten Lagen aufgebaut und so gestaltet, daß es das Stumpfende kappenartig umfaßt und auf dieses ständig einen leichten Druck ausübt. Unter der Belastung taucht das Stumpfende tiefer in das Stumpfkissen ein, so daß die Druckwirkung verstärkt wird. Durch die bei jedem Schritt erfolgende leichte Massagewirkung werden Stauungen in den peripheren Blutgefäßen bekämpft. Nach bisherigen Erfahrungen hat sich diese Methode bei der Behandlung örtlicher Blutumlaufstörungen bewährt. Bei sachgemäßer Durchführung, der eine Berichtigung zu enger Prothesenschäfte vorausgehen muß, besitzt diese Methode den Vorteil, daß bei Durchblutungsstörungen 1. bis 2. Grades weder das Kunstbein abgelegt noch das Saugventil fortgelassen werden muß. – Die Entwicklung des von den Amerikanern empfohlenen Kontaktschafts, dessen Stumpfbett das Stumpfende eng umschließt, beruht auf dem gleichen Gedanken.

## Nervenstörungen

Der als Mahner und Warner die meisten Stumpfkrankheiten in unterschiedlicher Intensität begleitende Schmerz steht bei den nervlich bedingten Stumpfstörungen im Mittelpunkt des krankhaften Geschehens. Der Schmerz ist nicht nur eine körperliche Empfindung, sondern er bringt vor allem auch eine Störung der Gefühlssphäre mit sich. Wenn man bedenkt, welche Unlustgefühle allein banale Zahn- oder Kopfschmerzen auslösen können, wird man verstehen, daß die durch nervale Störungen verursachten anhaltenden Schmerzempfindungen im Stumpf zum beherrschenden Inhalt des Bewußtseins der davon Betroffenen werden können. Die Wiederherstellung der Funktionstüchtigkeit nervlich gestörter Stümpfe, welche die Beseitigung der Schmerzen voraussetzt, erfordert die baldige Einleitung einer ursachengerechten ärztlichen Behandlung.

In den ersten Tagen nach der Amputation gehören Stumpfschmerzen zum normalen Wundverlauf. Gleichzeitig hat der Amputierte das Gefühl, als ob der abgesetzte Gliedabschnitt noch vorhanden, ja sogar noch beweglich und empfindlich sei. Bei ungestörtem Verlauf verliert der Stumpf sehr bald seine anfängliche Schmerzhaftigkeit. In gleicher Weise gehen die zunächst sehr unangenehmen Beschwerden im Phantom – wie der in der Vorstellung des Amputierten noch vorhandene Gliedabschnitt bezeichnet wird – nach und nach zurück. Übrig bleibt, wie der Schatten einer Erinnerung an das Verlorene, ein „Phantomgefühl“ mit den verschiedenartigsten Empfindungen, die aber nicht mehr ernstlich stören (FREY 1947).

Es ist charakteristisch für das Phantomgefühl, daß der Beinamputierte die körperfernen Abschnitte des amputierten Glieds, also Fuß und angrenzende Teile des Unterschenkels, klar umrissen empfindet, während sich die körpernahen Abschnitte nur verschwommen darstellen. Das hat zur Folge, daß das Phantomglied in der Vorstellung der Amputierten eine Verkürzung erfährt. Vielfach besteht der Eindruck, als sei der Fuß näher an den Unter- oder Oberschenkelstumpf herangerückt. Alle genannten Erscheinungen entsprechen dem normalen Verlauf nach Beinamputationen und sind nicht als krankhaft anzusehen.

An den Durchtrennungsstellen der Nerven spielen sich sehr bald nach der Amputation Wucherungsvorgänge im Sinne der Regeneration ab. Das Ergebnis dieser Wachstumstendenz der Nervenstümpfe sind die als kolbige Verdickung fühlbaren Nervenknoten – *Neurome* –, die sich nicht auf die Stümpfe der großen Nervenstämme beschränken, sondern auch an den Enden oberflächlich gelegener Empfindungsnerven auftreten können. Nicht jedes derartige Neurom, das als eine natürliche Reaktionsweise des durchtrennten Nerven anzusehen ist, verursacht Beschwerden. Eine Neuromentfernung ist in diesen Fällen nicht erforderlich. Andererseits ist die Empfindlichkeit der Neurome gegenüber äußeren Einwirkungen bekannt. Es ist deshalb ratsam, schmerzbereitende Neurome, die auf Grund ihrer Lage einem ständigen Prothesendruck ausgesetzt, von Narbengewebe fest umklammert oder einem fortgesetzten Narbenzug unterworfen sind, operativ zu entfernen, bevor sie zu einer Quelle anhaltender Schmerzen werden.

Selbst eine nach den bewährten Grundsätzen der Amputationstechnik kunstgerecht durchgeführte Stumpfversorgung vermag nicht zu verhüten, daß sich bei einem glücklicherweise nur kleinen Teil des großen Heers der Beinamputierten schwerwiegende Abweichungen vom normalen Verlauf einstellen, die unter der Bezeichnung Phantom- oder *Neuromkrankheit* bekannt sind. Bei diesen bedauernswerten Kranken verlieren Stumpf und Phantomglied entweder ihre anfängliche Empfindsamkeit und Schmerzhaftigkeit überhaupt nicht, oder das schon zur Ruhe gekommene Phantomglied wird nach Wochen oder Monaten – seltener nach Jahren – wieder rebellisch. An die Stelle des natürlichen Phantomgefühls treten oft qualvolle Phantomschmerzen im Ausbreitungsgebiet bestimmter Nerven, die das Allgemeinbefinden der Erkrankten in nachhaltiger Weise stören. Die Phantomkrankheit, deren Ursache noch nicht in allen Einzelheiten erforscht ist, muß als eine ernste Erkrankung angesehen werden. Die Annahme, daß das Neurom auf Grund einer besonderen Struktur die anatomische Grundlage des Krankheitsbilds darstellt, war für die Bezeichnung dieses Leidens als Neuromkrankheit maßgebend. Zu den Schmerzen, die von Anfang an einen bestimmten, gleichbleibenden Charakter (Bohren, Brennen, Stechen, Zerren) aufweisen, gesellt sich eine krampfhafte Stellung des Gliedstumpfes. Ein weiteres Symptom ist eine oft hochgradige Überempfindlichkeit, wobei zuweilen schon die leiseste Berührung des Stumpfes Schmerzen hervorrufen kann, die unter Umständen in weit entfernte Nervengebiete (Rumpf, erhaltene Gliedmaße) ausstrahlen. Gleichzeitig vorhandene Störungen der Gefäßnervensteuerung und der Gewebsernährung deuten darauf hin, daß bei diesem Leiden infolge eines vom Stumpf ausgehenden dauernden Reizzustands höher gelegene Schaltstellen des sympathischen Nervensystems in Mitleidenschaft gezogen sind. Neben der örtlichen Schmerzhaftigkeit, die das Tragen einer Prothese verbietet, bestehen nicht selten allgemeine Schmerzkrisen von derartigen Ausmaßen, daß die davon Befallenen leicht dem ständigen Gebrauch von Betäubungsmitteln unterliegen.

Die Behandlung der Neuromkrankheit kann erfolgversprechend sein, wenn sie rechtzeitig eingeleitet wird, bevor sich schwere Allgemeinstörungen eingestellt haben. Nach Überschreitung des Anfangsstadiums sind die Heilungsaussichten bedeutend ungünstiger. In den fortgeschrittenen Fällen läßt die Behandlung dieses Leidens leider noch manche Wünsche offen. Läßt das Krankheitsbild bereits eine Beteiligung des sympathischen Nervensystems erkennen, ist der Neuromentfernung oder gar einer Nachamputation wegen der damit verbundenen Verschlimmerungsgefahr unbedingt zu widerraten. Neben der Anwendung allgemeiner durchblutungsfördernder Maßnahmen lassen vor allem Novocaineinspritzungen in das Neurom und dessen Umgebung einen Erfolg erwarten. Diese je nach der Schwere des Krankheitsbildes in gewissen Zeitabständen zu wiederholenden Injektionen vermögen in geeigneten Fällen durch Unterbrechung des Reizzustandes allmählich Schmerzfreiheit zu erzielen. Beim Versagen dieser Behandlungsmethoden sind Eingriffe am vegetativen Nervensystem (Blockade bzw. operative Teilentfernung des Grenzstrangs des Sympathikusnervs) und in den schwersten Fällen weiter zentralwärts durchgeführte Eingriffe am Nervensystem (Durchtrennung der Schmerzbahnen im Rückenmark u. a.) unvermeidlich, um die Unglücklichen von ihren unerträglichen Schmerzen zu befreien, die sie mitunter an den Rand des Wahnsinns treiben. Da eine der wesentlichsten Voraussetzungen für die Funktionstüchtigkeit von Beinstümpfen deren Schmerzfreiheit ist, sollten alle unter Nervenschmerzen im Stumpf leidenden Beinamputierten rechtzeitig einer ärztlichen Behandlung zugeführt werden.

## Knochenveränderungen

Jeder seiner natürlichen Stützfunktion beraubte Knochenstumpf erleidet schon kurze Zeit nach der Amputation einen im Röntgenbild nachweisbaren Kalksalzverlust, der sich bei Absetzungen im Bereich der unteren Gliedmaßen auch auf die zugehörige Beckenhälfte erstreckt. Die dadurch bedingte verminderte Knochenfestigkeit hat eine erhöhte Knochenbruchgefahr zur Folge. Stumpfbrüche stellen keine Seltenheit dar. An diese Möglichkeit sollte daher bei Unfällen von Beinamputierten gedacht werden. Zur Vermeidung nachteiliger Folgen ist im Verdachtsfalle eine klärende Röntgenuntersuchung nicht zu versäumen. Bei rechtzeitig eingeleiteter Behandlung sind die Heilungsaussichten in der Regel durchaus günstig. Eine Verheilung der Brüche in Fehlstellung, die der prothetischen Versorgung erhebliche Schwierigkeiten bereiten kann, muß unter allen Umständen vermieden werden.

Manche Knochenstümpfe neigen zur Bildung von *Knochenzacken* (Exostosen) an der Stumpfspitze, die ihren Ursprung in Sehnen- und Muskelansätzen haben und deren Verlaufsrichtung folgen. Bevorzugt ist der Innenrand von Oberschenkelstümpfen, wo sich zuweilen hakenförmig ausgezogene spitze Knochenzacken verschiedener Länge finden (Abb. 293). Während kleinere Auswüchse dieser Art bedeutungslos sind, können größere Knochenzacken, die nicht selten eine Länge von 4–6 cm aufweisen, beim Tragen des Kunstbeins Druckbeschwerden verursachen. Ihre operative Entfernung ist nur in Ausnahmefällen erforderlich, wenn Schwierigkeiten bei der Stumpfeinbettung bestehen.

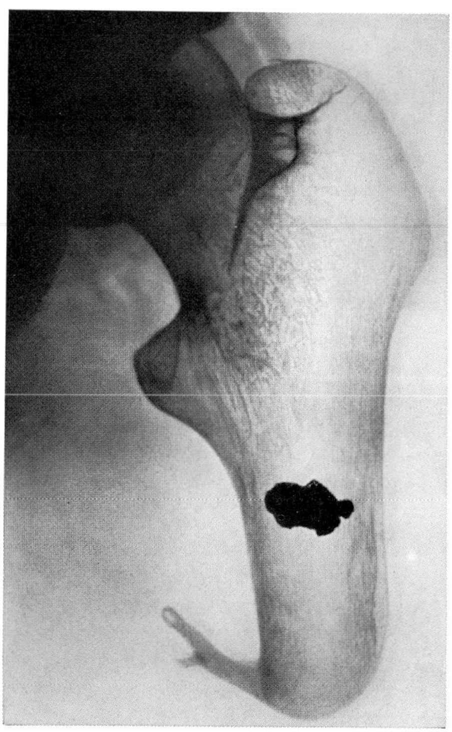

Abb. 293 Knochenzacke an der Stumpfspitze nach Oberschenkelamputation vor 15 Jahren. Als Nebenbefund eingeheilter Granatsplitter.

## Gelenk- und Wirbelsäulenveränderungen

Die früher von einzelnen Autoren vertretene Auffassung, daß die Gelenke des Amputationsstumpfes bei Beinamputierten einem erhöhten Verschleiß unterliegen, konnte durch neuere Untersuchungen nicht bestätigt werden. Nach der heute gültigen Lehrmeinung besteht zwischen chronisch-verformenden Veränderungen an den Stumpfgelenken und Gliedverlusten kein ursächlicher Zusammenhang. Sofern derartige Veränderungen an Stumpfgelenken in einer das altersübliche Maß übersteigenden Form vorhanden sind, müssen diese auf eine körpereigene Bereitschaft zu den genannten Gelenkveränderungen zurückgeführt werden.

Dagegen ist die Frage, ob bei Einbeinigen die vermehrte Belastung auf der nichtamputierten Seite zu einer vorzeitigen Abnutzung der zugehörigen Gelenke führt, noch nicht eindeutig beantwortet. Selbst die beste Prothese wird für den Beinamputierten immer nur eine künstliche Stütze sein. Erfahrungsgemäß werden Antrieb und Bremsung bei jeder Bewegung vorwiegend mit den Kräften des erhaltenen Beins gesteuert. Die Beobachtung, daß sich Fehlbelastungs- und Überlastungsschäden oft erst nach Jahren einstellen, mahnt zur Vermeidung von Überbeanspruchungen des erhaltenen Beins. Nach Untersuchungen von HACKENBROCH (1956) kann es bei übertriebenen sportlichen Leistungen Einbeiniger zu Gelenküberlastungen mit Reizzuständen und vorzeitigen Arthrosen an den Gelenken der erhaltenen Gliedmaßen kommen. Die Gefahr von Dauerschäden im Sinne entzündlicher und degenerativer Veränderungen ist besonders groß bei nicht achsengerechter Belastung von Gelenken und bei Überlastung infolge eines zu großen Körpergewichts, wie es Beinamputierte auf Grund ihrer Bewegungsarmut – namentlich im vorgerückten Alter – nicht selten aufweisen.

Über den ursächlichen Zusammenhang zwischen *Wirbelsäulenveränderungen* und einseitiger Beinamputation bestehen heute kaum noch Zweifel. Nach neueren Untersuchungsergebnissen stehen die bei Beinamputierten häufig zu beobachtenden, das altersübliche Maß übersteigenden Veränderungen an der Wirbelsäule in einem deutlichen Abhängigkeitsverhältnis zur Kunstbeinlänge und zu dem zeitlichen Abstand von der Amputation. Der ungünstige Einfluß, den ein Beckenschiefstand infolge Tragens einer zu kurzen Prothese auf die Ausbildung von Wirbelsäulenverbiegungen und deren Spätfolgen ausübt, wird von keinem Sachkenner mehr bestritten. Je hochgradiger der Beckenschiefstand infolge einer zu kurzen Prothese ist und je weiter die Gliedabsetzung zeitlich zurückliegt, um so ausgeprägter können die Veränderungen an der Wirbelsäule sein.

Diese Zusammenhänge sind Arzt, Orthopädiemechaniker und Gehschullehrer im allgemeinen bekannt. Die Gehschullehrgänge geben uns die Möglichkeit, diese bedeutsamen Erkenntnisse auch an die Versehrten heranzutragen. Es läßt sich nicht bestreiten, daß ein Oberschenkelamputierter sein Kunstbein müheloser vorbringen kann, wenn es kürzer als das erhaltene Bein ist. Nicht aufgeklärte Amputierte bestehen in Unkenntnis der nachteiligen Folgen leider häufig auf Anfertigung einer zu kurzen Prothese. Der Amputierte muß erkennen lernen, daß das Kunstbein grundsätzlich diejenige Länge haben muß, die erforderlich ist, um einen Beckengleichstand herbeizuführen. Ist diese Voraussetzung nicht gegeben, erfolgt durch ein Absinken der Beckenhälfte auf der amputierten Seite ein Beckenschiefstand, der zwangsläufig eine Seitwärtsverbiegung der Wirbelsäule mit dem Scheitelpunkt zur amputierten Seite bedingt, weil sich der Rumpf nach den Gesetzen der Statik aufrichten muß. Diese zunächst noch ausgleichbare Fehlhaltung erfordert eine Mehrleistung der Rückenmuskulatur und des Bandapparats. Als Folge der Daueranspannung einzelner Muskelgruppen stellen sich im

Laufe der Zeit Materialermüdungserscheinungen an der Muskulatur und an den Sehnenansätzen ein. Die zwangsläufige Schiefhaltung der gesamten Wirbelsäule bedingt eine einseitige Belastung der Bandscheiben, die bei anhaltender Einwirkung zu degenerativen Veränderungen der knorpligen Zwischenwirbelscheiben führt. Auch die fortgesetzte einseitige Fehlbelastung der kleinen Wirbelgelenke bleibt meist nicht folgenlos. Es ist erstaunlich, daß die Folgen der gestörten Wirbelsäulenstatik zunächst über eine Reihe von Jahren schmerzfrei bleiben können. Danach verursachen die sekundären Veränderungen regelmäßig mehr oder minder ausgeprägte schmerzhafte Bewegungseinschränkungen der Wirbelsäule, mitunter auch plötzliche Gelenkblockierungen unter dem klinischen Bild eines Hexenschusses oder einer Ischias. Aus der anfangs noch ausgleichbaren Fehlhaltung entwickelt sich mehr und mehr die nicht mehr ausgleichbare fixierte Fehlform der Wirbelsäule. Stellungsabweichungen einzelner Wirbelkörper und andere Veränderungen können die Zwischenwirbellöcher einengen und so die hindurchtretenden Nervenbahnen unter Druck setzen. Als Folge des chronischen Reizzustands lassen sich mannigfache Fehlsteuerungen in den zugeordneten Segmentorganen beobachten. Im Vordergrund stehen die gestörte Durchblutung der von den gereizten Nerven versorgten Organe und der Schmerz, der das zugehörige Muskelgebiet zu einer Schonhaltung veranlaßt.

Die Ursache der von Beinamputierten nicht selten geklagten Kreuz- oder Rückenschmerzen ist häufig in der ungleichen Beinlänge zu suchen. Die Gehschule muß deshalb ihr besonderes Augenmerk darauf richten, daß die Lehrgangsteilnehmer längenrichtige Prothesen tragen.

## Stumpf- und Prothesenpflege

Jeder Beinverlust stellt an den Amputierten, der auf die Erhaltung seiner Gesundheit Wert legt, besondere Anforderungen in hygienischer Hinsicht. Die Amputationsfolgen verpflichten ihn zu gründlicher Reinlichkeit und regelmäßiger allgemeiner Körperpflege. Infolge der erhöhten körperlichen Anstrengung beim Gehen mit der Prothese schwitzt der Beinamputierte mehr als der Nichtversehrte. Er wird daher das natürliche Bedürfnis haben, seinen ganzen Körper täglich zu waschen, zu duschen oder zu baden. Die notwendige Sauberkeit erstreckt sich in gleicher Weise auf Wäsche und Kleidung. Nicht allen Amputierten des letzten Kriegs konnten ausreichende Verhaltungsmaßregeln mit auf den Weg gegeben werden, so daß sich manche unter ihnen im Laufe der Zeit eine nicht immer zweckmäßige, auf laienhaften Vorstellungen beruhende Methode der Stumpfpflege angeeignet haben. Die Gehschule bietet willkommenen Anlaß, Versäumtes nachzuholen. Zwar gibt es infolge konstitutioneller Unterschiede und verschiedenartiger Reaktionsweisen der Haut auf äußere Einwirkungen kein für jedermann gültiges Patentrezept über die zweckmäßigste Form der Stumpfpflege. Trotz individueller Unterschiedlichkeiten gibt es jedoch gewisse, auf Erfahrung beruhende Regeln von allgemeiner Gültigkeit, die man den Trägern von Beinprothesen als Anleitung übermitteln sollte.

## Stumpfwickelung

Bei Frischamputierten ist vor Durchführung der Kunstbeinversorgung eine elastische Wickelung der Beinstümpfe für die Dauer von 3–6 Wochen nach der Amputation ratsam, um das Auftreten einer stärkeren postoperativen Weichteilschwellung zu verhindern, die sich sonst infolge der Durchtrennung von Blut- und Lymphgefäßen regelmäßig einstellt. Die an der Stumpfspitze beginnende, zentralwärts gerichtete Stumpfwickelung darf zur Vermeidung eines unerwünschten Druckschwunds der noch arbeitsfähigen Stumpfmuskulatur nicht zu straff angelegt werden. Nach Abschluß der Heilbehandlung sollte der Beinamputierte möglichst bald mit seinem Kunstbein versorgt werden. Es ist eine Erfahrungstatsache, daß sich die körperlichen und seelischen Voraussetzungen für eine erfolgreiche prothetische Versorgung durch eine unbegründete Verzögerung mit dem zeitlichen Abstand von der Amputation immer ungünstiger gestalten. Sobald der Stumpf prothesenreif ist, sollte jeder Amputierte, der nach ärztlichem Ermessen ein Kunstbein tragen kann und ein solches tragen will, im Interesse einer baldigen Wiedereingliederung in das Erwerbsleben orthopädisch versorgt werden.

## Stumpfwaschungen und -bäder

Das Bestreben nach Gesunderhaltung seines Beinstumpfs macht es dem auf körperliche Leistungsfähigkeit bedachten Amputierten zur Pflicht, die Pflege seines Stumpfes in die Hygiene des täglichen Lebens einzubeziehen. Dadurch können in weitgehendem Maße Hautschäden vermieden werden, denen der Beinstumpf infolge seiner Einschließung in der Prothese sowie durch die abnorme mechanische Beanspruchung beim Gehen mit dem Kunstbein in erhöhtem Maße ausgesetzt ist.

Zur Stumpfhygiene gehört das tägliche *Waschen des Stumpfes* mit Wasser und milder Seife. Die Verwendung hautangreifender Reinigungsmittel ist nachteilig. Die alte Streitfrage, ob die Anwendung warmen oder kalten Wassers zweckmäßiger ist, scheint mit Recht zugunsten des warmen Wassers entschieden zu sein. Die wesentliche Aufgabe der Reinigungsmaßnahme ist die Befreiung der Stumpfhaut von Ausscheidungen der Schweiß- und Talgdrüsen, die zusammen mit Schmutzteilchen und abgeschilferten Hautschuppen den Stumpf bedecken. Das von den Hautdrüsen ausgeschiedene Fett zersetzt sich an der Körperoberfläche. Die dabei entstehenden Fettsäuren, welche sich durch einen unangenehmen Geruch nach ranzigem Fett bemerkbar machen, schädigen die Haut. Da man Fette erfahrungsgemäß leichter mit warmem Wasser beseitigen kann, ist dessen Anwendung bei der Stumpfreinigung zweckmäßig. Bei der Benutzung kalten Wassers werden die Zersetzungsstoffe auf der Haut verschmiert, jedoch nicht in einem solchen Maße beseitigt, wie es bei Anwendung warmen Wassers der Fall ist. Ihre Entfernung ist aber unbedingt erforderlich, da die durch Zersetzungsprodukte geschädigte Haut Eitererregern gegenüber in ihrer Abwehrkraft geschwächt ist. Das sorgfältige Abspülen der Seifenrückstände – was unter Verwendung kalten Wassers geschehen kann – sollte nicht unterlassen werden, weil Seifenreste den natürlichen Säureschutzmantel der Haut schädigen.

Das warme *Stumpfbad* hat gegenüber der einfachen Waschung einige Vorteile. Eingezogene Stumpfnarben mit Taschenbildungen, die immer Bakterienschlupfwinkel darstellen und zu Entzündungen neigen, werden durch die längere und intensivere Einwirkung des feuchten Elements besser gereinigt. Bei durchblutungsgestörten Stümpfen besitzen regelmäßig durchgeführte warme Stumpfbäder einen bedeutenden therapeutischen Wert. Es ist auch hier vorteilhaft, den Stumpf zwischenzeitlich mit kaltem Wasser zu übergießen und kalt nachzuwaschen. Wie bei den bekannten Wechselbädern bedeutet der dadurch ausgelöste Reflex ein gutes Training der Gefäßnerven. Auf Stumpfneuralgien haben warme Stumpfbäder häufig, jedoch nicht immer, einen günstigen Einfluß. Unter der Einwirkung warmen Wassers können Stumpfschmerzen zurückgehen.

## Abhärtungsmaßnahmen

Im Anschluß an die täglich durchzuführenden Reinigungsmaßnahmen ist der Stumpf am besten mit einem Frotteetuch kräftig trockenzureiben. Diese Frottierung fördert einerseits die Durchblutung des Stumpfes und wirkt zum anderen hautabhärtend. Die Widerstandsfähigkeit der Stumpfhaut gegen mechanische und entzündliche Reizerscheinungen läßt sich durch Anwendung verschiedenartiger Stumpfpflegemittel steigern, die der Arzt nach der Beschaffenheit der Haut unter gleichzeitiger Berücksichtigung ihrer Verhaltensweise gegenüber äußerlich angewandten Medikamenten im Einzelfalle verordnet.

Einen günstigen Einfluß üben Abreibungen mit spirituösen Flüssigkeiten aus (Alkohol, Glyzerinalkohol, Franzbranntwein, Kampferspiritus u. a.). Als wirksames Vorbeugungsmittel gegen Hautschädigungen bei Prothesenträgern hat sich ferner das Präparat „PC 30 V" erwiesen. Das nach den Angaben der Herstellerfirma (Terra-Bio-Chemie) aus einem durch Pflanzenextrakte und Keimöle hochangereicherten mehrwertigen Alkohol bestehende Präparat zeichnet sich durch seine Hautfreundlichkeit aus und verleiht der Stumpfhaut einen guten Oberflächenschutz.

Die Anwendung von Wundverhütungssalben, die durch eine leichte Gerbung die Widerstandsfähigkeit der Haut erhöhen, hat sich ebenfalls bewährt. Das wirksame Prinzip dieser Salben (z. B. Decubitan-Wundverhütungssalbe normal oder extra mild für empfindliche Haut) ist eine durch die Schweißabsonderung bewirkte Abspaltung feiner Mengen von Formaldehyd, das die Stumpfhaut durch eine zarte Gerbung ihrer Oberfläche gegen äußere Einwirkungen unempfindlicher macht. Die der Hautimprägnierung dienenden Wundverhütungssalben dürfen nicht auf wunde Hautstellen aufgetragen werden, da das abgespaltene Formaldehyd hier einen brennenden Schmerz hervorruft.

Sowohl die Stumpfpflegemittel auf alkoholischer Grundlage als auch die genannten Wundverhütungssalben üben eine desinfizierende Wirkung auf die Haut aus. Ihre Anwendung richtet sich nicht allein gegen mechanische Hautschädigungen, sondern soll gleichzeitig die Stumpfhaut vor bakteriellen Einwirkungen schützen.

## Schweißhemmende Maßnahmen

Die unter Beinamputierten verbreitete Meinung, daß sich eine übermäßig starke Schweißabsonderung am Stumpf durch Anwendung reichlicher Pudermengen bremsen läßt, beruht auf unrichtigen Vorstellungen. Bei zweckmäßiger Stumpfpflege ist die Verwendung eines Stumpfpuders meist unnötig. Eine übermäßige Anwendung desselben ist unbedingt zu vermeiden, weil die Bestandteile des Puders unter Einwirkung des Prothesendrucks leicht die Hautporen verstopfen und damit den Stoffwechsel der Haut stören. Die unter dem Einfluß des Schweißes auftretende Verklumpung des Puders verursacht außerdem leicht Hautreizungen. Deshalb sollte talkumhaltiger Puder lediglich in geringen Mengen als Gleitmittel beim Einziehen des Stumpfes in das Stumpfbett benutzt werden. Da Talkum die Wundheilung verzögert, ist dessen Anwendung bei Wunden und entzündlichen Hautveränderungen unbedingt zu vermeiden.

Eine das normale Maß übersteigende Schweißabsonderung bedarf ärztlicher Klärung ihrer Ursache. Zunächst sind Einbettungsmängel (zu enges Stumpfbett) und Unverträglichkeiten des benutzten Schaftmaterials auszuschließen. Vegetative Störungen mit Neigung zum starken Schwitzen bedürfen einer gezielten ärztlichen Behandlung. Eine gesteigerte örtliche Schweißabsonderung, welche Stumpfhaut und Prothesenmaterial in gleicher Weise angreift, läßt sich durch Bäder mit schwacher Gerbsäure (Eichenrinde) hemmen. Dem gleichen Zwecke dienen verdünnte Formalinlösungen, die der Arzt entsprechend der Hautempfindlichkeit im Einzelfalle verordnet. Die Wirkung einer solchen Abwaschung des Stumpfes hält gewöhnlich mehrere Tage an. Schonender ist die Einreibung schweißhemmender Salben in die Stumpfhaut (z. B. Decubitan-Antischweißspezialsalbe). Diese Mittel spalten immer nur eine der jeweiligen Stärke der Schweißabsonderung angepaßte Menge Wirkstoff (Formaldehyd) ab.

Zur Trockenhaltung des Protheseninnenraums ist Kieselgel geeignet, welches das oft unangenehme feuchte Klima im Stumpfbett zu mildern vermag. Kieselgel ist eine stark wasseranziehende, für die Haut unschädliche, kristalline Substanz. Mit diesem Mittel gefüllte Stoffbeutel werden auf den Boden des Stumpfbetts gelegt, um dort den Schweißniederschlag aufzusaugen. Nach Ablegen des Kunstbeins muß der Beutel zum Schutze vor Luftfeuchtigkeit bis zur weiteren Verwendung in einem verschließbaren Gefäß aufbewahrt werden. Feucht gewordenes Kieselgel läßt sich durch Trocknen über einer Wärmequelle (Ofen, Heizkörper) wieder verwendungsfähig machen.

## Behandlung von Hauteiterungen und Wundstellen

Beim Auftreten von Eiterpickeln und Furunkeln am Stumpf ist besondere Sorgfalt geboten. Die Abdeckung der Eiterstellen durch einen aufgeklebten Gazeschutz ist notwendig, um einer Keimverschleppung in die Umgebung vorzubeugen. Gleichzeitig ist es ratsam, die Nachbarschaft mit einem alkoholgetränkten Wattebausch vorsichtig zu reinigen. Das Wachstum von Bakterien wird durch Alkohol in stärkeren Konzentrationen gehemmt. Der günstigste Wirkungsgrad liegt bei 70 Prozent. Absoluter Alkohol ist dagegen kaum wirksam, weil er die obersten Eiweißschichten zum Gerinnen bringt und dadurch das Eindringen in die Bakterien verhindert. Alkohol ist deshalb nur in etwa 50- bis 70prozentiger Lösung ein wirksames Desinfektionsmittel. Eine stärkere Entzündung verlangt wegen der Gefahr des Einmassierens von Keimen in die Haut beim Gehen in jedem Falle das Fortlassen des Kunstbeins, um eine Ausbreitung des Prozesses zu vermeiden.

Druckschäden der Haut bei Prothesenträgern sind der Ausdruck einer örtlichen Gewebeüberlastung. Ihre Ursache ist in erster Linie in Aufbau- und Einbettungsfehlern am Kunstbein zu suchen. Ferner können sie durch ein funktionelles Versagen des Stumpfgewebes begründet sein. Nach Beseitigung der Ursache pflegen sich diese Veränderungen im allgemeinen bald zurückzubilden. Oberflächliche Wundstellen, wie sie bei jedem Prothesenträger durch Scheuerwirkung gelegentlich auftreten, lassen sich im

Beginn durch Aufkleben eines wasserfesten Zinkkautschukheftpflasters auf Plastikfolie – ohne Gaze – ausschalten, vorausgesetzt, daß die Haut nicht heftpflasterüberempfindlich ist. Das die Schmerz- und Druckempfindlichkeit weitgehend einschränkende Pflaster bleibt bis zur Abheilung der Wundstelle auf der Haut liegen. Diese Maßnahme läßt vielfach das Weitertragen des Kunstbeins ohne besondere Beschwerden zu. Ist dagegen das Stadium des oberflächlichen Wundseins bereits überschritten, dann ist die Anwendung von Wund- und Heilsalben angezeigt. Bewährt hat sich auch hier das Präparat „PC 30 V", das auf Wundstellen einen günstigen Heileffekt ausübt. Beim Bestehen tiefergreifender und ausgedehnter Hautveränderungen ist ärztlicher Rat in jedem Falle einzuholen.

## Stumpfübungen

Die Ursache eines wesentlichen Teils der von Beinamputierten geklagten Stumpfbeschwerden ist – wie bereits dargelegt – in einem Mangel an funktionstüchtiger Stumpfmuskulatur zu suchen. Bei inaktiven Amputierten kann der Muskelschwund in extremen Fällen so erhebliche Ausmaße annehmen, daß der Beinstumpf praktisch nur noch aus Haut und Knochen besteht. HOHMANN (1935) hat eindringlich vor dem „Stumpfelend" gewarnt. Die durch Nichtgebrauch der Stumpfmuskulatur bedingten Veränderungen sind ebenso vermeidbar wie der Druckschwund der Oberschenkelmuskulatur bei Unterschenkelamputierten infolge zu fester Schnürung der Oberschenkelmanschette. Es ist eines der Grundgesetze des lebendigen Organismus, sich den einwirkenden Reizen anzupassen. So wie mangelnde Bewegungsreize unweigerlich zum Schwund der beteiligten Muskulatur führen, beantwortet der Organismus andererseits eine erhöhte Beanspruchung mit einer Zunahme ihrer Substanz. Stumpfübungen sollten deshalb zum regelmäßigen Tagesprogramm des Beinamputierten gehören. Diese Übungen müssen sich in besonderem Maße auf diejenigen Muskelgruppen erstrecken, die durch die Amputation ihren Ansatz verloren haben. Das jedem Amputierten eigene Phantomgefühl, das wir uns bei der Stumpfgymnastik zunutze machen, erleichtert dem Übenden das Erlernen der aktiven Betätigung seiner ruhenden Muskelstümpfe. Die von BETTMANN vor Jahrzehnten beschriebene Übungstechnik, die er „psychogene Stumpfgymnastik" nannte, hat in der zurückliegenden Zeit leider nicht die ihr gebührende Beachtung gefunden. LORENZEN (1951, 1953, 1957) hat diese auch als Phantom- oder Ferngymnastik bezeichnete Methode wieder in Erinnerung gebracht. Es ist eine lohnende Aufgabe der Gehschule, diese Übungstechnik den Lehrgangsteilnehmern zu vermitteln.

Die bei Laien weitverbreitete Meinung, daß die Gesunderhaltung eine möglichste Schonung und Ruhigstellung der Beinstümpfe verlange, beruht auf falschen Vorstellungen. Den wissenschaftlichen Nachweis über den Wert der Übung für die Erhaltung und Wiederherstellung der Funktion erbrachte der Physiologe ROUX, dessen Grundgesetze MALLWITZ (1954) in folgenden allgemeinverständlichen Übungsgrundsätzen zusammenfaßte:

„Üben stärkt, Nichtüben schwächt, Übertraining schadet, dosierte Übung heilt."

Das Ziel einer sinnvollen Übungsbehandlung liegt in der Ausschöpfung aller noch verbliebenen Möglichkeiten. Auf dem Wege zur Steigerung der körperlichen Leistungsfähigkeit Beinamputierter ist die Übungsbehandlung ein wertvoller Helfer. An die Stelle der früher in den Zander-Sälen mit Hilfe vielseitiger medikomechanischer Apparate durchgeführten *passiven* Übungsmethoden ist heute die *aktive* Übungsbehandlung getreten, nachdem man erkannt hatte, daß diese Übungsweise schneller und sicherer zum Erfolg führt.

Die Bedeutung eines regelmäßigen Muskeltrainings wurde durch Untersuchungen von MÜLLER u. HETTINGER (1953) bestätigt, die den Nachweis erbrachten, daß sich zum Beispiel an einem Oberschenkelstumpf bei einer täglichen Trainingszeit von nur 15 Sekunden mit zwei Dritteln der Maximalkraft nach Ablauf von 12 Wochen der Stumpfumfang um 4–5 cm vergrößern und die Kraft der Stumpfmuskulatur um 33 % steigern läßt. Dieses bemerkenswerte Forschungsergebnis wird sicherlich manchen Amputierten, der bisher glaubte, die Zeit für die tägliche Stumpfgymnastik nicht erübrigen zu können, zur Aufnahme eines für die Erhaltung seiner Leistungsfähigkeit so bedeutungsvollen Muskeltrainings ermuntern. Auch die den Arzt nicht überraschende Feststellung der genannten Verfasser, daß Amputierte mit Stumpfbeschwerden im Verlaufe der durchgeführten Versuche unter dem Einfluß des regelmäßigen Muskeltrainings beschwerdefrei wurden, mag jeden Beinamputierten in seinem Bemühen um eine sinnvolle Stumpfgymnastik bestärken.

## Massage

Ein Ersatz für aktive Bewegungsübungen kann die Massage des Beinstumpfes zwar niemals sein, wohl aber deren vorzügliche Ergänzung. Die Massagebehandlung ist ein wesentlicher und nützlicher Bestandteil der physikalischen Therapie. Bereits im klassischen Altertum erfreute sich die Massage mit Recht besonderer Beliebtheit, da sie bei richtiger Anwendung in der Lage ist, auf vier Organbereiche – nämlich Haut, Muskulatur, Gelenke, Kreislauf – vorteilhaft einzuwirken. Durch Streichen, Kneten, Reiben, Klatschen, Klopfen und Vibrationen lassen sich Verspannungen lösen und schlaffe Gewebspartien in einen höheren Spannungszustand versetzen. Gleichzeitig werden unter Einwirkung der Massage Stoffwechselschlacken aus den Geweben abtransportiert und vor allem die Durchblutungsverhältnisse verbessert. Auf Grund dieser günstigen Auswirkungen ist die Massage eine wertvolle Ergänzung aktiver Bewegungsübungen. Dem Sportler ist die Selbstmassage nichts Neues. Der Beinamputierte sollte sie in den einfachen Handgriffen in der Gehschule erlernen, um sie zum Bestandteil seiner täglichen Stumpfpflege werden zu lassen. Bei einseitig Beinamputierten darf sich die Massage nicht auf den Gliedstumpf beschränken, sondern muß sich vor allem auch auf das erhaltene Bein erstrecken.

## Prothesenpflege

Die Stumpfhygiene bezieht sich nicht allein auf die Pflege des Amputationsstumpfes, sondern sie erfordert wegen des ständigen Kontakts zwischen Stumpf und Prothese beim Tragen des Kunstbeins notwendigerweise auch eine pflegliche Behandlung der Prothese. Diese muß äußerlich und innerlich in gleicher Weise saubergehalten werden. Die Ansammlung von Schweißrückständen, abgestoßenen Hautschuppen und Ausscheidungen der Talgdrüsen an den Wandungen des Stumpfbetts bietet Bakterien einen günstigen Nährboden. Zur Beseitigung der Zersetzungsstoffe, die bei Nichtentfernung einen ständigen Reiz auf die Stumpfhaut auszuüben vermögen, ist bei Holzschäften das regelmäßige abendliche Auswaschen des Stumpfbetts mit warmem Seifenwasser erforderlich. Seifenreste sind durch anschließendes Nachwaschen mit klarem Wasser zu entfernen. Wirkungsvoller ist die Anwendung milder Desinfektionslösungen, welche die Lebensbedingungen der Bakterien verschlechtern. Prothesenschäfte aus Walkleder dürfen nur trocken behandelt werden. Prothesenstümpfe und die zum Einziehen des Stumpfes benutzten Schlauchbinden sind möglichst häufig zu wechseln und zu waschen.

## Gesundheitspflege - Lebensführung

Wenn auch der Beinstumpf aus verständlichen Gründen im Mittelpunkt der Betrachtungen im Rahmen der Gehschule steht, so dürfen wir dabei nicht den Menschen in seiner Ganzheit übersehen. Der Beinamputierte zeichnet sich dadurch aus, daß er ungeachtet seiner körperlichen Behinderung im allgemeinen fleißig und pflichttreu seiner Arbeit nachgeht und an einem schadensgerechten Arbeitsplatz Leistungen vollbringt, die denen Nichtversehrter in keiner Weise nachstehen. Bei Nichtbeachtung der Grundsätze allgemeiner Gesundheitspflege ist der Beinamputierte im täglichen Leben mehr als der Nichtversehrte Gefahren ausgesetzt, über deren Art und Ausmaß sich nicht jeder Amputierte klar ist.

Der persönliche Kontakt mit den Gehschulteilnehmern im Laufe eines mehrwöchigen Lehrgangs bietet vielfältige Möglichkeiten der Aufklärung und Belehrung über medizinische Alltagsfragen des Amputierten. Gesunde Ernährung, maßvolle Flüssigkeitszufuhr, Einschränkung im Gebrauch von Genußmitteln, Regelung der gesamten Lebensweise unter Berücksichtigung eines angemessenen Verhältnisses zwischen beruflicher Inanspruchnahme und den erforderlichen Ruhepausen, sinnvolle Freizeitgestaltung – das sind nur einige der für die Gesunderhaltung der Beinamputierten wesentlichen Gesichtspunkte.

Die Neigung Beinamputierter zu vorzeitiger Körpererschlaffung und die Gefahr der Fettleibigkeit, bedingt durch einen Mangel an Bewegung und körperlicher Betätigung, sind vornehmlich bei Oberschenkelamputierten im Hinblick auf die nachteiligen Folgen ernst zu nehmende Tatsachen. Manche unter ihnen, namentlich die älteren Jahrgänge, möchten oft auf eine angestammte Bequemlichkeit nicht verzichten und liebgewordene Gewohnheiten nicht gern aufgeben. Das ist menschlich zwar durchaus verständlich, jedoch häufig von Gefahren begleitet. Es erscheint deshalb wichtig, die Gehschulteilnehmer von der Bedeutung einer vernünftigen Lebensweise zu überzeugen. Die ärztliche Verantwortlichkeit erstreckt sich nicht allein auf therapeutische Maßnahmen. Nach den Erkenntnissen der modernen Medizin kommt vorbeugenden und rehabilitativen Maßnahmen keine geringere Bedeutung zu. Ärztliches Anliegen ist es deshalb, jedem Amputierten die ihm drohenden Gefahren einer ungesunden Lebensweise zum Bewußtsein zu bringen und ihn zur Ausschaltung der Gefahrenquellen zu veranlassen. Zwar sind der Einwirkungsmöglichkeit des Gehschullehrers und Arztes auf die allgemeine Lebensführung der ihnen anvertrauten Menschen Grenzen gesetzt; dennoch sollten beide die Weckung gesundheitlicher Selbstverantwortung (GREBE 1959) als Ziel nicht aus den Augen verlieren. Der selbst beinamputierte Gehschullehrer, der sich seinem Beruf aus wahrer innerer Berufung widmet, vermag seinen Schülern ein nachahmenswertes Vorbild zu sein. Als ihr ständiger Betreuer und Berater in allen persönlichen Fragen und Nöten bieten sich ihm während der Lehrgänge manche Gelegenheiten für einen erzieherischen Einfluß auf seine Schützlinge. Voraussetzung für den Erfolg der Gehschularbeit ist in erster Linie die Bereitschaft der Teilnehmer zur aktiven Mitarbeit. Diesem Zweck dienen – neben der Gehschulung – in hervorragendem Maße allgemeine Gymnastik und Spiele, die den Schädigungen angepaßt sind, und vor allem das Schwimmen, dem ein besonderer Wert zuzumessen ist.

Neben den förderlichen Eigenschaften sportlicher Betätigung in körperlicher Hinsicht, die uns gestatten, die Lehrgangsteilnehmer allmählich an ihre Leistungs- und Belastungsgrenzen heranzuführen, können die günstigen seelischen Einflüsse der in der Gehschule angewandten Gruppentherapie nicht unerwähnt bleiben. Die häufig zu beobachtende Wandlung der seelischen Grundstimmung von Gehschülern nach der positiven Seite kann als Bestätigung einer erfolgreichen psychischen Führung der Lehrgangsteilnehmer angesehen werden.

## Gehschule - Brücke zum Versehrtensport

Ein zahlenmäßig nicht kleiner Kreis von Gehschulteilnehmern hat entweder noch nie Sport getrieben oder eine in der Zeit vor der Amputation ausgeübte sportliche Betätigung später nicht wieder aufgenommen. Diesem Personenkreis körperlich Ungeübter muß sich die Gehschule besonders widmen. Es wäre ein Fehler, die Kluft zwischen Ungeübtheit und körperlicher Beanspruchung mit einem Schritt überspringen zu wollen. Jeder Organismus bedarf einer Anpassungszeit, um sich einspielen zu können. Das aufbauende Körpertraining schafft erst eine gesunde Grundlage für die Erreichung und Erhaltung voller Leistungsfähigkeit innerhalb der durch den Gliedverlust gesetzten Grenzen. Da eine sportliche Beanspruchung Versehrter grundsätzlich erst dann erfolgen kann, wenn durch Vorübung ein ausreichender Leistungsstand erreicht ist, vermag die Gehschule als Wegbereiter für den Versehrtensport wertvolle Vorbereitungsarbeit zu leisten. Auch der Laie wird verstehen, daß der auf Grund seines Gliedverlusts zu Verkrampfungen neigende Amputierte in seiner Freizeit in höherem Maße als der Nichtversehrte einer befreienden Entspannung und eines Ausgleichs bedarf. Die Gehschule betrachtet es deshalb als erstrebenswertes Ziel, daß ihre Schüler nach Abschluß der Lehrgänge weiterhin regelmäßig Leibesübungen treiben.

Über die Vorteile, die sich aus der Teilnahme an den Versehrtenleibesübungen für Amputierte ergeben, bestehen keine Zweifel. Der in froher Gemeinschaft von Schicksalsgefährten ausgeübte freudebetonte Versehrtensport vermittelt den Körperbehinderten in erster Linie wieder das Bewußtsein eigener Leistungsfähigkeit. Er schult zugleich das Regulationsvermögen des Organismus und ist geeignet, gestörte Lebensfunktionen wieder zu aktivieren und zu harmonisieren. Bei sorgsamer Vermeidung von Unfällen und Überlastungsschäden dient der von einem erfahrenen und verantwortungsbewußten Übungsleiter unter sportärztlicher Überwachung durchgeführte Versehrtensport in vorzüglicher Weise der Erhaltung und Steigerung der verbliebenen Körperkräfte und Bewegungsmöglichkeiten, die der Beinamputierte benötigt, um sich im beruflichen Wettbewerb behaupten zu können. Die Gehschule kann es als Erfolg ihrer rehabilitativen Arbeit ansehen, wenn Beinamputierte, die den Wert bewegungstherapeutischer Übungen im Laufe eines Gehschullehrgangs an sich selbst erfahren haben, den Wunsch äußern, das begonnene Körpertraining im Versehrtensport fortzusetzen.

# Schicksal des Amputierten - eine Persönlichkeitsfrage

Die Bedeutung der Gehschulen, die im Rahmen der Maßnahmen zur Wiederherstellung körperbeschädigter Menschen eine wesentliche Aufgabe zu erfüllen haben, hat in zunehmendem Maße ihre Würdigung erfahren. Die Erfolgsaussichten einer Gehschulung sind nach allgemeinen Erfahrungen um so größer, je früher die Amputierten nach dem Verlust ihrer Glieder eine Gehschule besuchen. Die aus der Aneignung einer falschen Gehtechnik entspringenden Nachteile lassen sich durch eine rechtzeitige Gehschulung vermeiden. Gehschulen, die ihre Aufgabe allein in der Vermittlung einer möglichst harmonischen Gehtechnik als erfüllt ansehen, würden ihrem Charakter als Wirkungsstätte im Sinne der Rehabilitation nicht gerecht werden. Die Schicksale Amputierter lassen klar erkennen, daß der Lebensweg körperbeschädigter Menschen in erster Linie von der Persönlichkeit des Versehrten selbst bestimmt wird. Diese Erkenntnis verpflichtet die Gehschulen zu dem ernsten Bemühen, die Lehrgangsteilnehmer als aktive Mitgestalter ihres Schicksals zu gewinnen. In der Erreichung dieses in medizinischer und sozialpolitischer Hinsicht gleich bedeutungsvollen Ziels liegt der besondere Wert der Gehschularbeit.

# Schlußwort

Das vorliegende Buch ist in seiner Gesamtgestaltung als Arbeitsunterlage nicht nur für den Kreis der Übungsleiter und Krankengymnastinnen sowie für Fachärzte der Orthopädie und für Orthopädiemechaniker gedacht, sondern es soll auch die Beinamputierten ansprechen, die keine Gelegenheit haben, an einem Gehschullehrgang teilzunehmen. Das Buch soll dem Beinamputierten Anregungen geben, sein Kunstbein zweckmäßiger zu gebrauchen und zu beherrschen, und ihm helfen, Bewegungsformen und gehtechnische Feinheiten zu erlernen, um die er sich oft jahrelang vergeblich bemüht hat. Selten wird sich ein Beinamputierter mit seiner Prothese in den ersten Tagen körpernah verbunden fühlen. Er wird ohne Anleitung in seinem selbständigen Bemühen Fehlschläge erleben, die seinen depressiven Zustand noch verhärten. Aus eigener Erfahrung kennt der Verfasser die Probleme, die eine Amputation und das Tragen einer Prothese zunächst verursachen. Aus diesem Grunde sei mir zum Schluß erlaubt, meinen Weg als Oberschenkelamputierter zu skizzieren.

Vor meiner Verwundung war ich mit dem Sport nicht nur beruflich, sondern auch aus Begeisterung verbunden. Mich traf dieser Schicksalsschlag so schwer, daß ich es mir bei meinen ungünstigen Stumpfverhältnissen nicht vorstellen konnte, wieder gut gehen zu können. Die Abneigung gegen das zunächst langsame Gehen mit der Prothese, das mich immer wieder an den Verlust meines Beins erinnerte, war so groß, daß ich noch Jahre nach der Amputation nur mit Stockstützen ging, weil ich mit ihnen schnell und beweglich war.

Das Beispiel von Kameraden aus dem Versehrtensport, die mit ihrer Prothese unauffällig und mühelos gingen, die Ermahnungen der Fachärzte und die Tatsache, daß in der Öffentlichkeit immer weniger Krückengeher zu sehen waren, überzeugten mich von der Notwendigkeit, eine Prothese zu tragen. So schwer und entmutigend die ersten Versuche waren, führten die gewonnenen Erkenntnisse und zielstrebiges Arbeiten an mir selbst letztlich doch zu dem gewünschten Erfolg. Jahrelange Erfahrungen und ständiges Bemühen um Verbesserung des Gangbilds sowie intensives Studium der physiologischen Bewegungsvorgänge des menschlichen Gangs und der statischen Verhältnisse beim Aufbau der Prothese vermittelten die Voraussetzungen für meine Tätigkeit als Gehschullehrer.

Die in diesem Buch aufgezeichneten Erfahrungen sind der Niederschlag meiner langjährigen Arbeit als Lehrer und Leiter der Gehschule der Orthopädischen Versorgungsstelle Berlin. Ich bin Herrn Dr. BRUMM besonders dafür dankbar, daß er sein ärztliches Erfahrungsgut mir zur Verfügung stellte und den Rahmen dieses Buches durch einen fachärztlichen Beitrag über die mit der Gehschule eng verknüpften medizinischen Fragen in besonderem Hinblick auf die Förderung der gesundheitlichen Selbstverantwortung der uns anvertrauten Amputierten bereichert hat.

Abschließend danke ich den zahlreichen beinamputierten Lehrgangsteilnehmern, die zu ihrem Teil dazu beigetragen haben, die gewonnenen Erkenntnisse und praktischen Erfahrungen zu bestätigen und zu vertiefen. Ihrem Wunsch, dieses Buch zu schreiben, bin ich gern nachgekommen.

Berlin-Wannsee, im Juni 1975 HERBERT KERSTEN

# Literatur


Arens, W.: Über die Frage der Arthrosis deformans an den Beingelenken und die Spondylosis deformans der Lendenwirbelsäule bei Beinamputierten. Hefte Unfallk. 52 (1956) 225

Bachmann: Der hinkende Gang. Orthop. Techn. 4, 1954

Bettmann: zit. nach Gocht u. Mitarb. 1920

Bohlecke: Gehschulmethoden für Beinamputierte am Versorgungskrankenhaus Bad Pyrmont. Z. Orthop. 83, 1953

Braune, Fischer: Der Gang des Menschen. Hirzel, Leipzig 1895

Burger: Ein Beitrag zum Problem der Abduktionsstellung und Pseudarthrose des Stumpfes beim Oberschenkelamputierten. Orthop. Techn. 5, 1954

Dederich, R.: Die muskelplastische Stumpfkorrektur. Zbl. Chir. 81 (1956) 1194

Dederich, R.: Amputation der unteren Extremität. Operationstechnik und prothetische Sofortversorgung. Thieme, Stuttgart 1970

Elle, R.: Amputierte und Prothesen. Fischer, Jena 1950

Engelke, O.: Über das Schwingen des Unterschenkels am Oberschenkelkunstbein. Arbeit und Gesundheit. Thieme, Leipzig 1942

Falk, E.: Zur Beurteilung der sekundären Belastungsschäden am erhaltenen Bein des Prothesenträgers. Mschr. Unfallheilk. 47 (1940) 283

Feine: Ein neues Balancegerät. Med. Techn. 3, 1949

Feine: Rezept, Indikation und objektive Kontrolle. Orthop. Techn. 6, 1954

Feine: Die Stellung 17,4 nach Braune und Fischer. Med. Techn. 5, 1955

Frey, E. K.: Phantomschmerz und Stumpfhyperpathie. Verh. dtsch. orthop. Ges. 78 (1947) 10

Gäde: Kurzprothesen. Z. Orthop. 77, 1948

Glogowski, G.: Theorie und Praxis des Stumpfleidens. Münch. med. Wschr. 95 (1953) 1265

Gocht, H.: Über den Begriff der Tragfähigkeit von Amputationsstümpfen. Verh. dtsch. orthop. Ges. 14, 1920

Gocht, H., R. Radike, F. Schede: Künstliche Glieder, 2. Aufl. Enke, Stuttgart 1920

Grebe, H.: Die Aufgaben des Sportarztes in der Weckung gesundheitlicher Selbstverantwortung. Sportarzt u. Sportmed. 10 (1959) 7

Groh, H.: Überlastung nach Oberschenkelamputation. Dtsch. med. Wschr. 94 (1969) 1626

Habermann: Einbettung des Stumpfes in den Oberschaft des Kunstbeins. Med. Techn. 1954

Hackenbroch, M.: Über die sportliche Beanspruchung der Versehrten und das Problem der Arthrose. Sportmedizin 7 (1956) 289

Hepp, O.: Haftprothesen. Z. Orthop. 77 (1948) 219

Hertel: Über die prothetische Versorgung der Hüftexartikulationen. Z. Orthop. 81, 1952

Hettinger, Th.: Der Energieumsatz der Oberschenkelkunstbeinträger beim Gehen auf der Treppe im Vergleich zum Normalbeinigen. Z. Orthop. 86, 1955

Hettinger, Th.: Änderung der Druckverteilung am Schaft beim Dickerwerden des Oberschenkelstumpfes. Orthop. Techn. 3, 1955

Hettinger, Th.: Die Druckverteilung im Schaft bei verändertem Aufbau eines Oberschenkelkunstbeines. Orthop. Techn. 7, 1955

Hohmann, G.: Hohe Amputation des Unterschenkels und Verbesserung der Stümpfe überhaupt. Chirurg 6 (1935) 817

Hohmann, G.: Über den künstlichen Gliedersatz. Med. Welt 1950

Janota: Gliedmaßenscheinbild (Phantomglied) bei schwerer Verletzung der Extremitätsnerven. Nervenarzt 3 (1930) 41

Jenny, F., M. Aufdermaur: Über die Spondylosis deformans der Lendenwirbelsäule bei Beinamputierten. Z. Unfallmed. Berufskr. 43 (1950) 303

Johann: Physiologisches oder einachsiges Kniegelenk. Med. Techn. 4, 1950

Johann: Der Aufbau von Kunstbeinen mit Balancegeräten. Orthop. Techn. 4, 1952

Johann: Der Energieanspruch in Abhängigkeit vom Aufbau der Prothesen. Orthop. Techn. 7, 1952

Kleinekathöfer: Läßt sich das Gangbild des Oberschenkel-Kunstbeinträgers verbessern? Orthop. Techn. 6, 1954

Koch, F.: Wirbelsäulen- und Gelenkschäden nach Beinamputation. Dtsch. med. Wschr. 94 (1969) 1706
König: Untersuchungsergebnisse über den Einfluß zu kurzer Beinprothesen auf die Wirbelsäule. Verh. dtsch. orthop. Ges. 45, 1957
Krenkel, W.: Die Stumpf-Nerven-Schmerzen Amputierter aus neurochirurgischer Sicht. Vdh. Mitt. 19 (1969) 197
Kuhn, G. G.: Typische Fehler beim Bau von Oberschenkelkunstbeinen. Preisarbeit 1956, herausgegeben vom Bundesministerium für Arbeit und Sozialordnung
Lange, M.: Spätschäden bei Versehrten und deren Behandlung. Verh. dtsch. orthop. Ges. 83 (1952) 146
Langhagel, J.: Angiographische Untersuchungen der Stumpfdurchblutung bei Beinamputierten unter besonderer Berücksichtigung osteo- und myoplastischer Stumpfkorrekturen. Thieme, Stuttgart 1968
Langhagel, J.: Die Beinprothese, 2. Aufl. Fischer, Stuttgart 1968
Lettenbaur, W., K. K. Karwath: Wegweiser für Versehrte. Seelze, Hannover 1950
Lorenzen: Leibesübungen mit Körperbeschädigten, Bd. I u. II. Thieme, Stuttgart 1951, 1953
Lorenzen: Leibesübungen mit Doppelbein-Amputierten. DVS-Schriftenreihe, Düsseldorf 1957
Lorenzen, Marten: Bewertung sportlicher Leistungen bei Körperschäden. DVS-Schriftenreihe, Heft 4, Düsseldorf 1958
Mallwitz, A.: Arzt und Versehrtensport. Enke, Stuttgart 1954
Meyeringh, H.: Zur Frage der Überlastungsschäden bei Oberschenkelamputierten. Verh. dtsch. orthop. Ges. 90 (1957) 341
Mondry, F.: Der muskelkräftige Ober- und Unterschenkelstumpf. Chirurg 23 (1952) 517
Müller, E. A.: Die Gangtechnik unter normalen und pathologischen Bedingungen. Orthop. Techn. 1, 1954
Müller, E. A.: Die physiologischen Voraussetzungen für den Schaftbau der Beinprothesen. Verh. dtsch. orthop. Ges. 45, 1957
Müller, E. A., Th. Hettinger: Arbeitsphysiologische Untersuchungen verschiedener Oberschenkelkunstbeine. Z. Orthop. 4, 1952
Müller, E. A., Th. Hettinger: Ein einfaches Trainingsverfahren für Stumpfmuskeln. Z. Orthop. 83 (1953) 617
Müller E. A., Th. Hettinger: Das Ausmaß der Pseudarthrose im Oberschenkelschaft bei Kraftübertragung auf das Kunstbein. Z. Orthop. 1956
Müller, E. A., Th. Hettinger: Die Wirkungen der Verkürzung des Oberschenkelkunstbeines auf Gangbild, Energieumsatz und Schaftdruck. Z. Orthop. 1, 1960
Müller, E. A., Th. Hettinger, Kuhn: Arbeitsphysiologische Versuche über das Radfahren mit einem Kunstbein. Z. Orthop. 84, 1954
Müller, E. A., Th. Hettinger. Weber: Das Ausmaß der Pseudarthrose im Oberschenkelschaft bei Kraftübertragung auf das Kunstbein. Z. Orthop. 7, 1955
Pfau, H.: Lehrbuch für Bandagisten und Orthopädiemechaniker. Elsner, Berlin 1943
Pfeiffer: Untersuchungen über die Schrittlänge des Menschen. Z. Orthop. 1934
Potenberg, O.: Eine Methode zur Beseitigung und Verhütung von hartnäckigen Ödemen an Amputationsstümpfen. Orthop. Techn. 10 (1958) 152
Raffelt: Eine neue Theorie des menschlichen Ganges. Z. Orthop. 78, 1948
Röser: Kunstfuß mit seitlicher Bewegung. Orthop. Techn. 6, 1951
Rost, E.: Gehschulen, Gangprobleme und Grundlagenforschung in den USA. Verh. dtsch. orthop. Ges. 81, 1951
Rost, E.: Typische Fehler bei der Stumpfeinbettung in Beinprothesen. Verh. dtsch. orthop. Ges. 90 (1957) 321
Schädlich: Gehschulung Amputierter, Gelähmter und Beinverletzter. VVA Druck, Oberhausen 1957
Schede, F.: Theoretische Grundlagen für den Bau von Kunstbeinen, 3. Aufl. Enke, Stuttgart 1956
Schneider: Lebender Kunstbeinaufbau und Kunstbeinkonstruktion. Orthop. Techn. 1, 1951
Schneider: Über Sitzrand und Kunstbeinstützlinien. Orthop. Techn. 6, 1951
Schneider: Beitrag zur Grundlagenforschung „Kunstbein". Orthop. Techn. 11, 1951
Schneider: Über Kunstbeinfaktoren. Med. Techn. 4, 1954
Schnur: Das Kunstbein. Bernburg 1952
Schubje: Neue Erkenntnisse zu dem Problem des Gliederersatzes. Z. Orthop. 1948
Schubje: Über die Prinzipien der mechanischen Gliederheilkunde. Z. Orthop. 1948
Schüler: Die traggurt- und schnürfreie Aufhängung von Kunstbeinen. Med. Techn. 1, 1947
Sell: Gehschule gestern und heute. Med. Techn. 2, 1948
Sielow: Gehschulung für Träger von Kunstbeinen. Sonderabdr. Püster, Herford 1951
Thomsen, W.: Grundsätzliches über die Gehschule der Amputierten. Orthop. Techn. 3, 1949
Thomsen, W.: Studien zur Erforschung der dynamischen Kräfte beim Gang des Normalen und des Amputierten. Z. Orthop. 1952
Thomsen, W.: Aktuelle statische und dynamische Probleme in ihrer Bedeutung für den Kunstbeinbau. Orthop. Techn. 6, 1954

Thomsen, W.: Klinische und anatomische Forderungen an die Einbettung und Abstützung des Oberschenkelstumpfes und den Aufbau des Kunstbeins. Orthop. Techn. 6 (1954) 49

Thomsen, W.: Die Aufgaben der orthopädischen Gymnastik bei der Verhütung der Haltungsfehler. Z. Krüppelfürs. 34

zur Verth, M.: Stumpfkrankheiten. Arch. orthop. Unfall-Chir. 34 (1934) 223

zur Verth, M.: Kunstglieder und orthopädische Hilfsmittel. Springer, Berlin 1941

Walter: Über die Bereitschaftsstellung des einachsigen Kunstbeines. Z. Orthop. 61, 1934

Warmuth, H. H.: Die Entstehung und Begutachtung der Inkongruenzosteochondrose der Lendenwirbelsäule nach einseitiger Beinamputation. Kriegsopferversorgung 8 (1959) 57–60; 76–80

Witt, A., N. G. Keller: Die Durchblutungsstörungen der Unter- und Oberschenkelstümpfe. Chirurg 24 (1953) 55

Zepernick: Die Nachahmung des organischen Kniegelenks. Med. Techn. 2, 1948

# Sachverzeichnis